太史医案初编

清·黄宫绣　著

荆丽娟　肖健楠　整理

中国中医药出版社
·北京·

图书在版编目（CIP）数据

太史医案初编／（清）黄宫绣著；荆丽娟，肖健楠整理．—北京：中国
中医药出版社，2015．4
ISBN 978 - 7 - 5132 - 2351 - 5

Ⅰ．①太…　Ⅱ．①黄…②荆…③肖…　Ⅲ．①医案—汇编—清代　Ⅳ．
①R249.49

中国版权图书馆 CIP 数据核字（2015）第 012555 号

中国中医药出版社出版
北京市朝阳区北三环东路 28 号易亨大厦 16 层
邮政编码　100013
传真　010 64405750
廊坊三友印刷有限公司印刷
各地新华书店经销

*

开本　710×1000　1/16　印张 21　字数　225 千字
2015 年 4 月第 1 版　2015 年 4 月第 1 次印刷
书号　ISBN 978 - 7 - 5132 - 2351 - 5

*

定价 45.00 元

网址　www. cptcm. com

如有印装质量问题请与本社出版部调换
版权专有　侵权必究
社长热线　010 64405720
购书热线　010 64065415　010 64065413

微信服务号　zgzyycbs

书店网址　csln. net/qksd/

官方微博　http：//e. weibo. com/cptcm
淘宝天猫网址　http：//zgzyycbs. tmall. com

导　读

黄宫绣（1730－1817），字锦芳，江西省宜黄县棠阴君山人，清代著名医学家。黄氏出生于书香世家，为贡生黄为鹗之子，他天资聪敏，幼承庭训，自幼习儒，为太学生。后专心致志钻研医学，对医学有较高深的造诣。其治学严谨，凡有"一义未明，一意未达，无不搜剔靡尽，牵引混杂，概为删除……断不随声附和"。他注重实践，探求真理，故其著作，概以"求真"冠名。如《医学求真录》《脉理求真》《本草求真》。其研究本草，论述药性，也是"每从实处追求，既不泥古薄今，复不厚今而废古，惟求理与病符，药与病对"。这种理论与实践密切结合，实事求是的治学态度，为后学树立了良好的榜样。

黄氏著述颇丰，有《脉理求真》《本草求真》《太史医案初编》等。其中《太史医案初编》一种，久久未得世人关注，实属遗憾。本书五卷，黄氏家刻本，刻于嘉庆四年，简称《医案求真》。本书有如下特色：

一、治学经典为先

黄氏临证时重视治法方药，但这正是他精研经典的结果。其审病每每援引《内经》《伤寒》，剖析理趣，随处可见。以经典之旨灵活变通运用于诊疗。如治一太阳阳明合病案，仅用

1

葛根、升麻、麻黄三味药，若非医理通达，仅仅是按仲景条文开仲景方，何能如此简洁练达？又如于治疟疾各案中用小柴胡，或重用半夏，或减去黄芩，或仅用黄芩五分，或倍黄芩，或力辨与小柴胡汤证不同之疟。用经方而不拘于方药，入乎其内，又出乎其外，重在其理。又与"一味死守经方原方剂量、到老亦不思变"的"伪经方派"们不同。

二、立案重在教学

《太史医案初编》系黄氏于平生所治数千验案中取有教学意义者编辑而成，供子侄辈习医之用。在整理本书的过程中不难发现：本书从体例到各章节皆贯穿着作者精心策划的教学方法，每则医案也并不只像一般古代医案仅仅记录诊疗、描述药效、说明理论，而是充分浸润着作者"细处摄神"的教学意识。这种写作模式与近年来中医教育界提倡的"临床带教""医案带教"不谋而合。

如第一卷开篇，作者磨刀不误砍柴工，先花大篇幅就病之虚实、体质之阴阳、脉之变化、药之性味，参以自绘图表，综述贯穿全书之总诀。欲令人拿后文之医案，知于何处读起，知于何处学起，知于何处着眼入手，知于何处慎莫犯错，知于何处鉴别真假。后学以此为途，可体会黄宫绣，学习黄宫绣，模仿黄宫绣。作者自述家法，和盘托出，不令读者仅仅停留于欣赏黄宫绣，猜估黄宫绣。

再如每篇医案，多是先论一病，次论一病之诊疗要点，易犯错误，而后循循然述说所治验案，所得所失，一目了然，最后总结，前后呼应，浑然一体。且每案之中，皆有自己及曾亲眼目睹此案子侄辈、学生辈的批注，末尾亦有自记总结和诸位后学的学习心得，既表达此书所述真实不伪，又重现黄氏当初以临证督导学生学习的场景。对比当今中医界之临床带教，读者当有所思。

本书卷五，又有《戒子八则》一文，黄氏训诫后辈晚生要勤俭孝悌、敬祖收族以立人，读书守法、远邪崇正以立学，茹苦甘贫、持盈保泰以立志，审时度势、思患预防以立时。

三、审病重视体质

《太史医案初编》首卷中以图表的方式论脏体偏阴、偏阳、平脏的特点和诊断要点。拿体质说话，既不偏擅于寒凉，也不偏擅于温热。善于在症之寒热与体质之阴阳之间辨别、取舍，认出真假顺逆，故尔手段高出俗医一等。真实假虚、真虚假实，案中比比皆是。黄氏认定寒热虚实，力排众议，纵使变症重重，亦必一以贯之。读者读之，则必有所感，不必赘言。

与世医多用寒凉不同，黄氏善用附子、干姜，他对姜、附，有着自己独到的认识。黄氏在运用姜、附时，必问饮食纳差与否，次辨素来脏体阴阳，再细参脉诊，三者相合，方敢大胆用之，否则弃之不用。且从医案中看，黄宫绣的附子更侧重于驱寒畅中，而非用于温补元阳，这与时下诸多喜用附子者又有着本质区别。

四、四诊以脉见长

黄宫绣的脉法，不是在《脉理求真》里写写就算了，而是真刀真枪拿来决大病、起沉疴。可以说，研读《脉理求真》，却不读《太史医案初编》，便成了无的之矢。

单指诊脉是黄氏独特的诊法，其文中明言："至于诊脉，余多用一食指触诊。若诊关而用三指并按，则关反被两指牵滞，而脉失真不实。此余本自李氏《纲目》所述卢子繇脉理，言甚可法，非敢妄为创设，以致受后指摘。"其脉诊水平，亦娴熟精巧。如第一卷中，治一身痒，因右关独异，则断其内气不清而非表证，径用木香、厚朴之类畅中而速愈。

又如有关奇经八脉的用药，历来虽有倡论者，然诊脉而见奇经八脉之病，却很少有人提及，以致后学无所适从。黄氏遵《脉经》中所述脉法，诊出奇经脉证，用奇经药品，而获痊愈，足证奇经八脉确有脉证、药证可循。如卷四治阴维虚损之心痛，卷三治督脉病脊柱痛，俱先述脉形，细致确凿，以印证经典，后用专药，准确对症，而效如桴鼓，此非熟读古书者不能。

整理说明

此次整理，以嘉庆四年黄氏家刻本为底本，现国内所存皆属此版本。然此书并非善本，版刻不佳，错讹不少，且因篇幅与当年更改刻板的问题，把正文缩成双行小字而与素有之双行批注混淆者极多。更甚者，本书某处明显原缺一页而页码竟然连续，后补刻一页插入者亦有之。此次整理做如下处理。

1. 对于繁体字，皆改为现行简化字。

2. 原文中对中药的俗称，经查《中药大辞典》未见者，则保留原貌；可辨认者，径改为现今规范名称。如"芡十"改为"芡实"，"巴吉"改为"巴戟"等。

3. 对于原文印刷辨认不清之字，用虚阙号"□"按所脱字数补入。

4. 对于原文误、脱、衍、倒等文字，能明确判断者，径改，并出注，不能明确者，只出注。

5. 对于成语、典故等，皆予出注。

6. 原书正文中的批注及评论皆以小字双行排版，今为与正文区分，皆用小字外加"【】"排版；文末评论用楷体，其署名用黑体，并外加"【】"。

7. 原文目录均在各卷之后，今按现代人阅读习惯，统一编写目录，置于文前，将原文中目录删去。另"诫子八则"原在卷五之首，今将其移至书末。

8. 本书有13幅"图"，原元框架，不便阅读，故本次整理时按现今表格方式排版。

在此次整理过程中，承蒙北京中医药大学图书馆邱浩先生的指导及任恺天、苏楚吟的帮助，谨此致谢。由于整理者水平所限，书中难免有不足之处，敬请广大读者多提宝贵建议，以便在重印时及时改正。

序

　　黄翁名宫绣，字锦芳，凤岗八十叟也。其先人邃于理学，著有《理解体要》。游寓羊城，时得览其书，谓足以接先儒之踵、启后学之蒙，诚儒望也。翁少承家学，攻举子业。先人病多，遂弃制艺，专岐黄，且谓：人生天地，不可汶汶，上不能黼黻①皇猷、建功立业，下亦当调燮斯人、扶危救困。惟医之一道，其庶几焉！然而其术虽仁，其害亦大。非数十年研精覃思，揣摩印证，未易道也。翁自《内经》以下，凡专门名家之书不啻汗牛充栋而无不博考，以会其变通采撷，以收其粹美。乾隆四十年，已著《医学求真》若干卷，进呈御览，刊以寿世。迄今廿余年，历症愈多，人所束手无措者，莫不转危为安。因思庸医少学之辈误人不胜痛指，凡诊法、辨法、断法之疑似，阳脏、阴脏、平脏之分详，细为论列，俾后学可奉为津梁。且将平日所治，叙其脉与症之异同、药与病之投合，或因辨论而申明，或因触类而阐发，无不条条款款，令人了然而后止，颜曰《锦芳医案》。此翁之婆心如此，即至造次颠沛，而翁之心仍不释也。昔文正公遇一善相士，问曰：吾能做宰相否？相者久未答。复即问：既不能宰相，还可为名医否？相者笑曰：适欲为相，志何大也！转即问医，何遽小若是？请言其

---

　　①　黼黻（fǔfú）：泛指古代礼服上所绣的花纹。

1

故。文正公曰：宰相可仁及天下，否则惟医为仁术，亦可济时。士君子不此则彼，总宜有所建白于世，安可汶汶以终身也？相者惊服而退。吾于翁亦云。因问序，爰引以为赠。

岁嘉庆四年季夏月新城何致培退思氏书于羊城旅次

2

自　序^①

　　余读《中庸》之书有曰：君子之道费而隐。此道字是贯天地人物而言，非一技之微、一物之细所可得而拟也。至医之一途，为人诊疾病、起沉疴，其道小矣。然道虽小，而理未尝不与天地之道相通。浅之病止皮毛，庸夫俗子亦得以伸其技；大之伤及脏腑，即名医诸公，亦有智所不能、力所不及，而叹医道之难，亦不啻费而隐者矣。夫医司人命，其中义理不可不细讲求，其讲求之法，要在先通文艺，次博医书，明其人身阴阳，通其脏腑经络，熟其经隧脉道，识其药性气味，别其风土异宜，分其气味厚薄，去其书之肤廓，求其书之真奥，然后详病以究病根、审食之多寡以定治法。其有脉与症殊、症与脉异，非真异也，实由考症、考脉不实而自异耳。凡此胸无只字、涉猎数方、妄为轻试，固属罔济。即使文艺精深，自少至壮至老，非不历尽寒暑，广搜医书，加意揣摩，去成见，辟谬妄，融会贯通，由博返约，归于一理。又或历练不多，临症稀少，与夫人情有乖，世味鲜熟，偏执不化，亦未有治克臻效，而致一无所失者矣。至于痨伤蛊膈，此最困医，其在诸书，已言莫治，但其病根未深，谷食未绝，口腹维慎，尚可挽回，否则难救。正如君子之道，大则圣人天地尚有未尽，而为人憾，

---

　　① 自序：原作"锦芳医案求真自序"。

岂有庸夫俗子鲜有知识而尚可言治乎？余生也晚，未得与诸先哲议论讲贯一堂，聆其指训，仅窃其书而私淑之，或谓可以入室。目今年已衰迈，起视诸医，舛错实甚，并以沙参之寒，改作扎参，以补肺气之虚，尤属大谬。爰取余昔治验方案，除一切真热真火，时医熟识，不得尽赴余治外，至于假热假火，及或胃气不舒、谷食减少，治之甚多。所详治法，皆是先明脏气，以分是阴是阳、是偏是平，次究胃腑虚实，以分危险顺逆，而尤审其脉与症符、症与药合，不得各为一说以致自相矛盾。第篇幅甚繁，又难刻布，因择经验之案、与时医不相侔者，共计一百六十首，分为五卷，既以表余一生研究之苦，又以示余儿辈，因应之用。际今圣天子御世，光协重华，德洽海宇，复奉颁发《御制医宗金鉴》，万民悦服，中外钦承。余著《医学求真》已于乾隆四十年十一月十七日，经先任巡抚部院海进呈御览，感激靡尽。兹集治略，凡属名公巨卿，医道素娴，谅可共质。至于篇内语多嫉俗，或訾余论之偏、余言之谬，特彼之先自锢蔽，又非鄙论所能使其顿释者。是为序。

时嘉庆四年夏五中浣七日之申酉抚黄宫绣寿正八旬书府公舍

弁　言①

　　吾父名宫绣，号锦芳，所集自己治验医案，约共六百余种，久已藏贮私箧，以示吾辈。中因吾父先父先母两棺未葬，暂置医书而师青囊，无奈是书义理较医更深，功废八载而志未遂，偶于羊城留寓治病，每见诸医与父所治，觉有不同，因谓医以诸书所论为本，而《内经》之书，尤为诸书之最。按《经》所载"肾恶燥"句，时医知用地、茱滋润，天冬、麦冬以滋化源，俾得转燥为润，洵属合法。而《内经》所载"脾恶湿"句，其人委是命门火衰、寒湿深重、饮食不思、嗳饱呕恶，则地、茱、二冬自应暂置。胡为脾之恶湿，竟不思及，仍将地、茱、天冬、麦冬倍用，以致饱恶泄泻诸证俱备而毙。此实深可痛恨，惜无一人共为力救。并云诸医治病，脏体不分，真伪不辨，兼症不考，尤属不合。爰命儿辈将己新旧治验方案，内选四分之一，作为初集，以救近地时医固执之偏。余则分为二集、三集再刻，但此止可传诸异地，与父素未睹面、忌心悉泯，并有文理精深，或谓此书于世有补。至于近地偏浅，识见未广，沟腔忌克，及或文理不深，目此大有所拂，则父又未之何。

　　　　　　　　　　　　　　　　　　　不肖男省吾识

---

　　① 弁言：原书无，据文义补。

凡　例

　　——治病先须分明阴脏、阳脏，以觇病之大概。其分阴阳脏之法，盖以脏阴，则病无有不阴。如命门火衰，其水自无不盛，水盛则脾必湿而食自不快矣，食既不快，则水饮入胃自必逆而上壅而肺寒矣，肺寒则外寒湿之邪自必乘内寒湿而至，而燥火之邪，自不得入。正如《易》之所云"水就湿"者是也。其脉非是浮滑而软，即属沉迟而细。治宜辛以散邪，温以除湿，热以补火，不得任意猜估，谓阳须阴附，而用润药夹杂。果尔火衰水亏，则症与脉自见，其病应入平脏施治。又脏阳，则病无有不阳。如两肾水亏，其火自无不盛，火盛则肝必燥，而血自必见沸，而咳作矣，血咳则心无血养，其身自必火烙而烦自生，心烦则外风火燥邪必乘内燥而淫，而寒湿之邪不得内入。正如《易》之所云"火就燥"者是也。其脉非属浮数而洪，即属沉数而实。治宜辛凉以散邪，甘寒以制肝，苦寒以清肾，不得任意猜估，谓阴须阳生，而用温药夹杂。果尔水衰火微，则症与脉自见，其病应入平脏治例。至于半阴半阳而为平脏，其病自必半阴半阳，药亦半阴半阳。凡一切过辛、过热、过清、过凉之药，概不可施，惟取轻平浅淡之味以为调燮。此余历历体会而出，是发隐而未发之旨，故于所治案内逐一按症明辩。

——平脏并非尽属□□□□而无多寡之分也。昔喻嘉言谓，此内分一九二八三七四六甚难。余谓分此甚易，但须察其脏阴，则火必衰，火衰则脾必湿，脾湿则食自不消化，不消则心坎之下一寸微觉有碍【正是胃有阴滞】，有碍则气不得舒，而有嗳饱嘈杂之作【时医多作悬饥泻火】，水不得泄，而有呕恶内壅【时医多作臭毒而用藿香正气】、过颡汗出之虑【时医多作自汗而用参、芪】，甚至饮食一粒不入，阳不得升，阴不得降，而有寒热交争【时医多作疟疾而用柴、芩】，胃气作痛，而为莫大之祸【时医不知《内经》，而认小板书讹传诸痛属火而用苦寒】。故脉右关在初止见有一小珠溢指【时医不能轻取领会知是痰滞】，次则其脉右关有如一粒而软【时医又认是火而用钗斛】，甚则阴气内鼓而见□□□□□□击指【时医又认火在上膈而用芩、连，正是一错百错】，此阴脏之有分其脉症轻重如斯。若是阳脏，则火已寄于肝，而肝必□而燥，有如勃勃火发之势【阳症阳脉人人皆知，但须防有阴极似阳者】，火凌于心，则必冤烦不寐，而有百般错折不安之情。及至病势益增，肝火激血内溢，则必五窍不润，潮热骨蒸，咯血失血悬饥善食之虞，故脉左三部，在初止见枯涩不调，次则渐洪而数，及数则必坚劲有力，此阳脏之有分其脉症轻重如斯。是以阳脏见阴，在初止是心下有碍，饮食不多，脉则微有小珠应指，药必兼用壳、朴之味者，非是阳中具有阴微之象乎？既即饱嗳具见，而脉更有形如豆粒，药必进用广、半之味者，非是阳中更有阴气之受乎？又症呕恶备形，脾则浮滑而数，药必进用辛温兼热之味者，非是阴与阳齐、阳与阴杂而见轻重相若乎？阴脏见阳，在初止是心下勃勃欲动，其左手三部，始则枯涩不润，药必进用龙骨之味者，非是阴中具有阳微之象乎？症见既躁①而烦，脉渐洪而且数，药必进用阿胶、龟板之味者，非是阴中具有阳旺之势乎？又症见有肝血内动，潮热骨蒸，而却饮食不入，其脉在左洪数有力，在右浮滑而软，非是阳与阴配而见多寡如一乎？学者苟能如是分剖，则一即是邪之微，而九即是邪之甚也，又何必凿言是一是二，而至是八是九哉。但阳脏移右，而至悬饥能食，则是左右皆阳；阴脏移左，而至水凌于心作悸，则是左右皆阴【此数语是分脏体偏平要诀】。若作平治，而用阴阳夹杂之药，则是鼠目寸光，而于病之大源全未通晓。此余历历体会而出，并不敢剿他人剩语，以致欺诳误人。

　　——脏体既分，则病是阴是阳，及或阴阳夹杂，历历如绘。凡阳病不得参用燥①药，阴病不得参用凉药，平病不得参偏阴偏阳之药。三病既分，则药总不越乎三病之外酌施。正如《中庸·诚意章》之分：善之当好，而好必如好好色，而不可杂有恶心；恶之当恶，而恶必如恶恶臭，而不可杂有好念；惟有善恶混处，则好恶自当分别异施。但有脏体属阴，而药既宜温投，其中又有宜甘宜辛、宜升宜降、宜中宜表宜里之分；脏体属阳，而药既宜凉施，其中亦有宜清宜滋、宜上宜下、宜中宜表宜里之异。盖脏体明，则如土之省会分，温散殊、清润别，则如一省之中，又有分其县府之异，总不得越省牵制。凡治病而致朝以凉投、暮以热进，并或转辗无措，更换而无一定见者，此属昏庸之辈，不得视为小心停当，留此以为参酌。缘人病症既危，一有错误，生死在于呼吸，岂容若辈在此指画？

---

① 躁：原作"燥"，据文义改。
① 燥：原作"躁"，据文义改。

3

故余每值是辈，见其语言舛错，即以正言指摘，否则即为告退，毋与么么①无知，同声附和，以致戕人性命于不测中也。

——医家著书立说及临症施治，先须明其古今上下盛衰，人身少壮强弱，及或地土高下燥湿风气强弱，种类异形，风俗不一，以为参考。不可坐井观天，固执一书，云今确无是症，而不为之变活于其中也。即以李、刘、张、朱②四家之书为论，其书各竖一帜，言寒、言热、言火、言虚，彼此各异。即后所出诸书，亦有依此訾彼，依彼訾此，持说纷纷，局于一偏者不一而足。自余论之，凡人病症百出，虽不离乎阴阳二气为之变幻，而要人病如面，有谁一一相同，而可硬用套方数十，不增一味、不减一味之能相合者乎？即以天地元会论：大约一元而为一十二万九千六百岁，一会而为一万八百岁。其一元而至人生之始，其人自多火旺水衰，故上可以为巢而不惧乎风侮，下亦可以为窟而不惧乎湿淫，是时人敦古处，亦无过于经营；及至中古，人文大盛，其于名利，则多纷逐，而体气稍疏，风寒略惧；更至人物繁极，气化尽泄，而棉①衣厚覆，其风与寒，尚有不可以御。此一元盛衰之有分其初中与末而不相同如此。至于一十二会，其自人生于寅之后，而一会之始，何常不是坚强形峻？迨至会中会终，生生不已，遁降而薄，较之会初，其气与血大不相同。此一会始终强弱之有见其不同又属如斯。更以岁论，在春则为生物之始，而草木向荣；至夏则为长养之时，而菁英毕集；秋则肃杀气至，枝枯叶黄，而万物将槁；冬

---

① 么么：微细貌。
② 李、刘、张、朱：即金元四大家，李东垣、刘完素、张子和、朱丹溪。
① 棉：原作绵，据文义改。

4

则阳气尽收，归根复命，而万物收藏。此一岁之有分其始终荣枯如是。以月而论，则月在于三五之前则盈，精光日满；在于三五之后则昃，精光渐消。此月之有分其盈昃如是。以日而论，则日之始者，其光照耀异常，四处迎人，人亦觉舒；日之终者，其光渐黯而晦，四处寂寥，人多无依。此日又有分其显晦如斯。以国兴废而论：在初人物萎弱，业已经变尽除，所存俱是坚强之辈，而风雨霜雪不惧；至中生息既蕃，人多斫丧，体气自弱，并或生生不息，正气既败，元阳亦微。是国中国末之人，自与国初不同，而病自尔各别，药亦始终互异。且更自人一生而论：在初胎养甫离，所病多是火热与毒，治当进用苦寒；至于筋骨既长，气血已足，其病亦是火热；迨至年已渐衰，劳苦作动，气血渐消，而药多用甘温；若至终年晚景，则火衰寒胜，其凉固不敢投，而甘温、甘润，亦不敢进，故有经年累月日服附子、肉桂，而阴之精不致受劫，日服麻杏细辛，而阳之气不致被散者。此非生人自首至终，病有不同，而药亦有因时而变之为异乎？夫汉末仲景，其治与法，实为千古俎豆①，何以是书传至东垣气衰之时，则云仲景之书不可妄用？东垣之书传至今日水衰火衰之时，则云又不可用矣？至于河间之用知柏八味与丹溪之用归地二茱，亦是时势应尔，合之今日火衰脾湿，则多于脾有伤，于胃有损。且有地处高源，则多犯风犯燥；地处卑下，则多犯寒犯湿；地处西北，则风寒习见；地处东南，则湿热时有。然高源而下，则有深谷，深谷而出，则有支陇，支陇而外，则有平坂，至于平坂，则又见有外洋，

---

① 俎豆：俎和豆是古代祭祀宴会时盛肉类等食品的两种器皿，引申为崇奉。

见有水泽，其中病痛，自多变易。更有海外种类不同，形体各异，习俗既殊，趋向不一。是以著书立说，多有不能统古今而同途，合九州内外而一辙。每有见病言病，而不知语涉一偏，无怪今之习医，志图简捷，反遇古有未著之症、未著之方，徒为哗然大笑，而叹今时猝有者之为异耳。殊不知书有云：胸有万卷书，而心目中无一尘气者，方可以著书。故余集中所立治案，多有尘气悉屏，惟据病症病脉，先分脏体阴阳，次察本症真伪，而本症不真，又察众症众脉以为斧断①。务使理归于一，不得朝令夕改。故余集中所断之症，谓与古症相符可也，谓与古症不符，亦无不可也。此惟明者知之，昧者其奚识焉？

——治病问病，其症不止一见。如病家病人止报不食一症，须于一症之外，再寻嗳饱、痰壅、恶寒之症，方是脾有寒湿。止报咳嗽一症，须于一症之外，再寻口干舌苦、心烦发热等症，方是肝有风火。正如老吏断狱②两造言词不合，须于众症之中，择其真实合于情理之宜者而折衷之，不得止据一面之词以为剖释，以致讼涉有冤。医理亦是【说理精细】，故余临症施治，多肯细为详问，并以治案之内，将此逐一疏明。

——病症烦杂，自有一定主脑。主脑既明，则诸症俱明。如症有上有下，自当以下为主；有内有外，自当以内为主；上下内外俱见，则又当以中心为主【中心二字宜审】。若病先由外而渐及于内，则当以外为主；先由内而渐及于外，则当以内为

---

① 斧断：指官员执法断案，此指判断，分析病情。
② 老吏断狱：形容有丰富经验的人，判断是非又快又准，语出《官场现形记》。

主；先由上而渐及于下，则当以上为主；先由下而渐及于上，则当于下为主；内外上下先见，而渐归于心中，则当以内外上下为主【内外上下四字宜审】；中心先见，而渐及于内外上下，则又当以中心为主。至于病之标本，标重则当以标为主，本重则当以本为主。症则通身皆见，而脉独以一部而见，则通身之症，俱在一部独见之脉而推【独见二字宜审】；若病或在于上，而脉反见于下，则病之根，自在于下；病在于下，而脉反见于上，则病之根，自在于上；推之病表而脉偏见于里，病里而脉偏见于表，与夫上下表里俱见，而脉反在于中，何独不然？此皆自余历历体会而出，故余治无不效。切不可谓脉不对症，而致假阴假阳得以蒙蔽。但有病家病人好凉好暖，成见已执，及有素信先医，并或遇症深重，口腹不慎，希求一药即愈，稍不如愿即为鄙弃【此求全之毁】，此又余未如何也矣。余于集中亦必遇症指明。

——病人谷食不减则胃气尚强，谷食日削则生气已阻。《经》云：得谷则昌，失谷则亡。非谓是乎？第人惟知不食属脾虚，其脾虚不食自所应有故。白术、淮山可以补脾。但淮山是补脾阴之虚，凡脾燥而不食者宜之，若脾湿而用淮山，是非除湿而助湿也。白术是补脾阳之虚，若脾挟有重寒、重湿、重痰内壅，是火衰之极，正宜大辛大温以除寒、大燥大热以逐湿，稍涉术滞，更生胀满而食益减，食既减矣，生气已阻，将何所恃而用生气生血之药乎？故虽日服归、芪而气血益阻。今集所治诸般之症，多由脾胃立说，但不肯将脾寒、脾湿至极之症，而作脾虚观也，精于斯道者，其知之。

——治病用药，自当凭症凭脉。如当表则表，而表又虑有

7

虚，早用补药以固，此是平空猜度，正如李子建所谓早用补药关门杀贼者是也；当表又虑有热，早用凉药以清，亦是平空猜度，正如张景岳所谓早用凉药引贼入门者是也。当补用补，即当寻其应补之处，专一施治，不得顾此顾彼，将诸补药尽力搜集，是尚得为补偏救弊之意乎！但今医士揣症不明，审脉不的，徒以古方一二，以应今时新病，如伤寒寒热止用柴、芩，妇人百病止用四物、逍遥，咳嗽止用枳桔、二陈、甘露，溺闭止用五苓、八正，消渴止用白虎，便秘止用承气，水肿止用五皮、五子、金匮肾气，痰喘止用瓜、贝，咳血止用犀角、地黄，感冒止用九味羌活、参苏、败毒，血结止用三棱、莪仁、桃仁，诸虚通用十全大补及补中益气套方，而阴阳先天，脾胃后天，绝不计较，绝不分别，混同妄施，何以却病？讵知古人立方，原为下学无知者而设，若果医道精深，则方可自我立，何须借古为用？况麻黄、桂枝、保元、平胃、四物、四君、二陈、七气、三黄、五苓、白虎、栀豉、理中、承气、续命、香薷、升葛、柴胡、八味、泻心、四逆等方，何一不善化裁？每方加减出入，竟有数十余方之名。入于庸医目中，竟谓古所未有，且竟私为窃笑，而不知己已属孤陋。兹于所治案内不敢概用套方，以致有误。

——治病用药，先宜审其病家医士有无专权，次审病人左右伏侍有无主执，终审病人有无忌口，及病迁延需时。数者有一不合，则医自不克终，而药自当善用。及至此无不合，然后审其是阴是阳、是偏是平、是内是外、是上是下、是真是伪、是久是暂，而酌治之。至于用药，尤宜眼意周到。如用地、茱以滋阴，必先问其是否食与不食，若不食，则休服矣。参、芪

8

以补肺气，须审在表有无感冒，在里有无壅滞，若俱有，则药又当选矣。升麻、柴胡、桔梗以治表，须审肾气有无奔逆，若有则当改矣。沉、故、丁、蔻以固里，须审肺气有无微弱，若有则当慎矣。伤寒，麻、桂、升、柴、细辛以发表，须审腠理有无稀疏、内火有无内伏，若俱有，则药又当变矣。栀、连、芩、柏以清内火内热，须审胃阳有无坚固，外邪有无内陷，若内阳已微、外邪未陷，则宜禁矣。附、桂以补真火，须审其人有无烦躁，及或风生，若俱有，则药更宜审矣。病用轻清以松肌，须审虚阳有无上越，外邪有无犯于至阴，若俱有，则须避矣。病用金石沉重以透里，须审在表有无邪净，若未净，则宜反矣。凡此皆于案内一一疏明，宜细审玩。

——余所用之药，除非脾胃空虚、火热上冲、毒气内盛之必进用甘草外，其有药应用温、用燥、用辛、用凉、用寒、用热、用滋、用补与症非脾胃，何须进用甘草以缓药势？此惟苏州叶桂与余所用甘草默相符合，故集所录经验方案，其用甘草者少矣。至于诊脉，余多用一食指独诊。若诊关而用三指并按，则关反被两指牵滞，而脉失真不实。此余本自李氏《纲目》所述卢子繇脉理，言甚可法，非敢妄为创设，以致受后指摘。

——经验治案，自幼历今不下千计。其有真热真寒、真虚真实，与诸医士意见相同，治之克效者，无庸集入。兹惟取余治验与众绝不相同者，以见论症不同，治法各异。此非故为眩奇，实因治应尔尔，不得不如是者。至于案有细字，原是余训余孙，非为大方家设，见者谅之。

——集中所录验案，如一症之中，所因不一，所治仅止一因，则仅立其所治一因之案，外此治有未周，则于案内载有"总论"二字，以便统同会观，庶于治症不遗。

——病人名字，有知其名而记之者，则直书其名，有不知其名而并不可考者，则仅以某字书之。至有病深信任不专，服药不果，即便更医者，篇内不著治效，止于篇首注一"断案"二字。但此断案甚少，不过六七户已耳。

——是集所列病名，共计一百六十种，分作五卷，编立珠、藏、川、白、媚。而每卷篇繁，又分作上下二册，其上下二字，俱于各卷缝中载明，以便查对。至于刊式，应依坊板所刻一卷之书，照式接写不空，以惜纸废。转思所治病名甚多，若不逐纸分标，恐难披阅，不如遵依所刻制艺，将各题头分纸另列，庶于仓卒之际捡查不误。

——治案内效见之人、集成之日，大半俱未物故，论亦彼此各见，并非事后装点。其治案内病愈之人，非属同居同族，即是同县同府，出入皆晓，即有外省外府外县，登时立案知明，尤不敢多添一字，以被见者指摘。

10

目　录

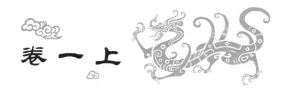

卷一上

阴脏图说

客有问余："火衰则水必盛，水盛则脾必湿，脾湿则肺必寒，而外寒湿之邪易感。且水盛则肝必润，而木则泛，木泛则水必凌心，运用不灵，而风火燥热之邪不召，此理久已闻之熟悉。何以先生手一下指施诊，而即知其属阴而非阳乎？"

余谓："此不难知，一诀即明。盖肾属水恶燥而喜润，若肾不燥而脉不洪、不数、不实，则肾已见无火，而心肝两脉自属平稳，其火自何而来？焉有木不见焚而脾土肺金尚尔见焚之理？此决无是。再进而问食之思与不思，而病人已答不食，又进而问症有饱暖，则脾湿已见，其余诸湿症候牵类而至。否则即是虚阳上越，纵诊脾肺与命三部之脉击手，皆是寒湿与痰挟气而动，不得谓此属火。譬之房屋是木架造，木不见焚，而谓砖石土块见焚，决无是事。所以一诊肝、肾脉软及见脾脉墩阜滑大，即知是属阴寒，何必辗转再诊，琐碎繁杂，以徒生其疑议也？"

或又问："病火衰水胜，凡燥热霸劫之药不得概施劫阴，必得归、地参入，则阳不孤而越。"

余谓："此说亦属有理，若细审究，则更大非。且尔既云水胜，则水尚治不暇，何以又虑药燥而劫其水？是徒一味猜估

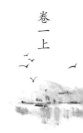

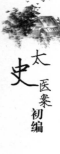

而不就症立说。盖脾湿而不食，是水已盛，而水又复泛木凌心，一片阴湿，是犹冬时严寒，四处阴翳，阳气已微。至春天气下降，地气上升，雨露朦胧，三光俱暗。迨至膏泽大沛，洪水泛逆，滔滔不绝，浲水儆予①，不疏河以决其壅，天清地肃以收其阴，而犹虑其昆岗燥烈、草木俱焚，是其阴阳不明，胜负不知，治法不晓，徒为想像猜估，以作门外痴汉，可慨也夫！"

附辟恶寒是属血虚之谬

病见不时恶寒，定是脏阴火衰气弱，而脏阳止有火盛于下，逼阴上浮而见寒作。故在《内经》已言：阳微则恶寒，阴微则发热，阴气上入于阳则恶寒，阳气下陷于阴则发热。又仲景之著《伤寒论》云：病有发热恶寒者，发于阳也；无热恶寒者，发于阴也。并张景岳之辨朱丹溪气有余便是火，而景岳即续其词曰：气不足便是寒。更观李东垣之立补血汤，其用黄芪胜于所用当归五倍之多，可知恶寒由于火衰气弱无疑。何今医士不明，上不能读《黄帝内经》，中不能读仲景、东垣，下不能读张景岳、赵养葵等书，徒以耳有妄听、目有妄见而心毫无所疑。夫独不思：血虚而见恶寒，则气虚应见发热。火衰气虚并非恶寒，则水衰血涸自不见有发热之症。是明与经及各诸书大相悬绝，而竟牢牢至今不破。凡此不惟不读儒书者之属如是，即深于儒书，于医不深究竟者，亦无不如是。但此不言

---

① 浲水儆予：上天用洪水警戒人类，语出《尚书·大禹谟》。浲水，洪水。

恶寒是属血虚，而言恶寒是属血寒，恰与《内经》诸书之意相同，何此竟无一人道及？是殆不解之极，当并记之。

阴脏图

寒暑湿邪，逢阴则喜 风火燥邪，逢阴则忌						
【脉】浮细、浮小、浮软 浮紧而小、浮数而小、浮大而紧、沉细	【症】恍惚、健忘、痴呆、寒战 盗汗、心悸	【心】火恶炎，但水逼盛则栗	肾水火，内之百病由此水火偏盛而入六淫，外之百病乘内偏胜而入	【肺】金喜清凉，得水益寒	【症】冷痰、喘哮、畏寒、短气、鼻塞 清涕、吐痰、自汗、懒怯、昏倦	【脉】浮小而弱、浮大而紧、浮滑而软 浮小而紧、浮数而虚、浮小而数
【脉】平滑、弦紧、平缓 浮濡	【症】阳痿、面青、囊缩 畚青、筋缩、唇青	【肝】木恶风，但过盛则泛		【脾】土恶湿，水盛则淫	【症】面黄、饱胀、不食、泄泻、呕恶、胃痛 痰饮、口淡、手软、嗳气、饭醉	【脉】平濡、敦阜、动滑而软 浮濡、沉伏、沉迟、浮软
【脉】沉伏、沉小、沉弱 浮紧、浮数、浮空、浮软	水肿、喉冷痛、瘕疝 厥逆、遗尿、滑精	【肾水】寄左		【命火】寄右	【症】四逆、足冷、自利 蜷卧、冷结、小便不缩	【脉】沉伏、沉迟、沉小、沉弱 浮数、浮紧、浮吹、浮空
火衰则水必胜 水衰则火必盛						

卷一上

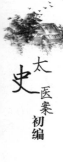

阴脏阴证阴脉，观此止特举其大要，若至阴盛于内逼阳外浮，阴盛于下逼阳上戴，其证与脉又自有别，但细考之，而仍不失其实。【晁雯】

脏体属阴，余见诸医历无道及，总言诸病皆是火热，即在病家男妇大小，无不以火为词，揆厥其由，实因生齿日繁①，习医人众，急以糊口为务，不如随声附和，言火言热者之易悦人耳目耳，卒之阴药害人更甚，观此稍有知觉，自当通身汗下，愧悔交集。【门人张廷献】

阳脏图说

客又问余：阳脏水衰火胜，则肝必见燥涸而血咳，肝燥则心无血养而冤烦，而外风火燥热之邪易侵，且火胜则土必燥而善饥，肺亦焦渴而津竭，而外寒湿之邪自避。在阴脏者，既可一诊而知是阴，而阳脏者独不可一诊而知是阳乎？

余曰：此又有说。盖肝恶风，而脉应燥不燥而软，是谓无火而水胜，脾恶湿而脉应濡不濡而数，实是谓无水而火胜。故一诊脾脉而见洪数异常，与肺命二脉俱同，是其火脉已见。再进而追求脾之饮食奚似，而曰善饥。又进而追求饮之好恶奚属，而曰喜冷。更进而追求心之冤烦不烦，有怒不怒，而病又曰俱有。是其火症又明。即诊左之三部而见迟涩不堪，与诸右脉各症大相悬绝，止是火热闭极而血不通活之谓。凡脉是阴是阳，极则必变，令人难想，今既诸症皆火，而脉仅于一手而

---

① 生齿日繁：生齿，人口。人口一天天多起来。语出宋·程颐《论十事札子》。

异，不犹等于阴脏之脾而脉反见高突之象乎？譬之架造房屋，砖石土块俱已毁裂，而又称其木料未焚，决无是理。但火症火脉，在非火者，尚尔称其有火，岂此脉症皆火，而人尚不谓之火乎？故余一诊脾脉而即叩其善饥饮冷，不必再为踌躇，再为顾虑，而即谓非火也。爰列其图于左，以见阴脏阳脏脉症大不相同如此。

今之医士，无火尚称有火，岂有火证火脉而不知耶？此说甚是。【晁雯】

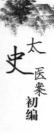

阳脏图

寒暑湿阴邪忌此 风火燥阳邪就此						
【脉】浮洪数、浮滑数、浮大数	【症】狂叫不寐、冤烦发热、舌苔　目赤、谵语、口苦、舌燥、惊悸	【心】心火恶热	肾水火，内之百病由此水火偏盛　六淫，由于内脏之气偏胜而入	【肺】金喜凉，受克　但火盛则金	【症】鼻燥、胸高、胸热、干咳　气雄、声壮、咳血、鼻煤	【脉】浮大实、浮滑实、浮数实
【脉】弦数、涩数、滑数　洪数、迟涩	【症】筋强、触怒、咳血、膈热、瘰疬　勇视、目胀、遗精	【肝】木恶风		【脾】土恶湿，但火盛则燥	【症】消渴、面赤、善食、饥热、咽干　潮热、五心热、唇焦、吐血	【脉】弦实、平实、洪数　沉涩
【脉】洪数、沉实、沉数　沉涩	【症】尿血、骨蒸、脚烧、燥渴、便血　硬痛、盗汗、癃闭、白浊、遗精	【肾水寄左】水衰火盛		【命火寄右】火盛水衰	【症】腹胀、便秘、热结、齿枯	【脉】沉小实、沉实、数实
火衰水胜 水衰火盛						

阳脏脉证，观此理不越是，然亦有阳极似阴，变为假阳脉证者，此又不得不细审视，以观其变。【晁雯】

附辟口渴尽指是热火之谬

口渴有阴有阳。凡渴而见面赤、鼻干、唇裂，右脉洪大有力，恣饮冷水无度，愈饮愈快愈消者，此是内热内火无疑。若见面白、鼻涕、唇淡，右脉浮大而软，其渴口喜饮汤而不喜饮冷，及或喜冷而不欲咽者，此非真渴，实是阴盛逼阳而为假渴之象耳。若因外邪内陷，渴欲饮冷而不欲汤，此是内热已极，阴不胜阳，当用凉折。渴欲饮汤而不欲冷，此是寒热互争，当用半寒半热止渴之剂以解。若无外感症见，或是口干舌燥六脉微觉洪数，此是水亏肺燥，则又当用滋润养阴为正。

阴阳二脏用药图说

脏有偏阴偏阳，则病亦有偏阴偏阳。其偏于阳者，人多喜用凉药，其药本与病对而无可议。但用之至极，既于肾阴有损，复于肾阳有伤。凡知母、黄柏、防己、商陆、葶苈、牵牛、大戟、芫花、芦荟、甘遂、地肤子、轻粉险健等药，在初元气未离尚可施用。若至屡清屡下，元气已微而妄用之，纵云脏阳，亦不宜投。且人所恃者，全在肾中一点真元之气，以为生养一身之地。其次又在胃腑饮食通调，得谷连动，则能生气生血。若谷食不进，虽日用参、芪而气不壮，日服芎、归而血不生，徒滋壅滞。且肾过服克伐，则是生气已微，兹又用参提而上之，则下虚者益虚，肾水既虚，肾火亦衰。而脾或寒、或痰、或湿、或食，无不坐踞中州膈而不运，兹又兼用归、地实

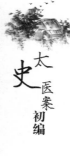

而滞之，则滞者愈滞，而食拒而不纳，其气与血永无再生之日。于是其脏之阳因其药坏，而又转为阴矣。间有无知之辈，不急专一补火温胃疏脾，而犹混杂归、地以投，岂知其火不补则阳不生，胃气不疏则食不进，食不进则生气生血之基已绝？故凡脏阳而用凉药，须审其病自内至，当先用滋用甘以治其源，如淮山、熟地、首乌、阿胶、龟板、麦冬、当归、枸杞之属，俾水盛而火自配，血补而气自平。病自外成，其体素属火燥，凡一切升、葛、麻、桂、细辛至辛至热之药切勿轻进，止宜进用辛平、辛凉、气味淡薄之药以为疏发，以辛性能劫阴，辛能散气是也。若果气厚，因其骤寒而受，则麻、桂辛热止可暂投，病中而药即止，免其拔动内火，而又忌其凉药早用，以致引其外邪内入流连不解。此偏于阳者用药之当慎重如斯也。若在脏阴之病，其治犹宜慎焉，盖脏阴则火已微，火微则水必胜，水胜则脾必湿。其湿之微者，尚可用术以投。若湿之至极，痰饮内聚，火衰而下阴气上乘于中，尽属寒见，而水谷入胃滞而不消，以致上壅为汗【此症医家误作气虚自汗，不通极矣】，而小便自尔闭塞不通，久留而赤。不知者，又谓汗出而散，急宜进用人参、福圆温补，而致中益壅滞，水不下行，小便赤涩。谓此是属火结，急用凉药以清，以致中益壅极，嗳饱呕吐，牵类而至，及至五心发热。更谓此属火发，汗益不止，并称此属热逼【一错百错】，一派清凉，而食日见减少，谷绝而死。治此即宜洞见火衰脾湿，急用附、桂以补火，俾寒不致上冲于脾，再用苓、半、香、砂以调中，不可早用甘草、白术以闭气，而药尤宜简净如一，不得又杂归、芍以投，并宜多服久服为上，此治脏阴内症如斯。至其感受重寒而用表药，原与阳脏之用表药不同，缘此火气既微，脾又湿见，其肺寒极，则寻常发表，似非苏、薄可以即透，而麻、桂、升、葛、姜、附自可随其所见以为选用，此何又虑肺虚而悉去而不用也？若果外寒去矣，审其内寒又除，脾湿渐稀，则术又可渐进。术既进矣，而气又觉未充，则参与芪又可渐投。盖病原属肾火衰微，故治先由下而渐及上，由阳及阴，由气及血，倘审症不真，一错百错，而病焉有见治之日乎？但今门外痴汉，多是遇病猜估，揆厥其由，总是识症不明，察脉不真，药性不晓，同流合污，随声附和，虽死无悔，而不自知其术甚疏，有如是者矣！至于脏平病平之药，亦当顾其胃腑，不宜谷食有阻以绝生机，其阴阳二脏之药，止属如是，因备其图于左。

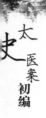

太 医案初编

阴脏寒症药图

脏不甚阴犯虚寒 脏阴至极犯实寒					
【虚寒】羊肉、枣仁、远志、福圆，当归、益智	【实寒】小茴香、桂心、桂枝、菖蒲、延胡、川芎、胡荽	心膻【左】	胸肺【右】	【实寒】白石英、丁香、白蔻、葱白、生姜、紫苏、麻黄、桔梗	【虚寒】人参、黄芪、冬蜜、饴糖
【虚寒】杜仲、鸡肉、韭菜、荔枝、虾子、鳝鱼	【实寒】艾叶、吴萸、香附、柴胡、川芎、肉桂	肝胆【左】	脾胃【右】	【实寒】良姜、蓼、升麻、使君子、砂仁、草果、炮姜、半夏、丁香、干葛、荜茇、大蒜、益智	【虚寒】牛肉、大枣、饴糖、白术、炙草、福圆、荔枝
【虚寒】阿胶、菟丝、巴戟、熟地、金毛狗脊	【实寒】小茴香、独活、细辛、肉桂、麻黄、紫石英	肾水小肠膀胱【左】	命火大肠三焦【右】	【实寒】杜衡、巴霜、附子、细辛、独活、川椒、艾叶	【虚寒】肉桂、蛤蚧、阳起石、沉香、鹿茸、没石子、故纸、远志、雄蚕蛾、附子、雀卵、硫磺、益智、胡桃肉、仙茅、芡实、沙蒺藜、葫芦巴、肉蔻、阿芙蓉

阳脏热症药图

脏不阳极犯虚热 脏阳至极犯实热					
【虚热】 当归、龟板、麦冬、柏子仁、百合、合欢皮、食盐	【实热】 钩藤、犀角、知母、黄连、豆豉、射干、灯芯、西瓜、栀子、熊胆、连翘、玳瑁、竹叶、天竺黄	心膻【左】	胸肺【右】	【实热】 白薇、粟壳、全地、沙参、知母、竹茹、天冬、桑叶、连翘、芦根、黄芩、百合、羚羊角、桑皮、雪梨	【虚热】 酥酪、燕窝、黄精、鸭肉、五倍子、麦冬、阿胶、百草霜、乌梅、玉竹、五味、百合
【虚热】 枣皮、枣仁、鹿茸、首乌、阿胶、龙骨、鳖甲、巴戟、桑寄生、菟丝子、狗脊	【实热】 秦皮、生地、铁粉、蜘蛛、熊胆、羚羊角、射干、铜青、猪胆汁、空青、蒙花、石决明、胆草、鳖甲、金银箔、赤芍、青黛、青蒿草、白芍、大青、夏枯草	肝胆【左】	脾胃【右】	【实热】 犀角、射干、白薇、茶、延胡索、竹茹、大黄、竹叶、石膏、芦根、石斛、人中黄、蛴螬	【虚热】 金樱子、白蜡、粳米、羊肉、黄精、鸡子黄、猪肉、合欢皮、扁豆、陈仓米、淮山、牛肉、枸杞、犬肉、糯米、人乳、鸭肉、紫河车
【虚热】 黑铅、楮实子、地黄、燕窝、龟板、海狗肾、寒水石、莲须、鸭肉、獭肝、菟丝、阿胶、枸杞、覆盆子、紫河车、巴戟、冬青子、桑寄生	【实热】 秦皮、秋石、全地、知母、生地、胡连、牡蛎、诃子、黄柏、粟壳、童便、礞石食盐、猪胆汁、青蒿草、人中白	肾水小肠膀胱【左】	命火大肠三焦【右】	【实热】 玄参、元胡粉、清盐、丹皮、大黄、朴硝、茶、元精石、硝石	【虚热】 胡麻、榆白皮、大麻、酥酪、苁蓉、锁阳、人中黄、禹余粮、赤石脂、乌梅

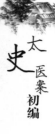

阴阳二脏风药图

阴脏犯寒风 阳脏犯热风						
【热风】 薄荷、荆芥、鸡冠花	【寒风】 桂枝、胡荽、川芎	心膻〔左〕		胸肺〔右〕	【寒风】 甘菊、辛夷、皂角、杏仁	【热风】 牛子、白前、车前子
【热风】 山甲、决明子、木贼、羊胆、浮萍、青葙子、蕤仁、猪乳、石楠叶、钩藤、炉甘石、羊肝、薄荷、荆芥、车前	【寒风】 蛇蜕、蝉蜕、虎骨、白蒺藜、山甲、桂枝、皂角、风藤、海桐皮、牙皂、麝香、川芎、天麻、川乌、全蝎、茵芋	肝胆〔左〕		脾胃〔右〕	【寒风】 荷叶、麝香、防风、白附、蓼、肥皂荚刺	【热风】 白芷、山甲
【热风】 白茄根、鸡冠花子	【寒风】 白蒺藜、防风、独活、藁本、冰片、虎骨、茵芋、稆豆、羌活、细辛	肾水小肠膀胱〔左〕		命火大肠三焦〔右〕	【寒风】 淫羊藿、皂角、乌附、肥皂荚、蛇床子	【热风】 白茄根、鸡冠花子

阴阳二脏水湿药图

阴脏犯寒水湿 阳脏犯热水湿						
【热水湿】 瞿麦、萱草、苦楝子、香薷、黄连、木通、连翘、珍珠、栀子、儿茶	【寒水湿】 茯神、半夏、菖蒲、川乌	心膻【左】	胸肺【右】	【寒水湿】 牵牛、川椒、蚕沙、姜皮、茯苓皮、红豆蔻、糯稻杆、茯苓	【热水湿】 续随子、石韦、车前、葶苈、通草、米仁、白前
【热水湿】 秦艽、胆草、珍珠、皂矾、白蔹、土茯苓、萆薢、琥珀、白茄根	【寒水湿】 艾叶、海桐皮、僵蚕、豨莶草	肝胆【左】	脾胃【右】	【寒水湿】 广皮、白术、炮姜、草蔻、川椒、白蔻、苍术、白蒺、米仁、肥皂荚、丁香、大蒜、伏龙肝、半夏、三柰、红豆蔻、艾叶、神曲、鲤鱼	【热水湿】 针砂、茵陈、石龙刍、泽泻、白鲜皮、大豆黄卷、萆薢、香薷、蒿蓄、木瓜、梓白皮、刺猬皮、商陆、珍珠、秦艽、燕荑
【热水湿】 秦艽、白茄根、寒水石、海金沙、赤小豆、生地、海藻、琥珀、苦参、珍珠、防己、黄柏、猪苓、川楝子、滑石、木通、赤苓、泽泻、大戟、地肤子	【寒水湿】 蔓荆子、五加皮、蛇床子、薇衔	肾水小肠膀胱【左】	命火大肠三焦【右】	【寒水湿】 肥皂荚、附子、蛇床子、石钟乳、红豆蔻、艾叶	【热水湿】 滑石、苦参、黄连、防己、茵陈、秦艽、梓白皮、文蛤、玄明粉

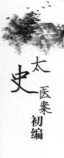

太史 医案 初编

阴阳二脏气药图

阴脏犯寒气

阳脏犯热气

【热气】	【寒气】	心膻【左】		胸肺【右】	【寒气】	【热气】
枳壳、栀子、郁金、代赭石	益智、延胡、菖蒲、胡荽、熏香、安息香、苏合香				故纸、苏子、丁香、白蔻、麻黄、生姜、杏仁、烟草、樟脑、苏合香	莼心、荞麦、大戟、马勃、牵牛、兜铃、蒌仁、旋复花、竹茹、青木香、枳壳、枇杷叶、米仁
【热气】	【寒气】	肝胆【左】		脾胃【右】	【寒气】	【热气】
代赭石、蜘蛛、金银箔、三棱、礞石、枳实	山甲、麝香、广皮、酒、延胡、艾叶、乌药、柴胡、香附、槟榔、荷叶、木香、川芎、吴萸				白附、大蒜、烟草、藿香、广皮、木香、丁香、厚朴、檀香、胡荽、荷叶	荞麦、枳实、郁李仁、柿蒂、竹茹
【热气】	【寒气】	肾水小肠膀胱【左】		命火大肠三焦【右】	【寒气】	【热气】
金铃子	荔枝核、灵砂、小茴、冰片、橘红、乌药				巴霜、川椒、丁香、益智、沉香、故纸	荞麦

阴阳二脏痰药图

阴脏犯寒痰 阳脏犯热痰						
【热痰】贝母、牛黄、射干、海石	【寒痰】半夏、菖蒲	心膻【左】		胸肺【右】	【寒痰】佛耳草、生姜、广皮、白芥子、莱菔子	【热痰】贝母、花粉、诃子、瓜蒌、生白果、旋复花、胡桐泪、射干、硼砂、海石
【热痰】硼砂、全胡、胆星、磁石、胆矾、牛黄、射干、常山、礞石、藜芦、皂矾、甜瓜蒂、儿茶	【寒痰】南星、天麻、皂角、白芥子、牙皂、相思子、僵蚕	肝胆【左】		脾胃【右】	【寒痰】白附、草蔻、川椒、半夏、广皮、胡椒、干姜	【热痰】白矾、密陀僧、射干
【热痰】海石、寒水石	【寒痰】附子、姜炭	肾水小肠膀胱【左】		命火大肠三焦【右】	【寒痰】干姜、附子、川椒、胡椒	【热痰】海石

· 15 ·

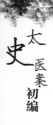

阴阳二脏血药图

		阴脏犯血寒 阳脏犯血热				
【血热】 益母草、犀角、射干、丹参、茜草、辰砂、代赭石、生地、紫草、莲藕、没药	【血寒】 白前、芦苇管、红花、桂心、郁金、桃仁、元胡、麝香、乳香	心膻【左】		胸肺【右】	【血寒】 芦苇管	【血热】 紫菀、白及
【血热】 琥珀、山甲、生地、赤芍、胭脂、槐角、三七、茜草、三棱、没药、皂矾、灵脂、射干、血竭、凌霄花、蒲公英、芭蕉根、夜明砂、代赭石、紫草	【血寒】 杜仲、续断、香附、川芎、酒、红花、刘寄奴、艾叶、延胡、砂糖、鼠妇、泽兰、韭菜、桃仁、海螵蛸、苍耳子、茺蔚子、谷精草、王不留、紫石英、山甲	肝胆【左】		脾胃【右】	【血寒】 伏龙肝、百草霜、韭菜、姜黄、王不留、泽兰、石灰	【血热】 郁李仁、三七、茅根、莲藕、蒲公英、犀角、射干
【血热】 清盐、牛膝、生地、童便、旱莲草、自然铜、银柴胡	【血寒】 海螵蛸、紫石英	肾水小肠膀胱【左】		命火大肠三焦【右】	【血寒】 阳起石、肉桂、骨碎补、赤石脂、韭菜	【血热】 鸡冠花、槐角、槐花、地榆、地骨皮、鸡苏

阴阳二脏毒药图

阴脏犯寒毒 阳脏犯热毒						
【热毒】玳瑁、黄连、山豆根、射干	【寒毒】雄黄	心膻[左]		胸肺[右]	【寒毒】牙硝、蟾酥、生姜	【热毒】牛子、芙蓉花、山慈菇、金银花
【热毒】蜗牛、紫花地丁、蒲公英	【寒毒】枫香、山甲、蜈蚣、蛇蜕、醋、蓖麻子	肝胆[左]		脾胃[右]	【寒毒】石砒、蓖麻子、醋、生姜	【热毒】土茯苓、象牙、黄豆、白矾、漏芦、射干、蜗牛、荸荠、波菱菜、铅粉、蒲公英、绿豆、莨菪子、山慈菇、人中黄、甜瓜子、败酱草、露蜂房
【热毒】黑铅、铅粉、冬瓜子、水银、稍瓜、金铃子	【寒毒】枫香、人牙、凤仙子	肾水小肠膀胱[左]		命火大肠三焦[右]	【寒毒】巴霜、硫磺、附子、川椒	【热毒】稍瓜、黑大豆、人中黄、败酱草、冬瓜子、白头菊、蚯蚓、金银花、牛子、木耳

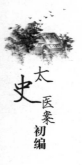

附辟诸痛属火之谬

诸痒属虚，诸痛属火，质之时医，无不称是。故医一至病所，即问有痛无痛，若云有痛，其痛亦不计自何来，医早有一火字牢记于胸而不可易，故药即用寒折而不顾其胃阳有损。余尝考之《内经》所辨：寒痛，一十三条已有十一；热痛，一十三条仅有其二。又观仲景之治伤寒，其初邪犯太阳，恶见头痛项强身痛，而师即用麻黄、桂枝大辛大热之药以进。并观李士材、张景岳之论痛症，云痛无有定所而走者属气，痛有定所而不易者属血，痛喜手按者属虚，痛拒手按者属实，痛喜热手重按者属寒，痛拒热手重按者属热。观此则痛不仅属热属火已明，且又考其治痛之药，痛果有火无寒，何以治痛之右则有丁香、木香之辛与苦，治痛之左则有青皮、乌药、香附之燥与热。若必概称是火，则《内经》诸书可以一笔勾除，而诸辛热治痛之药亦可不必设矣。呜呼！医道之下，其不可慨如此。

平脏图说

或问：火衰而水盛者，其水偏从脾之恶湿而先就；水衰而火盛者，其火偏从肝之干燥而先见。一燥一湿，彼此各别。然水既盛而平脏之水何以不累于肝之木、于心之火，火既盛而平脏之火何以不累于脾之土、于肺之金，此又何说处此？

余谓：偏者，水火偏见之谓也。平者，水火平见之谓也。水火安祥而内无所感、外无所动，则无病矣。水火既平，而此有所感则彼拒而不纳，彼有所感则此拒而不容，虽有倚角之心而无倚角得胜之势，故惟各就其性之近者而先侮焉。湿盛则必先侮于脾，燥盛则必先侮于肝，又湿进则必侮肺，燥胜则必侮心。正如两兵对垒，城垣各固，一左一右，一阴一阳，其不相混如此，故药一味霸劫必致伤阴，一味清润必致伤阳，虚则阴阳上下均补，实则阴阳上下皆攻。至若阴有六七，阳有二三，症见夹杂，尤宜细心。盖此胜负已分，倘不细心调停，则胜者愈胜而负有难顿足，负者愈负而负终不得平。此在心灵活变善为调停，否则必有所损而致变为痨、膈。若问平脏平症平脉，大约脾湿自必软滑，肝燥自必弦数，彼此并见，与病阴脏、阳脏脉症大不相同。今备其图于左，并观而知之。

平脏症无伤损，治之甚易，但不可用偏药以投，若有损伤，其治甚难，自当细心调治，不可躁急图效。【晁雯】

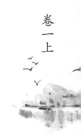

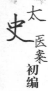

平脏证脉图

寒暑湿阴邪入于右阴 风火燥阳邪入于左阳						
【脉】 浮数	【症】 不寐、宽烦、舌燥、恍惚、微热	【心火】	六经外部各乘阴阳偏胜而入，七情内病生于水火争衡	【肺金】	【症】 懒怯、胸紧、恶心、咳嗽	【脉】 浮软
【脉】 弦数	【症】 目赤、触怒、遗精	【肝木】		【脾土】	【症】 五心热、呕恶、不食、嗳气、饱胀	【脉】 浮大、洪大
【脉】 沉数	【症】 白浊、溺赤、骨蒸	【肾水】		【命火】	【症】 便溏、腹痛、脚心冷	【脉】 沉弱

平脏清润轻平药图

			平脏病患虚热用			

【微润】	【微清】	心膻〔左〕	胸肺〔右〕	【微清】	【微润】
百合、鳖甲、龟甲、柏子仁、合欢皮、阿胶、莲须	焦栀、灯草、钩藤、木通、夏枯草、藕、益母草、没药、竹叶、连翘、麦冬、丹参			青木香、麦冬、伏花、枇杷叶、桑白皮、焦栀、枣仁、百合、车前子、紫菀、桑叶	黄精、燕窝、人乳、羊肉、鸭肉、鸽肉、玉竹、生甘草、合欢皮、五味、乌梅、木瓜、粟壳
【微润】	【微清】	肝胆〔左〕	脾胃〔右〕	【微清】	【微润】
桑寄生、阿胶、枣仁、首乌、龙骨、鳖甲	钩藤、蒙花、豨莶草、皂大、薄荷、赤芍、川牛膝、蝉蜕、夜明砂、秦艽、全胡、蕤仁、车前子			粳米、茅根、米仁、皂大、柿蒂、银花、竹叶、桑叶、莲藕、秦艽、山楂、绿豆、黄大豆、豇豆、陈仓米、金石斛、白芍	合欢皮、木瓜、山药、黄精、扁豆
【微润】	【微清】	肾水小肠膀胱〔左〕	命火大肠三焦〔右〕	【微清】	【微润】
龟板、桑寄生、桑螵蛸、阿胶、鸽肉、莲须、火麻、胡麻、人乳、牡蛎	川牛膝、泽泻、木通、猪苓、赤小豆、赤苓、丹皮、琥珀			丹参、秦艽、玄参、猪脏、木耳	乌梅、粟壳、胡麻、火麻

卷一上

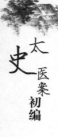

平脏辛温轻平药图

平脏病患虚寒用						

【温平】	【辛平】	心膻【左】		胸肺【右】	【辛平】	【温平】
茯神、龙眼、茯苓	乳香、郁金、延胡				广皮、冬花、佛耳草、紫苏、生姜、葱白、菊花	炙甘草、蜂蜜、芡实、龙眼肉、人参、茯苓、饴糖
【温平】	【辛平】	肝胆【左】		脾胃【右】	【辛平】	【温平】
菟丝、五加皮、巴戟、艾叶、狗脊	杜仲、大腹皮、石楠叶、续断、延胡、菊花、苍耳子、谷精草、海螵蛸、荆芥、僵蚕、伏龙肝、艾叶、白蒺藜				广皮、大腹皮、伏龙肝、麦芽、苍术、艾叶、藿香、苍耳子、神曲、茯苓、川朴	莲子、使君子、蜂蜜、荔枝、鲫鱼、焦术、饴糖、芡实、大枣
【温平】	【辛平】	肾水小肠膀胱【左】		命火大肠三焦【右】	【辛平】	【温平】
茯苓、狗脊、羊肾、巴戟、菟丝、鸭肉、穞豆	艾叶、海螵蛸、五加皮、防风、续断、白蒺藜				川朴、炭姜	黑大豆、沙蒺藜、五味子、鹿茸、赤石脂、肉豆蔻、蛇床子、芡实

药虽轻平，而识症识脉不差则效可以即奏，惟有久病伤及胃阳，则当潜心以待。【晁雯】

感冒须先相体疏表不得早用苦寒解热布置

病既由于外感，则外感之邪自当早为疏发，俾邪不得内入，郁而为热。若有外寒外风内入而不及时疏发，则本身内有之火为风为寒所郁，一步一步而不得泄，自必变生多端而为无穷之祸矣。但疏表之药仍须相其体气及分经络以为权衡，并非九味羌活汤、元戎参苏饮、活人败毒散硬板注脚可以通用，并可限以二剂所能竟其终始也。况体有偏阴偏阳之不同，而气亦有或厚或薄之各异，其寒深重而气实者，固当进用大辛大热以除其寒，而非三方轻剂可治。即其体素有火，寒气本轻，不敢进用过辛过热之味者，亦当选其辛平、辛凉之味以为疏发，更非三方轮流抽卜可以即愈。乃今之为医者异矣，一遇外感或风或寒，总以三方轮流抽卜，而轮流抽卜又止限以二剂，迨至一剂未愈，早有火热二字牢固于中而不能释，一见热势蒸蒸，不云邪已外出，反谓内热势极【病家所失在此，医家难以叫冤】，即于三方之中，抽其一方加用芩连、石膏、知母，自道至平至稳，谓其表有风寒则有荆防、薄荷，里有热炽则有芩连、知母、石膏，并谓热除则寒与之俱除。夫独不思感冒而见有热者，是由寒闭内火而不得泄，非是火闭外寒而不得伸。若欲除热，须先散寒，寒散而热自不能成。盖寒得辛则散，得凉则助，寒留一日不散，则热亦留一日益盛。未有先不除寒而可早用寒药解热，以致寒益滋甚，而热益陷而不可解者矣。至于外寒既入，寒已

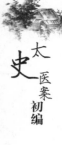

化热，热势已成，有难外解，则又不得不用将差就错之法以为清利。但清利之法亦须用之得宜。若脾气坚强，一清可以即愈。脾气孱弱，一清即至困败，以致饮食减少，气倦神疲，五心潮热，痰水内涌。则又云是阴虚火起，其药非是地黄、淮山，即是黄柏、知母。迨至阴盛阳飞，口干舌燥，又议金衰水涸，化源已绝，复用天麦二冬、瓜蒌、贝母，以养肺金，以滋化源，称为理备法周，以致潮热骨蒸，谷食益绝。有谁知属外感，早用凉药留住寒邪，变为诸般热候，而能提撕警觉，即为悔悟挽救于其中也乎？业斯术者，其亦知所从事否？

凡用表药，审无内症发动，而身发热蒸蒸，正是外邪已出。斯时病家反言身热药坏，停药更医，则冤无处可伸矣。【晁雯】

表药多辛，辛则散气。凡气虚过表，自必见有汗出之症。表药多燥，燥则劫阴。凡水衰过表，自必见有烦躁之症。惟有命门火衰中外寒痼，则虽进用极辛、极热而汗不见出、烦不见生。以此察识，则表自不定限二剂而止。【男省吾识】

三方轮流抽卜，定限二剂，亦是时师不能识症，知药是否已透于表之苦。凡遇此辈，止可怜其无知，无足深怪。【门人张廷献】

症脉无不相同说

客有问于余者曰：凡病而症见有无热恶寒、不食厥逆，自有沉迟牢紧结之脉可考。见有烦渴燥热秘结，自有浮大洪数滑动急促实脉可察。见有懒怯不食、身冷泄泻，自有小弱短涩濡芤虚空之脉可识。见有下寒上热，其热候忽无定，自有或疾或革可据。

见有元气将绝之会，自有细微代散之脉可凭。此皆脉与症符、症与脉对，而无不合之理。何书又言舍症从脉、舍脉从症？明是症与脉离、脉与症异，而子偏言脉与症合，不更与书大相谬乎？

余谓：脉症自无不同，而至有不同者，一则由医于人病源不知，一则因医于人脉窍不明，且并不晓脉症流派甚多。临症察脉，自有变化无穷之妙，而非一言能尽。盖人病症之生，非是阴盛阳微，即是阴微阳盛。凡阴盛阳微，其阳本属无多，加于七情六淫，凡有类于阴者，无不中外交攻，而令一线之阳或越于外而为阳浮，或飞于上而为头戴。医者苟能知其病源而谓其阳是假、其阴是真，则症自与脉合，又何至在症而言曰舍，在脉而言曰从哉？又阴微阳盛，其阴本属有限，加于七情六淫，凡有类于阳者，无不内外交集，而令一滴之阴或沸于外而为阴寒，或游于上而为脑冷。医者苟能知其病源，而认其阴是假、其阳是真，则脉自与症符，又何至在脉而言曰从，在症而言曰舍哉？并有阴凝于中而见内外上下燥热如火，阳伏于中而见内外上下肌冷如冰，医又不知中冷中热，其症之真在是，而反被其上下假寒假热以欺，又乌能使症与脉相合乎？

再有病属外感，见其身潮热，其症之真自在于外，而医反指在内。又有病属内伤，而症亦见有潮，其症之真自在于内，而医混称在外。凡此皆由于医病源不知，而致脉又不合者如此。

至若论脉之窍，更有难识。以脉形象而论，凡脉浮洪动数与实，皆属阳类，谓其坚劲有力，故以火热为名，殊不知脉见紧牢，亦是坚劲有力【此二脉人多误作火看】，而书不言是属火热，且并指是寒实【宜记】，医将何以分别？惟察火热之实，其实举指

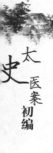

逼逼，举按皆强，并非如紧一线牵直，动则弹手【觉有刺刺楞手之象与举指逼逼不同】，亦非如牢中取强直，搏指在于浮沉之间【宜记】，是其一阴一阳，医实莫分。更有弦脉，亦属坚劲，书载阳中有阴，而脉亦与紧牢寒脉相似，医曷别其是同是异？【弦脉亦似牢紧】惟察阳脉之弦，端直而长，浮沉皆见，若牢则于中取即得，而不在于浮沉，紧则如索之弹，坚能击指，而无浮沉与中，是其一阴一阳，医又莫明。更以脉之兼见论之，其脉统计二十有余。而论其脉之兼，则阴中兼阳，阳中兼阴，参伍错综，变化莫测。正如大《易》卦止有八，若以一卦之上各加八卦，则卦已见六十四，再以一卦分为六爻，则爻不更有三百八十四数之多乎？若脉止断一病甚易，统各所兼以断一病甚难，惟在心灵手敏。既知一脉之阴阳，又知众脉之阴阳分散于一脉之中，择其脉之最重与脉兼见之多，乘其机而早决之则得矣。此脉各有所兼而不可以一脉断者如此。

再以脉在六部之位考之，如六部惟肝属木而恶风，惟脾属土而恶湿，诊肝而见浮缓无力，则肝已属无火，而脾土肺金安见其有火乎？犹之诊脾而见动滑坚强，则脾已见枯燥，而肝木心火乌在其不燥乎？故凡诊肝而得无火之象，从脾与肺之脉而见搏指异常，知是寒痰冷气所击，其脉即是牢紧寒闭而非浮洪实数之脉矣【俗医所谓脉不对症者，其错在此】，不得妄以火断，以致灭理之极也。诊脾而既得其有火之实，纵肝与心之脉而得沉迟不起，亦是火实内闭，血脉不疏。犹之张仲景所治阳明便秘，脉反见迟之谓，此种窍秘，医不自知并非脉不对症。况于六部之中，又须识其三部九候之法以明上下表里症见之异。如病症在下、脉反上见，病症在上、脉反下见，病症在左、脉反右见，病症在右、脉反左见，与夫病症在中、病症在于上下表里，更有错乱互见之异。矧脉位虽有六，而尺实为水火之源，故断病脉之根，多自尺起，但于六淫外感则非。断其内外水火寒热发病之标，则脉多自关求，如燥在肾自必累及于肝于心，湿在脾自必累及于肺，但于感冒初见则非。此部位各有所主，而不可易者如此。

　　至于病源既知，脉窍已明，而临症辨脉，尤须活变。如阳气下陷，症见遗淋，勿以遗淋是属上病，若错求之于尺，则脉其不对矣，须知阳气既陷，则寸自弱，故当以寸为断。阴气上乘，症见头痛，勿以头痛是属上病，若错求之于寸，则病亦不对矣，须知阴气上腾，其尺必虚，故当以尺为断。若至中心内结，无论是寒是热、是痰是气，皆有隔绝中外上下而不相通之弊，以致病见多端，医不究其病已在中，脉应关求，混以上下尺寸求之，无怪岐路亡羊，茫若观火，而有彼此殊途之叹。惟有症上而脉亦上，症下而脉亦下，症中而脉亦中，症表而脉亦表，症里而脉亦里，症寒而脉亦寒，症热而脉亦热，是症已于脉符，人所共知，又何有舍有从之理？盖病本自脏腑经络所形，即脉亦是脏腑经络隧道所出，共一脏腑，共一经络，而谓脉与症殊、症与脉异，其说大谬！但书所言舍症，是即舍其假症之谓，而非真症之谓也；所言舍脉，是即舍其假脉之谓，而非真脉之谓也。既有所舍，自有所从，其从即是真症真脉之谓耳。第此是真是假，剖析非易，不止以舍从二字括之，何以惕醒愚人之梦？余著《医学求真》，已将是理凯切晓明。兹因所问，故再讨而及之。

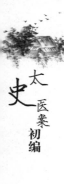

脉不对症，症不对脉，在初余亦心疑，及观兄作是说，而疑始尔尽释。【晁雯】

脉象类览

浮：如水漂木。主表实，亦主里实虚。

沉：重按至筋骨始得。主里实，亦主里虚。

数：一息六至。主实热，亦主虚寒。

迟：一息三至。主虚寒，亦主实热。

长：指下迢迢，上至鱼际，下至尺泽。主气治，亦主阳盛阴虚。

短：两头缩缩，寸不通鱼际，尺不通尺泽。主气损，亦主中窒。

大：应指满溢，长而无力。主邪盛，亦主正虚。

小：三部皆小，指下显然。主气虚，亦主内实。

洪：来盛去悠，既大且数。主热实，亦主内虚。

微：按之模糊，若有若无，浮中沉皆是。主阴阳气绝，亦主邪闭。

实；举指逼逼，举按皆强。主热实，亦主寒实。

虚：豁然浮大浮见。主气血空虚。

紧：动力弹手，弹如绳索。主寒闭，亦主表虚。

缓：来去和缓。主无病，亦主实热寒。

濡：如絮浮水浮见。主气衰，亦主外湿。

弱：小弱分明沉见。主气虚，亦分阴阳胃气。

芤：按之减小，浮沉皆见有，中取减小。主血虚。

弦：端直而长，浮沉皆见。主木盛土衰，亦看兼脉。

滑：往来流利数见。主痰饮，亦主气虚不统。

涩：往来艰涩迟见。主血虚，亦主寒湿热闭。

动：两关滑数如珠。主阴阳相搏，亦主食滞。

伏：着骨始得，较沉更甚。主邪秘，亦分寒火痰气。

促：数时一止。主阳邪陷内。

结：迟时一止。主气血渐衰，亦主邪结。

革：浮取强直，按之中空。主精虚血损。

牢：中取强直搏指，浮沉之间。主寒实。

疾：一息七八至。主阳亢，亦主阳浮。

细：细如蛛丝。主虚气，亦主热结或里虚。

代：止歇有时。主气绝，亦主经隧有阻。

散：来去不明。主气散。

督：轻取弦长而浮，六脉皆见。主风伤身后总揖之阳，脊强不能俯仰。

冲：按之强长坚实，六脉皆见。主伤寒①身前冲要之阴，故气逆里急。

任：紧细而长六脉形如豆粒。主寒伤身前承任之所，故少腹而痛。

阳维：左尺内斜至寸而浮。主邪伤一身之表，故寒热不能所持。

阴维：右尺外斜至寸而沉。主邪伤一身之里，故心痛失志。

---

① 伤寒：据下文及文义疑为"寒伤"。

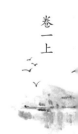

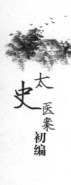

阳跻：两寸左右弹浮紧细。主邪伤左右之阳，故腰背苦痛。

阴跻：两尺左右弹沉紧细。主邪伤左右之阴，故少腹切痛。

带：两关左右弹滑而紧。主寒伤中腰带束之处，故腰腹俱痛。

有力：久按根底不绝，非是坚劲搏指。主病无害，亦防气逆。

有神：光润滑泽，稳厚肉里不离中部。主病治，亦防痰畜。

胃气：脉缓和平意思悠悠。主病愈，亦忌谷食减少，寸口脉平。

卢子由曰：诊法多端，全凭指法活取。盖人之中指上两节长，无名食指上两节短，参差不齐。若按举排指疏，则移越一寸九分之定位，排指密，又不及寸关尺之界分。齐截三指，斯中指翘出，而节节相对，节无不转，转无不活。此别左右、分表里、推内外、悉五脏、候浮中沉，此三指定位法也。及其位定，专指举按，固得其真，不若独指之无牵滞，别有低昂也。第惟食指肉薄而灵，中指则厚，无名指更厚且木。是必指端棱起如线者名曰指目，以按目中之脊，无论洪大弦革，即小细丝微，咸有脊焉，真如目之视物，妍丑毕具，故古人称诊脉曰看脉，可想见其取用矣。每见惜指甲之修长，用指厚肉分或指节之下以凭诊视者，真不啻目生颈腋胸胁间矣。

经穴大意

前头面颈穴

头中行，督脉主。

头两旁二行，足太阳膀胱主。

头两旁三行，足少阳胆主。

面中行至龈交，督脉主。承浆，任主脉。

面两旁二行至睛明，足太阳膀胱主。迎香、禾髎，手阳明大肠主。巨髎，足阳明胃主。

面两旁三行阳白，足少阳胆主。承泣、四白、地仓、人迎，足阳明胃主。

面两旁四行，本神、瞳子髎，足少阳胆主。丝竹空，手少阳三焦主。颧髎，手太阳小肠主。

颈中行，任脉主。

后头颈穴

头中行，督脉主。

头两旁二行，足太阳膀胱主。

头两旁三行，足少阳胆主。

头两旁四行，上完骨，足少阳胆主。下天牖，手少阳三焦主。

胸腹部穴

胸腹中行，任脉主。

胸腹两旁二行，足少阴肾主。

胸腹两旁三行，足阳明胃主。急脉，足厥阴肝主。

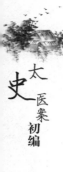
胸腹两旁四行，云门、中府，手太阴肺主。周常、胸乡、天溪、石窦，足太阴脾主。

腹两旁四行，期门，厥阴肝主。日月，足少阳胆主。腹哀至冲门，足太阴脾主。

背部穴

背中行，督脉主。

背两旁二行三行，俱足太阳膀胱主。

侧头面项肩穴

侧头，足阳明胃、足少阳胆、手少阳三焦主。

侧面，足少阳胆、手少阳三焦、手太阳小肠主、足阳明胃主。

侧项，足阳明胃、手阳明大肠、手太阳三阳主。

肩膊穴

肩膊穴，手阳明大肠、足少阳胆、手少阳三焦主。

侧腋胁肋穴

侧腋胁肋，足阳明胃主，手阳明大肠主，手厥心胞络主，足太阳膀胱主，足厥阴肝主。

手内臂穴

内手大指行臂内之上，手太阴肺主。

内手中指行臂内之中，手厥阴心胞络主。

内小指行臂内之下，手少阴心主。

手外臂穴

外手食指行臂之上，手阳明大肠主。

外手无名指行臂外之中，手少阳三焦主。

外手小指外侧行臂外之下，手太阳小肠主。

足内股穴

内足大指行股内之前，足厥阴肝主。

内足大指内侧端行股内之中，足太阴脾主。

内足心行股内之后，足少阴肾主。

足外股穴

外足三指端行股外之前，足阳明胃主。

外足四指端行股外之中，足少阳胆主。

外足小指外侧行股外之后，足太阳膀胱主。

以上经穴不过附录以知大意如斯，若欲究微，仍应参看穴图【自记】。

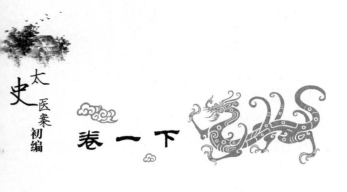

治族弟字继万气短不接案

　　病有虚在一时暴见者，若药投之恰当，即无不愈。病有虚在多时渐见者，纵使药与病对，亦恐难有立效之奏。即如余族弟继万，病素气虚。凡有感冒，无不根于气虚而致。故彼每遇病，见其用芪、术以补，轻则五六十剂，重则八九十剂，以至百剂而止。盖以病属如斯，而药有不得不如斯者，否则其效难奏。但彼一逢病愈，药不再服，以致病端复萌。而病随其年岁深浅以为发露，治亦当随年岁深浅以为酌施。故其病或有一年一发，或有隔年数年一发者，此皆久远之病，而非一药可以即愈。

　　岁嘉庆丁巳仲冬，渠在临川上邮渡，身患呕吐，招余往治。余知其病甚深，有非一日可以即愈，乃唤彼于余处治疗。余诊其脉软滑而短，来去不长。拟用温中清平之剂。其病如故，但见头倾【脉症相符，无假之象】而下气短不续，问则不答，再问则轻轻答应，痰嗽不出。随用玉屏风以投，而病如故。再服则加黄芪一两，其病仍是。复于原单酌加附子一钱、半夏一钱。旁有见余开其药单，谓余用药过迅。余思声微不接，一息奄奄，此不大补，治将安施？若用人参，价实昂贵，每参一两，价值二百三十余换，且此并非些微之参可愈。然医动司人命，其病药服如故。当即扎通伊弟字秀万领归。仍照原单逐日再服。归日觉伊精神渐振，脉亦渐起，似有转机，但药原非一二十剂可愈，必至五六十剂而安。切不可云效未即见，诿之于数，而即置而不治也。其后继万果服五六十剂而愈。

此气短之极而兼寒病也。非重服黄芪不愈，非加附、半不愈。【晁雯】

余见薛氏所治虚羸等症，每有服至数百余剂，不增一味，不减一味，服之而始愈者。此非医家具有识力而知此病药应如是投服，病家信任之笃而知此病确应如是投服，方愈。纵有附近亲戚或于未愈之先，藉此荐医，及或左右同业见其病久未愈，藉此争能，彼则决然不信，其病始可以医。如其病久厌烦，期效甚速，与夫房劳不节，饮食不慎，兼有旁人妄嚼，私为加减，保无服药中止变生不测之候乎？凡值此辈，知非效可即奏，自当极力推辞，以免求全之毁。【自记】

追思先父讳为鹗上京往返途次父患昏倦治案

先父脏素纯阴，自五十岁时，在于同县崇五都霍源张俊翁家栖凤书房课读，病疟而归。误服在地医士姓郭之药，病无宁日，以至六十岁后，病加甚焉。先父五呈不遇，至乾隆甲子乡试，思欲同余赴北上捐入闱①。自五月初六在家启程，先父由陆直至常山无恙，再由常山水程至苏亦安，忽至镇江瓜州，时

———————

① 入闱：指参加科举考试。

卷一下

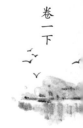

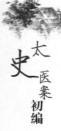
值暑热炎蒸，先父昏倦之极，奄奄一息，幸抵扬州安歇。大服姜、附、芪、术，人事稍苏。更由水程进抵山东济宁，父在船中如故。经过胜地名迹，多为联韵题句。迨至在地雇车与同省乐平同宗名廷傅先生，由陆直进北城，似觉爽快。时在正阳门外东夹道芦草园西竹庵祭寺落下，而昏倦之症仍作。其时已是七月十五，探问同乡京官捐例已止，而望未遂。余视先父饮食无恙，二便如常，六脉软弱，若遇同歇诸友谈论经史文墨，彻宵不睡；独则自早至晚，叩请不醒。但父自言有事则醒，无事则昏。今闻国子监课诸生题是"古之学者为云"一句。父谓余于此题拈笔拟作，看其是否精神克振。余见父一拈笔而精神倍加，岂非"动则阳生，静则阴生"之一验欤？此理确乎不易，于是在京倍服芪、附而病略痊，及至寒露节届，恐父极寒难抵，力挽回归。故由张家湾水路起程，历山东而至江宁岸泊无病，又由江宁换雇湖广黄船而抵九江。讵期船至安庆，见父欲便不便，日夜窘迫无度。余诊六脉沉迟，开窗又畏风见，畏风并非火盛阴浮，亦非血虚不固，实是阴盛阳微，知是济宁起旱，一路食过瓜菜、面食、雪梨，沉积既久，即见是恙。第思买药烹煎，在船不便，因揣火食箱内带有胡椒，每早用水吞服二钱，晚亦如之。服至二日，大便大泄，病始克减。嗣后日服一钱，而大便自此顺利如常矣。第父自此抵家身仍昏倦，居常日服附、桂，递年无数，至七十六岁而终。余思彼时同父上北，于今又已五十四年矣，迄今止如一日。余今年迈，日与余孙声佩订集余治验案付梓，故将先父病症附录，以为追思余父之一念云。

吾父幼读儒书，攻举子业，年廿三，因先祖先祖母多病，向有内亲姓吴名子恭，医道甚善，每值祖病请诊，讵渠恳求日多，余父向渠问及医书，有何众美兼收。渠曰："医书甚多，若欲通晓，有非数十年潜心专致及加经历不能通微知趣。"故父将渠单开之书而悉购焉。自后吾父朝斯夕斯，手不释卷，见其书之最谨最要，更加手录。目今年已八十，而自晨至昏，其书仍不释手，蝇头细字，搦管不休。故能遇症即知，遇脉即晓。但父揣摩既久，阅历已深，所论所治，觉与世殊。父亦落落寡偶，自道知音绝少，故将所录验症验案，商即付梓，以不没一世功苦云。【男省吾识】

治服弟邑庠①彩云劳倦症案

凡劳役之人，则多用力而思少；读书之人，则既用力而更思。盖思则藉神运，而神之所以能摄思者，则又在于精足而血生。血生则神得养，而使心无所苦。神养则肺得以敷布，而使气无所竭。故而自朝永夕，历昼与夜，而能运用不息也。惟是所禀既亏，则火之衰者而气自尔不振；水之衰者，而血自尔不营。所以一有作为而气倦，一有思索而神昏。以致耳鸣、眩晕、悬饥等症，无不色色具备。

岁嘉庆丁巳，服弟彩云，在于余县城南阳姓家塾，功课深严，精神亦废。居常谓己气倦神昏，得食则助，今则耳鸣更增，召□□诊。余见两寸独弱，而右更甚，余脉俱平，知是气

---

① 邑庠（xiáng）：清时县学的称谓。

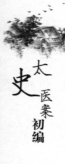

薄神亏。问其饮食如故，二便如常，惟昏倦不振。初诊止用黄芪八钱、附子四钱、白术二钱、当归二钱、福圆十个、枣仁一钱、首乌一钱。再诊、三诊，则加黄芪二钱、附子一钱、龟板一钱、远志八分，以助心神。一切香燥之药，盖恐散气劫阴，不用。惟恨药肆巧绝，所卖黄芪竟有盐炒代蜜以至药服如故。随经察识，改换蜜炒而药始灵。余查本草炮制，并无盐炒黄芪之说，唯有疫病篇内，载用盐炒人参之义。此是热毒内郁，用参恐其助疫，不用则力不振，加以盐炒，则补润得宜，今竟仿炒黄芪，岂今气薄之人，尽属疫传之谓乎？可恨极矣！但今弟症，总是禀体素亏，功难即奏，必徐徐温补，加以调燮，则运用有力。若日补日削，服之罔济，所幸胃气尚存，谷食未减，则生气生血，尚属有资【所幸在于此】。试看古制"精氣"二字，俱有"米"字在内。目今观弟所服之药，无不克应。但服则精力不倦，不服则精力稍疲，而知用药填补，有非一日所能间者矣。

余素禀体极亏，数十年来常服此药，不知者谓余好服药耳，岂知药之为功于人也大矣哉！【晁雯】

此水火并衰平脏症也。若衰之至极，而见一阴一阳，彼此角胜不无有伤而损，是损较虚而病进矣。损之至极而见谷食日减，及或呕吐泄泻，气血日枯，痨势已成，是痨较损而又进矣。此症水火俱衰，药难偏入。而吾师施治，不肯恣用地黄以戕脾，亦不遽用辛热以燥肝，所服俱是甘温甘润之品，深得持平调补之法，故能使病克治。【门人张廷献】

治房弟字继万次子细老脾虚腹胀案

腹胀多作实看，非是属火、属热、属风，即是属痰、属滞、属虫，未有疑是脾虚空胀，而竟敢用白术至极而即消者。

岁乾隆乙卯，余有房弟黄继万，因伊次子日夜焦吵，年仅三岁，唤余诊治。余诊六脉微浮，而右关浮而无力。问其饮食无恙，问其发热亦无，别无症兼。因母忽谓：是儿，渠常以手按儿右腹，忽有一块胀起，日渐觉大，而按却不见痛。余知胀属虚致，因用四君子汤除参改用龙眼肉，竟服十余剂，其块渐消而安。但此或泥火起而用云连，泥热而用黄芩，泥滞而用壳、朴，泥痰而用广、半，泥风而用羌、防，泥湿而用苍术、米仁，泥虫而用椒、榧、苦楝根皮，皆于脾气不治，必致脾败不食而毙。此病余见甚多，凡有右脉浮大无力，而命即见其立毙者，未必不因误用疏利消导以虚作实之故，不可不慎。

腹胀药多用攻，此独用补，非是识症与脉明确，乌能有是？【晁雯】

治同族田西字四钦之子字能捷单腹鼓症案

嘉庆戊午仲秋，时有同族字能捷者，云是单腹鼓症，召余诊治。云伊是因痢后而起，余按其腹甚坚有如鼓象。问其饮食如故，形色黯晦，头面及胸不肿。切其脉，则右寸独微，脾、命二脉略平，左手三部觉甚浮洪，重按有力。余知肺脉有损，

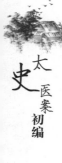

故右寸独微，而下久伤阴，故左寸独洪。余用黄芪四钱、熟地二钱、漂术一钱、附子八分、牛膝一钱、车前一钱，嘱其服至十剂再诊。但此非服至数十余剂不能全愈。果尔，服至十剂，其腹略软，复召余诊，余见左手略平，而右寸未起，因于原单除去地黄改用白芍，并添黄芪二钱，共成六钱，外加砂仁、半夏各五分，又服二十余剂而鼓乃消。

时有一医谓余用药大非：盖鼓原是挟血、挟水、挟热、挟气所致，症皆有余，消之惟恐不及，何敢妄用黄芪之补、白术之滞、地黄之润、附子之燥，得非与病相左乎？余曰：非也。凡人肾气不壮，肺气不升，则气得以下聚而鼓成。故必进用黄芪入肺以升清，牛膝、车前①、附子以降浊，漂术微用以固中，清升浊降，而鼓乌有不顿消者乎？况此由于痢后过用伤肾伤气之药，气虚而右寸见微，肾伤而左三部见强，倘再进用攻伐，则鼓更不啻有铁石之坚。言迄，其人默默而退。但不知其人果服余言否。

鼓症不用金匮肾气汤引气下行，反用黄芪上补，具见识力超群。【晁雯】

治房侄生员名燮字师袁肝脾虚损案

师袁先患火衰痰盛，过服硫黄、姜、半以致肝燥阴虚，复因坐馆过劳，以致心脾亦存。岁乾隆乙卯，师袁在县城南阳姓

---

① 前：原作"全"，据文义改。

家塾，功课深严，精气颇损。用功之时，觉身中顿断，气多不接，夜寐则神烦气躁，坐卧不宁。问其饮食，则虽不多，而亦不少，总是神衰气弱之象，日与余处商治。诊其肝脉甚弦，心脉空虚，肺脉亦弱，脾脉洪大【其病即在肝脾】。余用白术二钱以至五钱为君，淮山药一钱以至二钱为臣，龙骨、茯神、柏子仁霜为佐，参神龟板为使。每日或服一剂，以至二三四剂，约共服至五六十剂乃止。但此症逢于他手，则多进用归、地，必至动火滞脾；或用补中益气，则多提气上升，而中脾气益空；兼有柴胡，尤动肝火；或兼远志，尤燥心火；或用六味下补，则中上益虚，实难与病相对。故药虽仅数味，其功则在白术一味，以补中腹空虚若断之症，故独以术为此药之君云。

按定肝脾俱虚治疗，而药不参归、地同投，俱见施治与俗迥别。【晁雯】

治县北同宗太学字德佐令嫒痨症将成案

或问：人禀天地之气以生，而病或有成痨，或不成痨，与病有见或偏或平者，何故？

盖缘禀有厚薄、气有偏全【病应寻源】。禀厚，而水火均，气血足【无病里子】，本属无病，不必服药；稍虚而气平者，水火微亏，气血微损【病轻里子】；病即或见，药亦可祛。若禀赋不厚，火独不足，病多见水【偏病里子】，治宜温燥，凡一切苦寒滞腻之药，不得妄用【要服温燥偏药】；水独不足，病多见火【偏病里子】，治宜清润，凡一切辛温疏导之药，概不得施【要服清

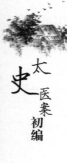

润偏药】。此种偏病，若不久治霸治，病不得愈【久霸二字确乎不易】，以其病偏而药不得不偏也【治应如此】。禀赋不厚，水火俱亏，病则水火皆见【平虚里子】，治宜辛温杂投，补泻互施，凡一切偏补偏泻霸劫之药，不得妄进，病俱可治【此宜平药】。惟有禀赋甚亏，水仅一勺，火仅一线【可危可惧】，所赋更有偏平【痨病里子】，病见多端，方欲补火固脾而水又亏，则肝燥不润，其何以滋阴生血而血周流一身乎？方欲补水固肝而火又亏，则脾湿不固，其何以蒸腐水谷生气而气贯通上下乎【肝脾成痨难治】？经曰：肝恶风，脾恶湿。治欲肝脾两顾，而不斟酌损益，可保病痨无虞，戛戛乎难之矣！此仅为肝脾成痨者言之【此是一难】，若在肾肺俱损，尤有虑焉。肾水亏极，则肺不能受润而肺燥；肾火衰极，则火上浮而肺益燥【又是一痨症里子】。方欲补水润肺，而火不胜水，而肾不温而寒；方欲补火生水，而肺阴先损，水亦见累【肺肾成痨难治】。经曰：肾喜温暖，肺喜清凉。此又何以说法而施其治乎【此又是一难】？要在收火下归而肾不寒，微用清润以清浮燥而肺克宁【收字微字须玩】。

　　至于脾肺受伤，其虑更甚，盖脾处肺下，肺为华盖，与心同覆诸脏【又是一痨症里子】，脾既苦湿喜燥，恶食必兼香、砂以燥，则于肺燥不宜；肺既苦燥喜润，咳血必用归、地、阿胶，又于脾湿不宜【此痨尤属难治】。惟燥热而甚能食而不泻者，润肺当急，而补脾之药，亦不可缺也。倘虚极不食、泻多，虽咳嗽不宁，但以补脾为急，而清润之品宜戒矣【此却难以入世】。脾有生肺之能，肺无补脾之力，故补脾之药尤要于补肺也。

　　更有脾肾受伤，尤属难言【又是一痨症里子】。盖补脾理肾，法当兼行。然方欲以甘寒补肾，而食少不化，又恐不利于脾；

方欲以辛温快脾，又恐愈耗其水【此病更属难治】。两者并衡而较重，而卒以脾为急者，以脾上交于心、下交于肾水也。若肾水虚而势危笃者又不可拘，要知滋肾之中捧以砂仁、沉香，壮脾之中参以牛膝、菟丝、五味、龟板，随时活法可耳。倘于脾湿不理，则五谷不充，五谷不充则五脏失职，而生机始绝。故诸病惟于痨症为甚，而诸医专以清火伤胃【不救脾胃令其生变】，所用俱是芩、连、炒柏、栀子【此是下等医士】，又以滋润滞脾，所用俱是贝母、天冬、沙参、归、地、阿胶，以致呕恶饱胀，痰涎气筑【此是庸医误人】，食不得入，而犹归、地重投【死而无悔】，食益见绝，其尚得有见生之日乎？经曰：得谷者昌，失谷者亡。其此之谓乎？葛可久曰：万症为痨难治。又曰：痨症施治宜早。若至脾败不食，则万无一生，故治痨须于平时力救脾胃为佳。外有阴阳俱虚，参差不一【此又是一种或痨症里子】，病方成痨，亦须善治。

　　岁乾隆乙卯秋，余因德翁召诊令媛病痨，其女年已长大，归于南门邓宅。伊病多时，转至母家集福，或可全生。诸医皆辞不治，余诊其脉，虽微有数，而不见甚痨，虽将成而尚可医，但其饮食不思，饱胀时闻，头欲紧按而更加缚，痰涎甚多，遂索前医单视。治虽理脾为主，第病多水壅。医独进用白术、怀地，意谓白术可以补脾，地黄可以清火，兼用广、半、附子可以除痰固虚，意甚周密。无奈内有白术，水得土而陷益成，更有地黄之湿添入深泥陷中，犹觉水上增水。余见药不相投，却将先医所用白术、地黄之味减除，进用香、砂、苓、半，而食差进。服至二剂、三剂，微见阴虚火起，随用龟板、阿胶潜伏之味，而火渐熄，食亦渐加，痰亦渐祛。自后嘱其随

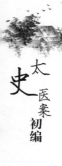

病增减，总以先疏脾滞为要【实是要着】，病亦俱除。此属阳伤六七，阴伤二三，痨在将成未成之界，故尔可治【病伤一经为虚，两经为损，伤及脾胃共有三经为痨】，再用白术、地黄，必至不救。余念痨症根由，治法不晓，故于此案叙明，以为世之习医当疏脾胃者晓。

通彻有病无病大源，疏发虚损与痨治法。病虽先天水火肇端，而生死断在后天脾胃，凡属同业视此，当必恍然一悟【男省吾识】

治族叔太学字锦章长男寅亮痨症难治断案

岁乾隆丙申，余自广信回归。适有族叔字锦章长男病患招诊。余于诊后，病者问病是否可治。

余曰："其症甚剧。"

渠曰："病竟危殆而不可治乎？"

余曰："非不可治，实因其脉疾数而细，饮食不思，治实费手，不如养之勿药为是。"

渠竟不悦而去。逾时请一建昌医士，开口论脉，总以春木夏火秋金冬水为词，满口荒谬，治之不愈而去。再请同县仙十二都神岗同宗字某某者，性好地黄，不顾脾湿绝食，转辗施治，更换不一，其医单开六味地黄参用附子略平。其父锦翁大悦，云："今小儿服附子病减。"余曰："未可信也。"其父曰："附实可投，余欲进桂何如？"余曰："其切忌焉。且今已无老树交桂，服恐增病。"旁有一位同来接应，伊有真桂。余默思其同来之人，即是卖桂之人。余曰："唯唯。"其父劝余开单以进，只得勉强依从："于今暂服五分可耳。"其父又曰："既用，便服一钱为是。"余曰："果好，再服不迟。"来者见余不悦，默默而出。次早卖桂之人，忽向余言："前服过肉桂，今竟通身大热，左胁痛极，烦躁不堪。"余曰："此桂燥动肝火症也。是病余久断其不治，今恐危矣。"倏又有人赶至云："今病者要烦诊视。"请之至再。余方履门，其父含泪而言："此非药误，实命短数定。"余知恐余言及伊强服桂之故。顷刻告变，嗟莫能及。惜哉！

脉既细数，真气已绝，饮食不思，胃气又危，不死何待？
【任绥之】

治崇四都罗三甲曹某某之子真中风案

岁乾隆丙午，余在余县崇四都罗三甲地罗象翁疟病延请，忽有在地姓曹召余诊视伊儿。时方二更，余已就寝，起而视之，其儿年已十岁有余。余诊视儿，脉秘不见，牙关紧闭，口不能语，手足俱厥，唇红而燥，数日不解，手足牵引不伸，并有痛楚不可着手之象。余知内素有热，外被暴风与寒束其筋骨，不急里外双解，无有救其卒暴之厄。当用吹药以开其关，另用麻黄一钱、防风一钱、细辛三分、牙皂一钱、桂枝二钱急以外解，又用杏仁十粒、乌药一钱、枳实八分、川朴二钱、黄连五分、大黄三钱，急以解内。此是风寒束其内热。是夜连服二剂。

卷一下

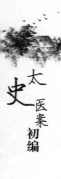

次日早起，病家复召。渠曰："是病功效已见，现在手足颇活，大便未解，口有臭秽，舌有燥胎，可再诊之。"余见手足略活，脉亦微有而身觉有潮。余嘱仍照原单外加干葛、黄芩再投，服之厥退，手足皆热，声出叫痛。是日大便顿解，病渐见平。

但风中之症，形象不一，有分风自外来、风自内生。其外中之甚者【分出轻重二种】，则有分经分腑分脏之不同：与经又分皮毛、肌肉、血脉、筋、骨【共计五种】；腑有分大、小二肠、心包络、胃、胆、膀胱【共计六种】；脏又有分心、肺、肝、脾与肾【共计五种】之别。

即以风中于经而论，在皮则见毛耸、发直、汗出、恶风【用桂枝、白芍】，在肉则见口眼㖞斜、肌肉不仁、四肢不用、痛痒无知【俱用升、葛、羌、独、桂枝、防风、白芷、葱白】，在血脉则见血道凝涩、遏郁不通【用芎、归、桂、薄、荆芥、酒】，在筋则见筋力疲困、拘急掉瘛、屈不可伸、左瘫右痪【风用桂枝、川芎、全虫、钩藤、秦艽、防风、牛膝、杜仲，痰用半夏、茯苓、南星、广皮、姜汁】，在骨则见骨重不举、坐力痿弱【用细辛、独活、牙皂、虎骨、附子、故纸】，此风有中于经者如此【中经形状】。

若在六腑，中于膀胱而见口渴饮水、水即吐出、反折眼戴【用桂枝、茯苓、猪苓、泽泻、白术】，中胃而见能食克消【用升、葛、羌、麻、白芷、藁本、黄柏、草蔻、石膏】，中胆而见烦渴惊恐【用柴胡、龙骨、牡蛎、防风、羚羊角、胆星】，中心包络而见痰涎闭塞【用牛黄、胆星、朱砂、麝香、犀角、菖蒲、生姜、枳实、茯苓、竹茹、广皮】，中大小肠而见二便不通【枳实、大黄、川朴、羌活、杏仁、麻仁、滑石、泽泻、防风、桔梗】，此风有中六腑者如此【中腑形状】。

若在五脏，中于肺而见咳嗽气大喘急、鼻塞【用桂枝、麻黄、附子、杏仁、枳壳、桔梗、桑皮、五味子】，中心而见谵语惊呼、昏冒不醒舌强【用犀角、牛黄、麝香、菖蒲、蝎尾、郁金、辰砂、姜汁】，中脾而见腹胀少食、痰壅唇缓【用麻黄、人参、白术、附子、广皮、半夏、防风、炙草】，中肝而见胸胁气逆、惊恐目闭【用龙骨、龙齿、羚羊角、乌药、麝香、柴胡、羌活、独活、防风、桂枝、胆星、竹沥、全蝎、秦艽、川芎、天麻、枣仁】，中肾而见小腹疼痛、暗厥便闭耳聋【用细辛、独活、寒水石、附子、茯苓、泽泻、牛膝、草薢、白蒺藜、乌药】，此风有中五脏者如此【中脏形状】。但中经病浅，中腑病深，中脏则深而难治矣【若屡中不止，用大黄、干姜、龙骨、牡蛎、滑石、石膏、赤石脂、紫石英、白石英、寒水石、桂枝】。

至风而兼有寒，则有头痛、恶寒、身痛、拘急、无汗之症，兼暑则有面垢、昏闭、冷汗自出之症，兼湿则有头重、体痛、四肢倦怠、腿膝肿之症，兼痰则有痰塞喉间壅盛之症，兼气【兼热】则有巅顶痛、心神昏冒、筋骨不伸之状，此中风之有兼症如此【兼症形状】。然中有真有伪。真则有面赤唇焦、牙关紧闭、昏仆不知【南星、皂角、细辛、麝香、冰片、丁香】，脉则阳浮而数、阴濡而弱，及或浮滑、沉细、微虚、缓数之类【真中症脉】，治须先开其关，并涤其痰【真中治法】。伪则面青或白与黑、痰喘昏乱、眩晕多汗，甚则手足厥逆、脱症备具，脉则两尺沉滑、微虚、软、欲绝【此伪中症脉】。其脱在心而见口开，在脾而见手撒，在肝而见眼合，在肾而见便遗、昏倦无知、语言不识，在肺而见气喘、面黑、声鼾，在营卫而见汗出，在命门而见遗尿，在肝脾而见四肢瘫痪，皆是败绝之征【伪中脱绝形状】。且中风属实，则诸窍多闭，故有牙关紧、二便不通；虚则唇缓口开、二便自遗。故辨虚实真伪，但以窍之开与不开则得之矣

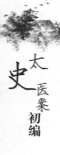

【以窍开与不开分真假，此皆指其中之甚者而言】。其病之浅者，则或暴热偶尔脱露，霎时风变，邪由大杼、风门、肺腧诸穴而入。即在肩背后两旁第二行，其穴达肺最近，按其瘆处，即其径也。故病止见鼻塞、声重、自汗、咳嗽、鼻流清涕、痰从喉中嗽出而已，而无卒倒僵仆之患【此三时病浅而无卒倒形状】。若在冬时风寒栗烈而见病人脉浮，是为冬寒中风之脉，冬时而见恶风重于恶寒，是为冬寒中风之症，此症详于《伤寒论》中，有言风在三阳之表、风在三阳之里、风在于腑、风在于脏，其里或在里之上、里之中、里之下。风或乘于气虚而来、血虚而得，或乘气血虚损而至，然此并非大风卒倒之谓【此冬时病法而无卒倒形状】，故其所见之症亦自不同。究之大风卒倒，亦是乘人体气衰弱而中。几见体气坚厚而有是乎【真中亦乘虚损而致】？惟是症之深重，真伪可识。症之轻浅，真伪难明，故诸书则有类中风论之条。张景岳则有非风之辨，其所用药，则视所中轻重浅深以为酌施。若邪只中于经，则药只用轻剂以解，而不竟用凉药内入，致邪内变为热。及至于腑之胃而见能食，则始认为有热而药兼用黄柏；于腑之大小二肠，则又认为热成而用枳实、大黄、滑石、泽泻，凡犀角、羚羊角、朱砂、牛黄、胆矾之药，尚未轻与；再至中于心肝，则始分而用之，而犹兼用桂枝、防风，并未将诸凉药一齐攒集，如唐人引风汤之类，必俟屡发不止而始用焉。正如仲景之治真正伤寒，邪初在于太阳，则黄芩不用；邪传阳明而至身热不退，则始用之；邪至少阳而见寒热往来，又合柴胡而共用之，然犹有寒热多少轻重之分；若至太阴，则始参用大黄，而又不离柴胡；及至少、厥二阴，则始进用黄连重剂，而犹错杂不一。岂若今之医士，遇见身热，即以柴、芩混进，恍若仲景一书，千言万语，尽属土羹，不如今时医士，止以柴、芩二字道破，岂理也哉？业斯道者当于此处先透一关。

中风病症繁杂，其中虚实浅深真伪又各不同，此独融会贯通，逢源委委，故能罄其珍藏，而无一笔不活。【晁雯】

治族派苑十五叔口眼□斜类中案

岁乾隆辛亥，余族叔派苑十五口眼微斜。医者有言应作风治。余诊其脉浮而不坚，知非真风而为类中似风之症矣。盖真中有口眼㖞斜，此亦有口眼㖞斜；真中有左瘫右痪，此亦有左瘫右痪；真中有手足瘘疭，此亦有手足瘘疭；真中有肌肉不仁，此亦有肌肉不仁；真中有二便闭塞，此亦有二便闭塞；真中有声暗不语，此亦有声暗不语；真中有痰气上壅，此亦有痰气上壅；真中有烦惕惊恐，此亦有烦惕惊恐。惟在医人早于未临症治之时，将此虚实微茫，细为分辩，细为贯通，则于临症之时，自不致有扼腕之患【到此地径甚难】。若于平昔不细考究，则临症而见痰盛，又乌知有火衰脾湿气虚之痰，而用参、芪、术、附之药乎？症见口眼㖞斜，又乌知有气血俱虚而用补气补血，阴阳亏极而用附子、熟地、山药、当归、白芍之药乎？症见左瘫右痪，又乌知有气血受损而用《局方》加味八珍汤，与脾胃虚寒、谷食不入，而用香、砂、姜、附之药乎？症见猝倒不语，又乌知有气虚不振【脾湿火衰】、痰壅而用参、芪、苓、半、附、术之药，精衰火亏而用崔氏八味丸之药乎？症见便闭

卷一下

· 49 ·

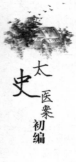
不通，又乌知有肾寒不温而用《金匮》附子大黄汤之药乎？症见肌肉不仁，又乌知有脾胃弱极而用参、苓、姜、桂、芎、归之药乎？症见口张眼合、手撒、便遗、声鼾，又乌知是绝脱而用严氏参附及仲景理中汤之药乎？症见手足瘛疭惊烦不宁，又乌知是肝血虚损、内气动作而用柔肝制木之药乎？至于虚中兼实，实中兼虚，则病又当细审，药亦攻补兼投【尤宜小心不可泛视】。

今审是叔之病，若不亟治，或遇大风猝至，即是真正中风而有猝倒之患矣，不可不防【分明】。当用黄芪三钱、白术二钱、当归二钱、川芎八分、防风一钱、半夏一钱、附子一钱，凡一切升麻、葛根、白芷、天麻以治真中喎斜等药概不用入。嘱其日服一剂，使其气血俱补。越日而口与眼俱正，盖血亏则筋热必纵而弛，气虚则筋寒必拘而急，一纵一拘，其口与眼自必牵引不正，而有偏枯之患。此非风已内中，实是开有中风之门，以为招引之地耳【疏出中风，描画殆尽】。须知气血是人一身之营卫，乘其大贼未至，而早修我房屋，固我墙垣，自无所虑。其后是叔告病痊愈，历今数载而风未发。余故乐叙病由，与风有虚实浅深之辨，不可不为之审也。

类中本与真中相似，然苟仔细审视，则又天渊各别，读此自知其概。【门人张廷献】

治进贤县麻山胥迪来瘫痪症案

岁乾隆甲午，进贤县胥迪来，闻余在于伊处治病皆效，即于岁暮赶归家中，待余新正来渠刊书，得以请治。及余至渠，邀余诊视，渠云："余患手瘫，遍请诸医，皆云余属血枯【诸医皆犯此弊】，致有是病。"余以形色细审，再以苦欲根究，并以脉象追求，余笑诸医如斯，不知枉死多人矣。

盖血赖乎气行，而气端赖谷进，谷进又赖命门火化，层层追入，其病自可以知。经曰：肠胃不通，则四肢不遂。今渠手瘫不举，而形果见色赤，饮食果见消化，脉象果见枯涩，谓之血枯而用当归以生血则可，谓之血枯招风内袭，而用四物及加威灵、海桐皮诸药以进，亦无不可。乃细搜其旁症，其色则黄而兼白，其食则仅入乎半盏而不再思，其气则止上冲而不下降，其脉则纯滑大而不细涩，何谓是血枯槁？又何谓是血枯槁而招风邪内袭？无怪服过四物，内有归、地以助脾湿，则肠愈见不通，而手益见瘫痪而不举矣；服过威灵、海桐驱风等药，则气愈见上升，而食愈不下降矣。况人身精气，原从米谷中来，故"精"字则有"米"字在旁，米谷既绝，精何以生？血何以营？此理甚明，人何不见？但此治之非易，必先温补肾火、兼暖中州，以输谷气。谷气既输，则血自不求生而血自无不营。方用附、桂以补真火，苓、半以除寒湿，香、砂以疏脾滞，沉香、补骨脂以引肾气下行。至于芪、术虽为理脾气要剂，然合上下计较，则上寒闭不通，实由下部火衰不蒸，火不早为迅补，纵补黄庭后土，其何济乎？譬如太阳不至，土已成水成泥，即用死土填补，火何克起？仅见粗工医士，有言火须向土温补，竟置先天不事，是何理耶？

渠因余言颇是，遂信不移，乃照余单投服，始服余药九剂，而功全无，至服十剂而功略见，自后日服一日，而手日见上举而不瘫矣。余计是病药服八九十剂。其人刊字营生，今则

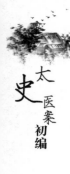

手举刊字，往外营谋，对人皆称得余，余亦乐登医案以冀世之医士，当从病之根底进求，不仅以血枯风袭皮毛剿习已耳。

根底即先天之火、后天之脾与胃，故治须于此处着力。【男省吾识】

有食则气自生，有气则血自长，今不求气求食，而从补血驱风，无怪吾师饬其非是。【门人廷献】

恶寒血虚，今人多方组合，似属有理，但血属阴而气属阳。若称恶寒即是血虚，则古《内经》所言阳微恶寒，其说大谬，况据此案所述症见恶寒，而又杂有不食饱嗳症见，并据病者所云服过许多四物及加驱风之药不愈，至此必用姜、半、附子、香、砂之药始灵，岂非《内经》所言恶寒，是即阳微恶寒之说乎？但余窃谓医理一途，若无《内经》大家著述可以肩任至今，止如时医任意妄谈，以讹传讹，其医晦塞为何如耶？明者知之。【侄绥之】

治同县崇四都廪生邓起芹长文郎
似慢惊症案

慢惊多由大病之后，失于调治，以致不时风起，而却不急，故名曰慢。

岁乾隆己酉夏五，崇四都廪生邓起芹请治伊长文郎病患。其儿先患泄泻，请县仙三都姓陈号履翁先生进用理中汤而愈，后见不时风起，病疑难疗辞归。复往接余。余适途遇履翁，述其致病之由。渠云："泄泻虽愈，却转慢惊不治。"以示余知。

余至其家，见儿浑身壮热，两手脉浮无力，脏本属阴，药应用温无疑。第云有似风杂未见，但儿泄泻既久，阴恐有伤。遂用六君子汤内除白术、甘草，外加附子、木香、龙骨数味大剂投服，随即热退身凉而愈。归遇履翁问服姜半、木香惊异。余思履翁回归，志忌风生，意谓用补不兼驱风则风内炽，专一驱风不兼用补则恐虚虚，凡木香、半夏之药恐其过燥风侮，并示余细调治。及云服有半夏而痊，安得不异？殊不知风有外入，亦有内成。外生者须用风药驱之，内生者止用柔肝之药以制。渠先进用理中以治霍乱之泄，已是脾气得补，故尔泄住。因内未进柔肝之药，故尔风生。余至见儿仍挟有痰，故改理中而用前药以治。若使错认风自外来，而用僵虫、虫蜕、钩藤，则风愈助愈起，未有不克毙者矣。

此症有似慢惊之象，而却不用慢惊之药，似觉吾师高人一等。【门人张廷献】

治京都正阳门外芦草园西竺庵祠祭寺身痒症案

瘙痒一症，虽曰病自外感，然亦须看内气清肃，则外气始治。若内气不清，纵用羌活、防风、薄荷、荆芥、虫蜕、蛇蜕之药，其风终不克除，而其痒终不克止。

岁乾隆甲子，余寓京都芦草园西竺庵落下，时有在寺僧人名某某者，身痒异常，屡服驱风败毒之药不愈。余诊其脉，左寸关尺俱各平静，唯右脾脉冲突异常【庸医见此脉候必进钗斛】，因

卷一下

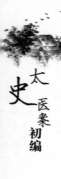

问渠之饮食是否减少。渠曰食已无味。又问现在胸腹是否饱胀、有嗳无嗳【所问与人不同】。渠曰有嗳。余曰："此属内气不清，故尔外气不静。"余用茯苓三钱、半夏二钱、木香八分、广皮五分、川朴一钱。唤渠日服二剂而痒自平。盖此内气不清，则内浊气自尔外溢于经于络。此不急从内疏，则内愈涌愈出，而瘙痒曷已？此以"内治为本，外治为标"之当清内以达外也。

内气不清、外痒自见，于此知脾胀满、饮食不思，关系甚大。【血侄绍音识】

治房叔祖印七七次男学山痛风案

痛风一症，余幼未暇深求，岁乾隆某年，因族弟恩授品级黄希文之男名玉俚者，身患痛风之症，时有医士某，进用地黄清凉之药，以致风益凝于筋骨，竟成虎咬风症而死。诸医不信余言，余窃伤之。越数月而房叔祖印七七次男，亦竟犯焉。余谓痛风又见，余嘱病者切忌滞药。忽一日只见其病卧床叫痛，召余就诊。余问此病数日前尚未若是之甚，今竟见之，想是错服药故。渠曰："因地姓某药铺唤服六味地黄致是。"余诊六脉洪大而紧，口呼叫痛。余问痛在何处。渠曰痛在腰背。遂用麻黄、细辛、干葛、桂枝、防风、牙皂、灵仙、姜黄、乌药之类以投，每日渠服二剂。服之一日，其痛如故，再服二日、三日、四日，其病如故，服至五日而痛仍在。余问"大便若何？"答曰："已经六日未解。"余曰："痛已入腹，急宜通之。"余思若服大黄，性虽通利，气甚寒凉，仍阻血脉。乃问族弟世老："制有备急丸否。"答曰："现有两许。"余曰："可为我留。"因取五分吞服，登时立解，其痛方平，仍服原单水药，痛未见作。其药日服不辍，又越数日大便渐秘，痛又渐作，秘极又服备急丸五分，大便又解，而痛即平。其水药日服二剂不辍，又越数日而便又秘，痛又顿起，于是病者自索其丸再服，服至解尽痛止。如是水药无辍，丸药因其便秘而不停矣。自是病者知药如斯，每逢便秘痛急，即服是药，会计世老包存丸药两余，自伊病越数月，竟尔服尽，水药亦服百有余剂而痊。但病虽痊，而风入于脊骨竟成驼背之子。自道病虽兄治，但非己信之笃，其病不几死于药铺姓某之手乎？此症余地始于族侄玉俚，既而逐年见有。经余手治亦多，不能立案尽述，聊记数案，以为世之妄用阴药以治痛者审。

六淫之邪入于筋骨血脉，无不闭其隧道，而使气不得疏、血不得行。气滞血阻，其邪不能外反，势必入腑入脏，而为里外交闭苦痛之症。况风为百病之长，其性刚而不柔、坚而不屈，一入筋骨，无不舂撞备形，窍穴皆攻，其痛尤不可言，以致长洲张璐玉谓此非服五六十剂流行气血之药不能即愈。乃今医士，竟背《内经》谓痛大半属寒之旨，唯遵世之俗医暨丹溪"诸痛属火"之说，流行至今，牢不可破。每见痛风即指是火，又谓"火之有余，由水不足"，竟将六味地黄阴润之药，作为家常茶饭，以致气阻血凝，而痛等于虎咬之甚。间有知是风邪，或止进用当归拈痛而不知加减，与或进用上中下痛风之方，其药又止川芎、元胡数味，其何以去强暴之风，而止极苦之痛乎？呜

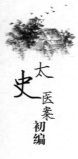

呼！医道之下，浅陋之识，无怪治多不合如此。【自记】

治同族太学字介玉内室蘧氏手足痛风案

今人治病，一遇痛风，仅记世之俗医所谓"诸痛属火"之说，牢固于胸而不解。讵知是病多有由于风邪入筋入骨，留而不去，发为风痛之症。盖风寒不犯，则血气流行，而痛无有，一遇风袭，则郁而不去，而痛斯作。医者须知大风内入，不用坚劲通关破节之药，则风安除？

岁乾隆乙卯仲春，族叔介玉，知余所治同族可圣内室痛风甚效，乃召余治。余问："痛处在于何所？"答曰："手足俱有。"又问："手足痛处在于何穴？"答曰："在于手足骨交穴中。"余曰："此风袭于筋骨之节作痛也，不大治之不能见效。盖此风袭骨节，留而不去，则即入脏而毙。"余用桂枝六钱、牙皂一钱、细辛二分、海桐皮一钱、山甲八分、威灵仙八分、乌药一钱、姜黄一钱、附片三钱、木香一钱、乳香一钱、没药一钱，嘱渠日服四剂。渠曰："日服四剂，则桂枝不已服过二两四钱乎？"余曰："非此不能除风。"渠曰："服至剂数多少则止？"余曰："暂服五六十剂再问。"渠曰："据如此说，此药不几要服百余剂乎？"余曰："然，盖此大风内袭，不用百余剂不净，但有功效可考。"渠曰："有何功效？"余曰："服至二十剂则手足痛处自上渐移于下，移至手稍足稍之处而痛始除，是其验耳。"渠曰："满盘皆是辛散之品，服之不忌汗出？"余曰："不忌。若有无故汗出如流则痛去矣。至于痛时见汗，非真汗也。特痛汗耳【眼见周匝，果是熟手】。"是药服至三四十剂，渠见痛果移下，渠之公郎光老与一医士同开药铺密商剂中桂枝减用三钱，是日痛即增甚。病者于此痛时思想，自道向时服药痛减，此日如何痛甚？且今药味不同，恐其增减。及问光老，始知与夥商减桂枝三钱之由。越日照原分量日服四剂，而功差见，但已自云药气苦劣，莫若日服三剂为妙。殊知一日减服一剂而痛又增，因知药不可减。第药服至百剂，中有食滞，而痛再作，乃于原药中又加丁、蔻，及添木香而愈。缘此中气不疏，则外邪不泄，中气既疏，则内外通达，而痛自尔见除。愈后渠家备述减服桂枝之由，及日服三剂病痛之说，始见余之前言不虚，而病确见不易，有如斯之神者耳。

药本峻利，服至二三十剂，病家见其效已克奏，与夥商同六钱桂枝减服一半，又谓药性苦裂，日服四剂，酌减一剂，似属常情。奈何六钱桂枝竟不可减，而日服四剂竟不可缺一剂者乎？据案载是病家自述，非属传闻，自非识力兼到，乌能使药如斯响应？【晁雯】

治苏州府阊门外二马头姓马字某某痧痹案

余昔乾隆庚寅经商苏州，寓于阊门外二马头姓马老妇楼栈，邻有一位亦是姓马，见余在于楼栈集书。一日伊发寒痧，手足牵引而痹，腹中绞痛，其痛喜手擦按，大便不通，小便亦涩，上则呕吐痰水不止。是地俱云是痧，屡用梳刮不愈，乃更进用痧药，而痹与痛仍在，只得唤余诊视。余见六脉沉迟，且思诸呕症见肚腹绞痛，并喜手按，大便不通，手足厥逆，此是内外寒痹，似非

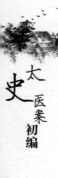
痧药及刮可愈。当取余身带有备急丸，连痧药交进，则痧立时外解，而大便亦通。否则外痹虽除而内气不清，其曷克耶？

痧用痧药而效不见，自当旁察兼症以治方是，但大便不通，又有属热属寒之分，此独不用承气而用巴霜，可谓识力俱备。【晁雯】

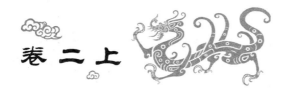

治族弟生员字舜亭内室熊氏伤寒两感腰脊痛案

余族生员字舜亭，内室熊氏，素属火衰，胃多寒湿，饮食不节，常有呕恶、胃痛之症。余于伊治已久，所治皆是丁、砂、广、半、姜、附燥肾燥胃之药，治无不效。岁乾隆丁酉仲春，舜亭老向余云，伊内心腹作痛，余诊六脉沉迟，症亦见有嗳饱，问其饮食多寡，答曰："不食。"余用温中补火消导行滞之药以治。渠曰："其痛仍在。"越数日，仍照原单重用附子，痛亦未止。讵期伊室报症不明，不曰腰背脊痛，则曰心腹作痛。再四问明，其痛在腰背与脊。余用仲景麻黄附子细辛五味子汤。渠问："此属仲景伤寒之药，今非冬寒，曷有是症？"余曰："伤寒症类甚多，但人止知见寒治寒，并不究寒发于何时、何经、何腑、何脏、有何传变、有何直中，其腑与脏有何上见、中见、下见，其施治也，或应轻投或应重取、或应先表而后里、或应先里而后表，并看其症或并、或合、或两感、或即时发，或至春温及夏而发，与夫医有失治妄治，而致结胸结脏，并或见有夹杂，暨或遗热未除，而有劳复、食复、色复、阴阳易之症，蕃变无穷，推究靡尽，而后伤寒一途，可称周到

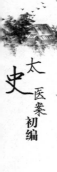

无遗。"余今悉为诸公告,如寒在于春夏秋三时所感,是为非时寒疫,其治不可竟用仲景伤寒专剂,止宜轻疏发表,不可参用凉剂,致邪入内【此宜紧记】。并宜分其经之所见以分药之次第,不可通用三阳经药,以致牵入他经【此尤宜记】。如果病如冬时之重,则仲景专剂,又不必拘。此治三时之寒疫也【寒疫症】。

若在真正冬时伤寒,则邪或在足太阳膀胱经,脉见尺寸俱浮,症见身热恶寒、头痛项强、腰脊卒强而痛,或有汗或无汗,则麻黄、桂枝二汤,自不得不为选用【此寒邪在足太阳膀胱之经脉,贯于背脊而上】。邪在足太阳膀胱腑,或症见烦渴引饮、吐水溺闭及或见如狂下血,则五苓、桃仁承气不得不用【此邪在足太阳膀胱腑】。邪在足阳明胃之经,脉见尺寸俱长,症见纯热无寒,目痛鼻干不眠、汗则漐漐而出,则升麻、葛根、黄芩不得不用,而麻、桂又看能食不能食酌添【邪在足阳明胃经】。邪在足阳明胃腑,症见口渴、心烦、便硬、晡热、手足自汗,则仲景豉栀、白虎、三承气,不得不为细选【邪在足阳明胃腑】。邪在足少阳①胆经,脉见尺寸俱弦,症见口苦、咽干、头痛、胁痛、寒热往来,则仲景小柴胡汤不得不用【邪在足少阳胆经,至此方用柴、芩】。邪在足少阳胆腑,症见惊烦、胸胁作痛,则仲景柴胡龙骨牡蛎汤不得不施【邪在足少阳胆腑亦用柴、芩】。若邪或不由腑由经,传足太阴脾经,在热传者,症见嗌干、腹满大便实痛,或时痛发热、饮食如故【是热传】,故用桂枝大黄汤,或桂枝加芍药汤【是热传】;若外食冷物,内伤脾经,症见自利不渴四肢厥

---

① 少阳:原作"阴明",据上下文改。

逆，宜用仲景四逆汤【是直中，俱邪在足太阴脾经】。邪在足少阴肾经，由热传入足少阴肾经之阳，症见口干舌燥，咽痛不恶寒，反恶热、心烦而咳，宜用仲景半夏散、苦酒汤、甘草汤、桔梗汤、甘桔汤，分别以治；热传足少阴肾经之阴，症见腹痛、自利、便血，宜用仲景猪肤汤、桃花汤、黄连阿胶汤以治【俱是热传】；由阴邪直中足少阴肾经之阳，症见恶寒、呕吐、烦躁欲死、骨节皆痛，宜用仲景附子汤、干姜甘草汤分别以治；直中足少阴肾经之阴，症见腹痛、下利清谷、亡血、脉微欲绝、蜷卧，宜用仲景四逆加人参汤、白通加猪胆汗汤分别以治【俱是直中，邪在足少阴肾经】。邪在足厥阴肝经，由热传足厥阴肝经，其症通见烦满囊缩、寒热交错，但热传足厥阴之阳，症见吐蛔、饥渴、气上冲心，宜用仲景乌梅丸；热传足厥阴之阴，症见热痢下重、四逆不温，宜用仲景白头翁汤、四逆散选治【是热传】；阴邪直中厥阴肝经之阳，症见呕吐涎沫、头痛，宜用仲景吴茱萸汤；直中足厥阴肝经之阴，症见手足厥逆、脉微欲绝，宜用仲景当归四逆汤或加吴茱萸分别以治【是直中】。但热传至于厥阴，或返还于太阳，而见一身疼痛，宜用仲景桂枝汤；返还胃腑而见下利清水谵语，宜用仲景小承气汤；返还足少阳，而见呕而发热，宜用仲景小柴胡汤【是邪在足厥阴肝经】。

若直中止在足之一经，则止用治直中一经之药，中在二经则止用治直中二经之药，中在三经则通用治直中三阴之药。但足少阴肾经，则为太、厥二阴枢纽，故太、厥二阴经药，总不越乎足少阴肾经直中之药以为枢纽也【邪中三阴经】。

若病在一阳未罢，又加一阳症见，如太阳并阳明、阳明并少阳，是为并病【并病】，与二阳三阳之症其见，是为合病【合

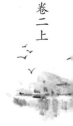

卷二上

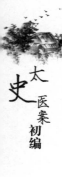

病】。病①一日，足太阳与足少阴肾经俱见，足阳明经与足太阴脾经俱见，足少阳与足厥阴经俱见，是为两感【两感】。其药总不出乎各经所主。而并、合病仍须辨其是寒、是热、是风，以为区别，切勿执一而不通也。

至于阳毒郁在三阳之经为阳，病见面赤壮热、头痛项痛、燥闷不安，或狂言詈骂，或妄闻，或口唾脓血、面生锦文或舌卷焦黑、鼻如烟煤、或咽喉肿痛、下利黄赤、六脉洪数有力，治不越乎升麻、鳖甲、当归、蜀椒、甘草、雄黄、石膏、知母、人参、黄连、犀角、射干、元参、黄芩、黄柏、栀子之类【阳毒】。阴毒或有疫结三阴之经为阴，症见面青身疼、痛如被杖、咽喉痛，宜用《活人》阴毒甘草汤，内有升麻、蜀椒、雄黄、甘草、当归、鳖甲、桂枝。阴寒中虚，亦结于阴为毒，症见手足指甲皆青，腹痛喜按，饮冷脉微，宜用仲景四逆汤、附子理中汤以治【阴毒】。其有夹阴、夹食、夹气、夹血、夹水、夹痰，总不越本经之药。加其治夹之药以为变换【诸夹症治】。独至结胸，在虚者则必进用仲景理中丸；水饮结者则必进用大陷胸丸，取有大黄、芒硝、苦葶苈、杏仁、甘遂；食结者则用《金匮》枳术汤；外寒挟饮内结者，则用《金匮》生姜半夏汤；内寒挟饮内结者，则用《金匮》干姜半夏散；寒水结者，则用仲景三物白散；水气结者，则用仲景十枣汤；热饮结者，则用仲景小陷胸丸，取其内有半夏、黄连、瓜蒌仁；寒热结于胸胁而见满呕者，宜用小柴胡汤加芒硝；寒热结而不呕者，宜用仲景柴胡桂枝干姜汤加黄芩、牡蛎、瓜蒌之类【结

---

① 病：原作"并"，据文义改。

胸】。更有脏结属热，则用黄连、甘草、干姜、人参、半夏，属寒则用附子、干姜、炙草、吴茱萸、肉桂【脏结】。

他如差后因劳而复则有劳复之症可察，因食而复则有食复之症可审，遗热则有遗热之症可考，发颐则有发颐之症可详，要皆随其所因以治，而总不离本症之药以投【差后诸复等症】。惟有女劳复、阴阳易之用烧裆散，盖因病本属热，症见头痛、目花、少腹顿闷，男子病，应取妇人中裈近隐处烧灰，女人病，取男人裈烧灰以为煎服【女劳复阴阳易】。差后浮肿，在热者则用泽泻、牡蛎及瓜蒌根、蜀漆、葶苈、商陆、海藻，在胃虚气薄中寒者，不越五苓加牡蛎，及或二陈加人参、半夏、木香、藿香、泽泻，与夫补中益气汤之类【差后浮肿】。若在春温夏热，皆是冬寒不发，至于春夏而见有热无寒，即俗所谓伏热之症，此属积久内热症见。纵有新感，止宜进用葱豉发散，及或略兼疏表犹可，如无表症恶寒外见【恶寒宜记】，只是内症悉备，如邪热在上，则用花粉、连翘、竹叶、黄芩、黄连、麦冬、薄荷、防风、栀子、前胡；在中，则用石膏、知母、粳米、大青、滑石、川朴、枳实、枳壳；在下则用大黄、芒硝、桃仁、红花、猪苓、泽泻。但夏热较于春温更甚，以其积热尤久，故热最重，皆不得用伤寒辛热发表重剂【宜记】。至此或有夹痰、夹斑、夹痧、夹疫，尤当细为审视【春温夏热】。

以上诸症，皆统伤寒之中，而究大要，总是火衰脏阴者多犯直中，水衰脏阳者多犯传经，水火并衰、半阴半阳者，则或传或中，随其脏之略胜者而偏见之【讲到脏之阴阳，此数句尤不可忽】。但张元素等，所立九味羌活等汤，统治六经在表风寒，若有一经未冒，用之不无妄举，犹之千金小续命汤统治六经表

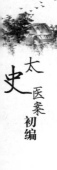

中风邪，若有一经未中，用亦生弊。今人妄治伤寒，不究寒在何经，混以九味羌活汤、《元戎》参苏饮、《活人》人①参败毒散，通套混施，将仲景一书等若土羹，其失远矣。

余今所治尊内背脊痛症，是即前论中足太阳、足少阴两感之谓。盖以足太阳之脉，行身之背，而足少阴两肾又寄于背，故只遵用麻黄以治足太阳在表之邪，细辛、附子以治足少阴经在里之邪。此邪在经而不在腑，故除广、半、香、砂在腑之药不用，必得麻、细、附子内外夹治，则腰背脊痛之病，自可立除，余今遵用是方效见，始知汉仲景立方简切无多，殆有若是之神妙者矣。

足太阳膀胱经行身之背【头痛、项强、腰背脊痛、恶寒、发热】。

足阳明胃经行身之前【发热无寒、目痛、鼻干、不眠】。

足少阳胆经行身之侧【寒热往来、耳聋、胁痛、头痛在两侧角】。

足太阴脾经脉布胃中络嗌【嗌干腹满】。

足少阴肾经其脉贯肾络肺【口干舌苦燥、咽痛、下利】。

足厥阴肝经脉循阴器络肝【烦满、囊缩、寒热、交错而厥】。

伤寒之书，非是吾师平昔融会贯通，安能一一道出不穷？【门人谢洪山】

治同县仙五都阳坊阳明俚邪犯太阳之本

尝谓《灵枢》《素问》之注十二经穴，仲景之著《伤寒》

---

① 人：原文无，据文义补。

治法，实是天生神圣，悯其疾苦，使之指其穴道，启我后人以为万世无疆之福，并非等于后世剿习糟粕、妄凿空谈，所可得而知也。即以余县姓阳，乳名明俚白浊一症论之。

明俚本住阳坊，因无生业，在于余室书斋，贫居营谋。忽一日告余，背有一块作痛。余曰："痛有定所，恐防毒发。"渠曰："痛已有定，余见痛处微有块起而硬。"余曰："此大毒也。"余问其身是否作寒，答曰："寒甚。"又问肚腹是否有病，答曰："大便拘急，日夜要解十有余回。"而小便淋滴，羞而不言。审其病之痛处，即在《内经》所云太阳膀胱经穴，是邪有犯太阳之经，兼及食滞，故有是病。余用麻、桂开发经邪，及兼乳、没活血，枳、朴顺气之药以进。不期药服一剂，即寻外科用药敷贴。但外科果作寒治，其敷贴之药必热而毒不至内陷，若作热治，其敷贴之药必冷，而毒必陷而溃。余以冷言探试，问其是毒敷贴如何。渠曰："毒先痛尚在外，今则痛已在内。"又问大便现在所服水药如何。渠曰："大便已宽，但余未病之先，早有白浊一症，未及告知。今敷是药，白浊益甚。"余曰："奇哉，古人著书立说，诚不我欺如此。"余即申而明之。

盖人一十二经，其《灵枢》《素问》已载背属太阳膀胱经主，其穴已属不虚。而仲景又申太阳之病，凡口渴而小便不利者，五苓散主之。以背是属太阳之经，而膀胱是属太阳经症之本。后人未及究竟，止见小便不利则用五苓散，又乌知背即是太阳膀胱之经，其见症即是背痛项强，膀胱即是太阳经症之本，其见症即是小便不利！故五苓散内则有桂枝一味，仍不离乎太阳经症中之药也。今阳明俚既患背毒，是属太阳经症所

卷二上

· 65 ·

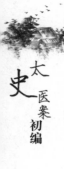

主，而又合有白浊症见，是即邪注太阳膀胱之腑。夫经与腑原属同气，腑邪盛则必转溢于经而毒作，经邪盛则必转溢于经之腑而浊成。余见经腑交闭，来势甚急，现止在于膀胱气分，否则即传膀胱血分而为蓄血之症。急将现贴敷药除去，随用麻黄一钱、桂枝二钱、茯苓二钱、泽泻八分，星速进服，不然表里急迫，药将安施？至毒敷贴，余非外科末药未具，应寻外科专理。其水药依余进服一剂，顷刻小便顿开，身亦稍快。

于此见古立论，实是天悯无知，故生神圣，指明穴道，开发愚蒙，丝毫不爽。但此不将经腑之症合论，不足以见神圣作书灵应之妙有如此者。

察症之明，用药之精，始知师于《伤寒》之书，无不透彻，故能遇症拈出。【门人张廷献】

治族侄字肇禧伤寒并病案

伤寒惟汉张仲景分门别类，辨之甚详。因其书出已久，几经焚毁，字多豕亥，章句紊乱而不可考，并其文词深奥，历经先贤注解，尚有彼同此异，聚讼纷纭，况属庸医涉猎糊口，乌能探赜索隐，寓目通晓，临症施治而竟无一不效哉？此医之所以难为，而病有非一日可以识者耳。

岁乾隆壬午仲冬，族侄肇禧，偶患感冒。问其所苦，则头项背痛，而项几几不舒，诊其脉大而头痛发热俱见。余曰："此太阳阳明并病也。"余问是否有汗，答曰："无汗。"余以麻黄、升麻、葛根，嘱其煎汤以治。奈此竟为俗医所笑，病者狐疑不决，复寻一医，云："此头痛属火，应服栀子、连翘、黄芩、荆芥、薄荷、防风之药。"又问一医："头项俯而不伸，此非属火，实是阳气下陷。"渠见两医执持不一，又向余问。余曰："尔既不信，何须再问。"遂竟依单服之，越日云："昨服之果应，今项稍伸。"余曰："尔既信服，可再照单服。"至四剂而安。以此知医非易，而仲景之书不可不细考也。

伤寒太阳阳明并病，如何一医言火、一医言虚，总是未读仲景《伤寒》之书，故但任意猜估者耳。【男省吾识】

治建昌府泸溪县林国柱风温症案

风温一证，既有《内经》分为三例，与仲景之著《伤寒》默为暗合，复有喻嘉言统而论之，谓：春为四序之首，春之气温，故病即以温名；若至春夏之交属湿，而症又兼有湿，则即谓之温湿；正夏之时属热，而症又兼有热，则即谓之温热；正秋之时属燥，而症又兼有温，则即谓之温燥；正冬之时属寒，而症又兼有温，则即谓之温寒，即今谓之冬温。至于温疫温毒，则在夏时温湿、温热之内。温疟即是风温之症，内有伏邪未出，藏踞于肾，至于大暑大热，蒸动而出，其症形状似疟，但先热后寒【宜记】，始有是名，似不必头上加头、冠上加冠，而曰春温复感风寒，与毒而致变为某某之症也【叔和所误在此】。《内经》所言"冬伤于寒，春必病温"，缘病于冬时受寒，邪郁于肌肤而不得发，至春阳气发动，则邪不得再留，即仲景所谓"口渴而不恶寒"，与上古经文所谓太阳病荣颧骨、得汗已

卷二上

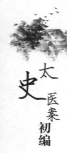

者是也【上古经文言："太阳之脉，色荣颧骨，荣未交。曰：今且得汗，待时而已，与厥阴脉争见者，死期不过三日。其热病内连肾。少阳之脉，色荣颊前，热病也，荣未交。曰：今且得汗，待时而已，与少阴脉争见者死。"此共一十五句，七十字。又按：热病太阳荣颧骨，少阳荣颊前，厥阴荣颊后，少阴荣两颐】。此时邪未深入，脉则弦紧而弱或浮而数或沉而实，治法或温或下或和或补或疏，须看脉症施治。但温止宜桂枝解肌，而不取乎麻黄发汗，此是一例【《内经》第一例】。又观《内经》所云"冬不藏精，春必温病"，其症即如仲景所云"汗已身灼热者，名曰风温"句、"风温为病，脉阴阳俱浮，自汗出，身重多眠睡，鼻息必鼾，语言难出"【此仲景之文】。但初时邪未深入，故身虽热而扪之反不烙手，其或皮间未热而耳轮上下先已见热，亦不似全不恶寒，以邪在太阳寒水之经，故微见其恶寒，及至火热灼肌而渴，亦不见甚，以其热邪初动，而阴精犹得自持，急宜用药入肾救其真阴；但或脉见沉微，症见阳损，治当用温；若脉而见细数，症见身重、嗜卧、鼻鼾诸候，或妄用药以下，而致直视失溲，被火而致色黄瘈疭，火熏而致难保【此是仲景原文】。此是上下交见，不亦如上古经文所云交争必死之会乎？但初用药入肾以救，仍以能食为贵【所重又在能食】，若不能食，则内阴精其何以生？乌能以受风木之吸？此又一例【《内经》第二例】。又《内经》所云冬不藏精，至春时并发，此与仲景所云伤寒症有两感、治有先后，发表攻里，本自不同。但伤寒两感，不专在于太阳少阴共见，此之温病两感，止在太阳少阴之内，究其治法不一，而要仍在临时计较。果其阴盛阳微，即当以温为主；阳盛阴微，即当以下为主；阴阳错杂，温下两有所碍，则当参伍以调其偏，而不可以一偏治也【《内经》第三例】。

至于温疟、瘟疫，即是夏月温湿之症，而温并非春时重有所感。温疟即是冬时感有寒湿，在于骨髓，至春阳气大发，不能即出，必待大暑大热动其内气而症始见，仍是风温证内之症，并非妄指复感于寒而成。凡此风证，昔惟喻嘉言辨之甚明，无奈涉猎医士，于此全不考究，徒以叔和所论，依样葫芦，以致治多不合。

岁嘉庆戊午，泸溪林国柱风温一症，招余诊视。余见一身汗出，懒怯自早至晚睡卧不休，鼻鼾语难。问其一身是否恶寒，答曰寒亦略有。按其肌肤，身虽有热，而不蒸蒸，六脉俱浮，身重嗜卧，语难汗出，多是气虚冒暑。渠欲清暑益气汤以投，余谓："气虚伤暑，只是昏倦自汗，若至醒时，语尚清晰而不艰出。即有暑气内扰，语或不伦，亦不于病初时见有声难遽出之象，况有鼻鼾症兼，尤是热邪在肾作扰无疑。"不逾时，症即见有一身灼热，口渴饮冷而不可御。所幸胃气尚存，谷食未绝，则滋阴之药尚可以投。盖此本是《内经》所论"冬不藏精，春必病温"第二条例。若使错用清暑益气，则热得其参、芪益助，火得升、柴益拔，将仲景所谓直视、失溲、瘛瘲等症，不待下时，色色俱见，先于所用清暑益气之药而即见矣。因用熟地三钱、淮山二钱、丹皮一钱、龟板一钱、阿胶一钱、防风一钱、桂枝二钱，嘱其日服二剂。当服一剂二剂而神即清，又服三剂四剂而诸症其悉除矣。但风温之症，医多不究，若于未治之先不细将书体会、及临症之时细审，则未有不误。

春温治略，平昔既未考求，及至临症，但见形象有似气虚

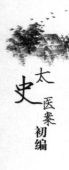

伤暑，乌得不以习用清暑益气之症猜估？【男省吾识】

治血侄孙母舅职员涂倚园长女清姑夏热案

夏热者，非是外感之热，实因冬时感受寒邪，至春而发则为温，至夏而发则为热矣。共一感受，而发则有先后，因其感受不同，气有厚薄，则其发为差异耳，此夏月之热所以独迟于春温也。况时至长夏，阳气尽泄，火炎土燥，而时之邪，安肯伏乎？即其秉体甚厚，亦难内留，故其发源则自少阴，由出之途，则自阳明，不似春温自少阳而出，要皆根乎时令之气以行。但时日既久，热亦甚炽。此非三阳表药可用，故仲景专用白虎大剂以投，但或胃有寒饮所隔，则又当用生姜同入。

岁乾隆甲午仲夏，值涂倚园舅令媛清姑，病患夏热。余初诊视，面则似青而赤，两眼微觉有泪，嗽则喉有微痰而不甚利，身上微觉有热，六脉数而且紧，舌上微有白苔，唇紫而燥。已知内有热伏，外有寒闭之象矣。当用羌、防、连翘、薄荷、枳壳、紫苏清平之药以疏肺气，而解外邪。凡升麻、柴、葛、桔梗升拔内气之药，置而不用，并嘱止服半剂，以观内热外溢。及至半剂稍尽，而热与渴与燥随起，一逢水饮入口，坚不肯置，身则壮热不解，凡诸口烧、溺赤、舌苔、烦躁等症，无不悉备。余见内热尽出，不用仲景白虎大剂不解。是夜连进二剂，症虽少平，而面色与唇似觉枯燥不润，两眼闭而不开，觉非痊愈之兆。其母抱女大哭，一时妇女绕集，愈觉慌忙。旁有一妪谓女久未服乳，如是忙取乳汁一杯灌入，其乳即从口吐，出而不纳矣。因嘱其母速用生姜捣汁，入原药中，再服一剂，是夜热退身安，渴止眼开，而药不复再用矣。所以然者，缘女内热仍挟有寒，所服白虎，未及姜投，以致胃不克受，药亦难行，参以姜入，则胃气有权，药自得力。倘非经余细审，及或旁有一位内亲为之龃龉，改用温剂，则药仍有未合，而病不无缠绵不解。

胃为后天之本，凡遇极热之症而用苦寒之药，古人必佐生姜以投。正所以重胃气，使其有权，而得以行其药耳。斯症先不进用仲景白虎不能以救其热，后不进用姜汁参于白虎汤中，不克以止其呕而行其药。今人止知热因寒用，而不知凉药入胃，亦在胃气以行，否则药不克行耳。【自记】

世人好用凉药而不顾瞻胃阳，盍于此案观之。【门人张廷献】

吾父尝谓治病之当首顾胃阳，或谓病应用温药应如是，岂知病应用凉，而脾胃一经偶有寒阻，药未顾瞻，病即见有呕恶、目闭之变乎？但药一参姜汁同入，不惟呕症既除，更见诸热尽退。于此见人脾胃，实为后天之本，而不可易者如此。【男省吾识】

治族叔太学讳廷谔阴毒发斑断案

族叔太学，讳廷谔字英士，久在先父门下受业，与先父甚契。岁乾隆某年，病迫，先父往渠探病，余亦随之。是时余已习医，见渠面目俱青，身痛有如被杖【其病尚在躯壳，故不敢下】，

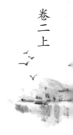

卷二上

·71·

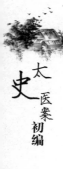

此是阳①热亢极而成，并非阴寒亢极之症。医者纷纭置喙，有言此属病疫宜用承气大下，有言此属阴寒宜用附桂热投，确无一定。时有姻世台姓张同往诊视，力言此属阴毒，应用《金匮》升麻鳖甲，去蜀椒、明雄加桂枝。彼见桂枝、升麻，畏而不用。殊不知阳毒发斑，固其平素有火，被寒郁于三阳之经，症见面赤发斑【病在躯壳】，咽喉痛，唾脓血，鼻煤，狂叫，燥闷，头项苦痛【仍有寒在】，妄有见闻。彼是阳毒发斑，尚用《金匮》升麻鳖甲汤以治，取有升麻以提邪，当归以和阴，甘草以固中，蜀椒以散寒，明雄以制狂，鳖甲以养阴。如见毒盛不化，六脉洪数，方用人参白虎；咽喉极痛，方用黑参、升麻、甘草；若热毒势盛，时狂时昏，口噤咬牙，药不得下，则不得不用绢裹，手指蘸水以清牙关，而用三黄石膏以除。此属阴毒，如何不用桂枝、升麻领邪外出？反以二味为疑，以致阻而不用。余断此症治不得法，毒归内脏，必在七日之内。其后果至七日而逝。至于余族咸称病疫，俱非。

伤寒邪郁三阳之经，而见斑出，是谓阳毒发斑。伤寒邪郁三阴之经而见斑出，是谓阴毒发斑。二者均非阴寒亢极之症，然总不离桂枝、升麻领邪外出。切勿效此置而不用，以致毒归于脏而死。【晁雯】

---

① 阳：原作"阴"，据文义改。

治广信府铅山县湖坊镇胡敬元之子
赤游丹毒案

岁乾隆己酉，余因公在于铅山县城。时有湖坊镇胡敬元之子，身犯赤游丹毒，抱于余视。渠云是斑。余曰："是赤游丹毒也。"盖丹赤如丹砂，游于上下，痛不可言。非若伤寒之斑皮红成片，初如蚊咬之迹，后则锦文灿烂，但其发有微甚，势有重轻：轻者细如蚊迹，或先红而后黄，重者成粒成片，或先红而后赤；轻者只在四肢，重者乃见胸腹；轻者色淡而隐，重者色紫而显。若见黑斑，或自利，或短气，或二便秘结则死【此言非斑之比】。又非若痧初起不见，必在肩背头项臂膝弯处，刮之见有红点者。但其未见之先，必有猝倒腹痛之症【此言非痧之比】。更非若疹则有风疹、麻疹、疮疹之别。在风疹者，发多瘙痒，且有疙瘩之肿，见有厚块，但颗粒分明，不如丹之一片不分。麻疹则发热即出，其出则在皮肤之中，摸之而不碍手，并出或即见没，其顶尖而不长，其形小而匀净，出则有形无汗。疮疹则夹于疮中，碎如粟米，在于皮肤之外，按之碍手。三疹俱宜升托解毒，不可竟用补剂【此言非疹之比】。若在水痘，出之明净似水易出易靥【此非水痘之比】。并非等于露丹，初如水痘在面，其痘脚微红，次至头项，有类丹砂而非丹砂【此非露丹之比】。若云等于丹火缠腰，亦只在腰而发，则不及于周身【此非丹火之比】。等于天花泡，只是形如汤烫作泡，一破即是浆出成疮，此是风邪毒气客于皮肤，传于血气而成【此非天花泡比】。故丹之红，是属一片，块若云头，夥粒不分。丹防毒气入腹入

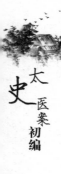

肾，故丹发在于腹，出于四肢者易治，发于四肢而入腹者难治。治法看有兼表之症，须用辛平发表之药，看有兼里之症，须用清凉清里之药。均须磁针砭出恶血，看红者轻、紫者重、黑者死矣，至血出不红不黑，须用牛羊肉片，遍贴红晕处微干再易，若肉片不干，换如意金黄散，用蓝靛清汁调敷。服药看症更换。发于一二日间者，身热腹软，热退身凉，砭处肉活，哺乳如常者生，反是则死。此正是丹形象。今观是儿形亦是丹，但丹出未久，只在一二日内，尚可以医。姑用防风一钱、荆芥一钱、薄荷一钱、连翘一钱、赤芍一钱、银花一钱、生地一钱、升麻三分、干葛八分、山甲六分、蛇蜕五寸、虫蜕五个、乳香五分、没药五分、灵仙八分、油菜一钱，使其速速投服，外于患处速用磁针砭出恶血，按方进用牛肉片敷贴，干则再易方是。越二日，其父依余所言，其药进服三剂。观其丹毒已散，四肢似有散势而贴处砭处皆活。于此知古所论不虚，但当随症活泼，看毒在表在里，善察兼症之为治耳。

分别斑、疹与疹之症，总与赤游丹症有别，不可草率妄治。【佴绍音】

治抚临五都严家汉胡振远之孙胡发寿结胸案

伤寒固当发表为先，麻症亦当疏表为急。若伤寒不早为之表散，则寒势必内留而致变为热候。麻症不早为之表托，则毒归于内腑而致变现多端。此是医家论治大要，而不可一日不留于心者也。乃今之为医者异矣。一言伤寒，早于表散药内加入凉剂以为后来清热之基，不惟邪闭不散，且更引邪内入而有变生不测之虞。一言麻症，并不计其麻应表托，惟惧麻毒横炽，所用多是大清大下，以致麻闭不出，日后不得不用将差就错之法，竟用苦寒大解。此非本病面目应见之症，实是医家不善医治，妄为造孽之症耳。

岁嘉庆戊午春，余治抚临五都严家汉胡振远之孙结胸一症。余望是儿颜色，青黯不堪，并审胸膈痞结实甚。诊其两关脉甚急数，察其胸气，上逆喘急。问其所服之药，云单已被原医袭去，药俱大苦大寒，当因服过是药，大汗如雨，后请一医，又谓气虚寒脱，进服茯神、枣仁、远志、洋参、白术、五味、甘草以补，以致胸益甚结。余笑先医恐儿发麻，早用凉药引其外邪内陷，是谓开门揖贼，继因苦寒伤脾，阻其中道，在于表里之界、上下之间，欲留不能，欲去不得，于是水谷入胃，逆而不泄，故有水气上冲，逆而过颡为汗，已是一错。医者不达病情，又谓此属大虚汗出，大补以致邪益内结，是谓关门杀贼，又是一错。余见如此情形，趁此大为解表，则病犹得转手，因用麻黄五分、杏仁十个、干葛一钱、茯苓三钱、桔梗一分、柴胡五分、桂枝一钱、半夏三钱、木香五分、川朴二钱、防风一钱。是药服止一剂，而气爽神清，胸膈顿宽，再服一剂，内加附子、大黄、生姜，而诸症悉除。卒之病属外感，并非麻发，而医如此颠倒，真是一错百错。有谁洞悉病源，一望即用表发，效见神速有如斯者乎？

伤寒之书，本属深奥，即有读书之辈，文理优通，心不克专，只图涉猎以救一时之急者，总谓伤寒之热，急宜清理，乌

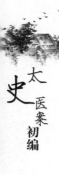

有胸无只字，但见伤寒邪闭，而不早用凉剂以投者乎？讵知热不自成，因寒内郁而成，使早进用辛温、辛凉、辛平、辛热以为发散，其热即无。余兄素以是理语余，余未及思。今阅是案，果尔所言不虚，始知医之治病一错百错，其殆如斯。【晁雯】

伤寒本属外邪，自不应早用凉，令其内入为患。麻症本是内毒，亦不应早用凉，令其不出为殃。余见诸医在外糊口，每遇此症，急以凉投，其如之何。【男省吾识】

主脑不明，治法不晓，自尔一错百错。【侄绥之】

治族叔字斯度次男生员讳大鸣柔痉案

痉病形症不一，有自外感得者，有自内伤成者。其自外感而得，亦必究其病发穴道，不可概用风药驱除。

岁乾隆癸巳孟冬，余在绿圃书室纂辑《杂科求真》，方近三鼓安寝，适有族叔字斯度，着人召余往看次男。其男时甫二周，名方廷，族叔怀抱示余，余见身汗如雨，背则反张，兼诊其脉，浮而且缓。索其前单服药，皆是钩藤、柴胡、僵蚕驱风化痰之剂。余思病属风侮，确乎不易，但惜穴道不明，治徒罔济。因谓："前单所服之药，未免错走少阳。"盖痉一病，书载太阳中风复感于寒，症见发热恶寒无汗【宜看】，小便反少，气上冲胸，口噤【宜看】不语，其脉浮紧有力，目闭【宜看】，即仲景所谓"太阳病，发热无汗反恶寒者，名曰刚痉"是也【中风复感于寒曰刚痉】，宜用葛根汤治之，以开肌肉而发腠理，以出其汗，不然不足以制其刚动之性矣。若或脉见虚浮及尺或迟，则又当虑阳虚而不可用葛根以治【但脉虚不可发汗】；又或太阳重感于湿，其太阳症备，身虽发热，而不恶寒，身强几几，脉反沉迟，有汗，目开【此四字须审】，即仲景所谓"太阳病，发热不恶寒，汗出者【汗出须察】，名曰柔痉"是也【中风复伤于湿曰柔痉】，宜用桂枝汤加栝楼根二两，节庵通用如圣饮加减上治；若于二痉之中而见胸满口噤，卧不著席，脚挛急，必齘齿，及不大便者，此属阳明腑证，可与大承气汤【痉兼阳明腑痉】。若往来寒热，或左右一目牵斜，或左右一手搐搦，脉弦数者，此属少阳经症，宜用小柴胡汤加防风【痉兼少阳经痉】。若目头低视，手足牵引，肘膝相构，海藏指为阳明寒入三阴之痉【痉属三阴症见】，阴邪固宜攻下，然欲行大承气汤，亦须察其便果坚硬，脉实有力者，方可下之。此外感之痉也【下之宜慎】。

其自内伤之痉，盖或身受湿气，汗之伤营，而致阴损生风；又或中风头痛，当自汗出而呕，汗之经虚而致搐挛僵仆；又或新产血虚，筋无血养，而致筋脉拘挛；又或疮家发汗，或随汗出，而致一身枯涸；又或小儿风热伤阴，汗多亡阳，而致一身抽掣。凡此皆能作痉【种种俱是发汗血虚而成】。其症颈项强急，头热面赤，目赤足冷胫寒，头摇，背反张，口噤，咬牙，手足挛搐，虽与外感相似，要皆精血虚损【点出病根】。今世通用小续命汤为主【盲瞽心法】，谓其无汗刚痉，则当去附子，有汗为柔痉，则当去麻黄，方内所用黄芩、杏仁、防风、防己，皆是驱风除热而非补正要剂，切勿宜用。盖此症之所急者，在元气【紧要】，元气复则血脉行【至理】，元气衰则里邪自不能留，何足虑哉？奈何今人但知此症而悉从风治，不知外感之风，客邪也，内生之风，血燥症也，止宜滋补。矧此数者，总由内伤，本无外感。既以精伤血败，枯燥而成，加以再治风痰，难

· 77 ·

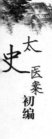

乎免矣。此内伤之症也。

总之，痉自内伤，固当审其血气而峻补之。痉自外感，亦当审其禀赋厚薄【外感痉病亦当审体厚薄】，如营血虚损，则辛散之内不妨加用滋润，卫气薄弱，则辛散之内不妨投以温补。盖风药皆燥，燥则伤阴，风药皆散，散则招风。痉之大概如斯。

"今令郎之痉，虽非内伤，而用药妄入少阳，自不克应。若依愚见，还须直入太阳施治，以太阳行身之背，背见角弓反张，正其候也。若无汗出，脉浮而紧，则为寒伤，应用麻黄。今有汗出，脉浮而缓，定属风犯无疑。并问口中微有渴象，风将转入胃腑。急用仲景桂枝汤重加栝楼根同投，则得之矣。"是夜药服一剂而愈，次早更诊脉象，知渠素挟有热与积，遂用清热消积之剂而安。

痉病多端，要能分其表里经络虚实，以为施治，则其效始得。【血侄绍音识】

有汗刚痉，无汗柔痉，此止太阳外感痉见，要在外感痉中，又能分出三阳三阴穴道以为施治，则于治痉之理已明。并又知其发汗过多，损其气血，症见痉成，此属内伤，更当峻补气血，微加辛散以为活动，则于治痉之法始全。切不可通用小续命汤为主，外加防己、黄芩清热，以致损其元气，而病不可以起。【侄绥之】

治南昌府南昌县府学前姓李厥逆症案

厥逆之症，其因甚多，不下一种，有食厥，有气厥，有惊厥，有寒厥，有色厥，有蛔厥，有尸厥，有痰厥，有风厥，有湿厥，有暑厥，有痛厥，有虚厥，有燥厥，有热厥，其厥有实有虚之不同，而症亦有兼见、独见之各异，不得概以厥属寒成，而厥即以寒为断也。

岁乾隆壬辰，余在江西省会，适有南昌府学前姓李，因患四肢厥逆之症，其人凛凛恶寒，肌冷如冰，召余就诊。余至病所，问其病起何时，是否有无症见，及今有无苦欲，并诊其脉以思。

谓此或是食厥，其症自必因食而起，今问病久未食，且无腹满症兼，而脾脉更不独见。气厥则必因事不平，问病今时于人绝无争竞，而肝脉亦无气胜，胸胁更无气筑。惊厥则必眼慌气失，面色改观，心脉散乱，而此则无。寒厥则必厥过肘膝，手足挛拘，面色必见黯晦，六脉必见沉迟，而此无有。色厥则必因于御女，今病久已隔床，肾脉又不独见，其厥更不见有遗精囊缩。蛔厥则必口有沫流，及或欲吐，腹则见有块磊，脉则更有乍大乍小，而此更无；尸厥则必因于登冢吊尸，及入古寺古庙，面色则必青黑有垢，且病久已在家，而面色更不相似。痰厥则必见有痰涌，喉多声响，脾脉应见动滑频数，而此未尽。风厥则必发时猝倒，牙关紧闭，手足牵引，而此不合；湿厥则必手足微肿，面色微黄，脉则或浮而濡，或沉而软，身腰多重，而此亦无。暑厥则必由于酷热途中感受热气，及或大树浓阴高堂大厦感受暑阴，此则久病在床，睡多烦躁。痛厥则必由于痛起，此并未痛。虚厥则必眼合唇缓，口张声鼾鼻煽，手撒足伸，二便自遗。

余见其人面虽惨淡，而内实觉烦满，六脉虽各沉伏，而肝

卷二上

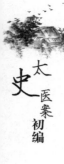

尤觉有力，且厥未过肘膝，明是热厥燥厥无疑。而满座诸医，惟见身冷如冰，言表言温，臆见各逞。余再向病家属细问，谓病本于伤寒初起，秘结不解，后渐转疟，向时寒止一时即退，今竟冷厥之极，四肢俱逆，久而不温，想是疟后久虚，故尔有是。余曰：非也，此邪已入厥阴之里，久而不返。正是经文厥深热深之义。若不即用寒折，必致顿危。众医皆怒余言而退。而余极力承任，当用黄芩一钱、黄连五分、柴胡八分、枳壳六分、川朴一钱、大黄二钱、乌梅一个、青皮五分、槟榔八分、细辛二分，嘱其即时放胆投服。服则即时厥回，通身大热，后渐改用平药而愈。众笑："此症若非余治，必致进用姜、附不救。但非先生将各厥症证疏明见，其言言是道，分辨明晰，其药未敢轻服，必致遭于诸医之手。今病既愈，恳请立案，以示后之不忘。"

一厥症耳，而能层层分别，以至于极，洵不愧于明医之手。【晁雯】

治同族田心字子英长孙乳名某某热厥案

岁嘉庆戊午夏五，有族字子英之孙，年甫三岁，身热便泄，四肢厥冷，误服补脾固涩之药，而热益甚。余见口气如焚，身热不退，大便时泄，口内作渴，目则微露一线，睛则翻上，此是热极厥生。余用云连、黄芩、枳壳、川朴、柴胡、连翘、泽泻，服之而神觉安，又服而气觉平，泄亦稀有。次早病家云药有效，但身热仍有，渴未见止。复于原单内加花粉进服二剂而愈。时有医问："厥本寒成，何热亦有厥见？"余曰："六经惟厥阴一经主木，木喜条达而忌邪郁。凡人脏气纯阴，寒则乘阴而入厥阴，以致逆过肘膝，是为直中寒厥；脏体纯阳，寒由传变，而厥不过手足者，是为传经热厥。其直中之厥，因其真阳不充，内火不胜外寒，是犹树木遇寒不舒，加以雪压，安得不厥？传经之厥，是由内热亢极，有阳无阴，血脉不通，四肢路远，故厥先见于肢，但阴厥之至极，则热亦极，故热传厥阴而见厥多热少则病进，热多厥少则病退。直中之厥，其厥面惨而晦，食则不思，口则厥冷，或先吐泻而后厥，脉则沉迟。传经之厥，其厥面青不惨，口则气温，舌则有苔，口内作渴，或吐蛔，或先发热而后厥，脉则沉迟而数，其厥不过肘膝。治须将此症先明，然后临症不误，不得因其厥见而即作寒以治也。"

阴阳二厥，其脉与症，天渊各别，玩此自知其概。【晁雯】

治服侄德夫长男乳名柿仔痞满便秘案

痞满非是结于心下正中，实是结于心下偏旁阴处。玩书因热传于三阴，尚未入胃，医用下药，而致虚邪结于心下之偏，故尔按之不痛而满，恍若内有所塞，而不得通，及满闷与硬，但此非独伤寒病见，即或因暑因湿因血因气因食，无不因其内郁而成。

岁乾隆庚子仲夏，暑气方起，内食生冷，外寒复冒，随尔病作。余在府城购买书籍，忽一日服侄德夫备轿恳余归治，时

卷二上

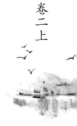

· 81 ·

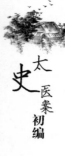

在府城收拾未暇，因其信恳，复归。余素知其有火，一遇冷郁，则气不宣而下便闭。余诊六脉弦细而实，已知内有热郁，故尔至是。问其心微有痛否，答曰无有，并见身热异常。问其大便是否坚硬，答曰数日未解，始知内结实甚。此非温药可愈，爰用大黄、黄连、生姜、半夏、枳壳、川朴等药。内取连以清热，姜、半以除寒，庄黄解热以通滞，枳壳、川朴以宽上下热结之气。此药人多喜用，但姜、半二味，人则畏服，谓姜性燥，燥则助火，半则劫阴，阴虚则火亦动。讵知热由寒郁，不郁则热不成【分明】。有热则即有饮，不用半夏以涤则热挟饮而伏，且姜既除寒气以散热，又能温中以行苦寒之药，不得踞于脾胃而生变。兼有枳壳、川朴通达上下，使久秘之便顿开。独不观仲景所立生姜泻心、半夏泻心、甘草泻心、大黄黄连泻心、附子泻心等汤，共计有五，而用姜、半者有三，附子有一，但不竟用三阳表药，而用黄连、黄芩以清上中之热者十有八九，用甘草以固胃中之虚而不令其下泄者，更已无方不备，惟十枣汤、大黄黄连泻心汤、赤石脂禹余粮汤未用。若胃虚噫气不除，则用旋复花代赭石。口渴溺闭烦闷，则用五苓散。便秘不解则用庄黄。表邪已除，则易生姜而用干姜，上热下寒则除黄芩而加附子。水饮逼迫上冲痛呕，则用芫花、大戟、十枣。下利不止，因中不固则用桂枝、人参、白术、干姜。脏虚不固则用赤石脂、禹余粮。此已得其伤寒传变治痞之意义。其余或非寒成，如系挟湿，其在后人，则又立有苍术、苓、半可施。挟气则有青、陈、川朴、木香、丁香、沉香可入。挟血则有乳、没、郁金、香附、红花、丹皮、韭汁、肉桂可进。挟食则有木香、白蔻、砂仁、山楂、六曲可用。此皆得其治病之意，而要不忌姜、半之有动其阴火也。

外感之邪，传入于内而成多般内结之症，总无偏用热药寒药之理，但有边阴边阳，寒热多寡之辨耳。若概专一用凉用热，则非是。【晁雯】

治县东姓刘字尚卿右胁痰痛案

岁嘉庆丁巳夏五，县东刘尚卿病，召余诊。渠云："右胁作疼，咳嗽头痛。"余诊肝脉微起，右脉沉滑，而脾有一小珠。嗽必努力，痰则清稀，上有白沫，挑起有如藕丝不断。余用附子二钱、茯苓三钱、半夏二钱、故纸三分、木香五分、牛膝一钱，并嘱戒食腻滞等物，俾水行痰消气平而痛自可以止。渠云："其痰自何而来？"余曰："痰病甚多，有标有本。不究其标，无以知痰之散著；不究其本，无以知痰之归宿。姑以痰标为论，如痰分于五脏：其在脾经者名湿痰，其候脉缓【缓字宜审】，面黄，肢体沉重，嗜卧不厌，腹胀食滞，其痰滑而易出【滑字、易字宜审】，宜用二陈汤、六君子以治；痰在肺经者，名气痰，又名燥痰，其候脉涩【涩字宜审】，面白，气上，喘促，洒淅恶寒，悲愁不乐，其痰涩而难出【涩字宜审】，宜用利膈清肺饮加减以治；痰在肝经者名风痰，脉弦【弦字宜审】，面青，肢胁满闷，便溺闭涩，时有燥怒，其痰清而多泡【泡字宜审】，宜用十味导痰汤、千缗汤加减以治；痰在心经者名热痰，脉洪【洪字宜审】，面赤、烦热、心痛、口干、唇燥、时多喜笑，其痰坚而成块【坚字、块字宜审】，宜用凉膈散加芩、半以治【仍不离芩、

卷二上

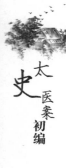

半】；痰在肾经者，名寒痰，脉沉【沉字宜审】，面黑，小便急痛【痛休作热】，足寒而逆，心多恐怖，其痰有黑点而多稀【黑字、稀字宜审】，宜用桂苓丸、八味地黄丸加减以治【中寒不宜服八味】。此皆五脏分见之症耳【此亦宜知】。

　　至论其本，则有如张景岳所论痰之化在脾，而痰之本在肾。如火不生土者，即火不制水；阳不胜阴者，必水反浸脾。是皆阴中火衰也【精细】。火盛金燥，则精不守舍，津液枯槁，则金水相残，是皆阴中水衰也【精细】。寒痰湿痰，本脾家病，而寒湿之生，果无干于肾火之衰乎？木郁风生本肝家病，而木强莫制，果无干于肾水之亏乎？火盛克金，其痰在肺，而肺金受克，果无干于肾火之发乎？故凡治痰而不知所源者，惟猜摸已耳【尽归肾水肾火讲究】。且有一种非痰非饮，时吐涎沫，不甚稠黏，此属脾虚不能约束津液，故涎沫得以自出（此非六君子加益智不效）。又有如喻嘉言所论窠囊之痰如蜂子之次于房中、莲实之嵌于蓬内，生长则易，剥落则难，其外窄中宽，任行驱导涤涌之药，徒伤他脏，此实闭拒而不纳耳。夫人之气，经盛则注于络，络盛则注于经。窠囊之痰，始于痰聚胃口，呕时数动胃气，胃气动则半从上而出于喉，半从内而入于络。胃之络，贯膈者也【痰之过窍在此】。其气奔入之急，则冲透膈膜，而痰得以居之。痰入既久，则阻碍气道，而气之奔入者，复结一囊也。然痰结聚于膈膜而成窠囊，清气入之，浑然不觉，每随浊气而动，乃至寒之一发，热之一发，伤酒伤食一发，动怒动欲一发，总由动其浊气，浊气随火而升，转使清气通处而不安也。故治窠囊之痰甚难，必先凝神息气以静自调，薄滋味以去胃中之痰，使胃经之气不急奔于络，转虚其胃，以听络中之气返还于胃，遂渐以药开导其囊而涤去痰，则自愈矣【寒囊痰像描画殆甚】。然究其要，总不越乎虚实二字为之条贯。

盖实则形体坚强，脉洪有力，饮食不滞，精神不失，二便如常，即或有痰，其来必暴，其去亦速，其治则易；虚则语言懒怯，饮食不思，或嗳饱时闻，或吐泻频作，脉则虚弱而软，其病必渐，其去亦迟，其治甚难。诸痰书已备载，今兄痰虽在胁在胃在脾，而实归于肾火之衰，故用附子迅补真火以强土，茯苓、半夏以除脾湿，木香以疏中州湿滞之气，牛膝以引左气下行归肾，故纸以引右气下行归肾。气归痰清，药虽数味，恰与病对，针芥不差，服自有应。"越日告病已愈，渠甚欢悦，但不知后果戒荤①腻否，当并记之【不戒口腹，恐气逼痰入于寒囊】。

外感内伤，皆有痰症外见，若能逐一细审调治，自不致误。今人不论寒热，总以贝母、牛黄以为治痰套剂，但不知其意涉一偏，及或药性寒热未明者之一失欤！否则何为而概用也？【晁雯】

书言痰症千形万状，而医总以牛黄、竹沥、贝母治尽，是何视病之易，而治亦如斯之捷耶？【血侄绍音】

不究痰之根底，混以火字痰字牢固不化，宜其治多不合。【侄绥之】

治房侄生员字师袁先妻吴氏痰闭案

房侄师袁先室吴氏素患痰气内闭，常有死而复生、生而复

---

① 荤：原作"晕"，据文义改。

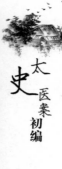

死之症。吴氏自归渠门，其症屡见，余治已有年矣。岁乾隆庚子，其翁彩云忽云渠媳声哑，有似死状。余曰："此属常见。"细诊其脉已无，幸身温暖如故，可即重用附、半，取生姜捣汁而速灌之。是时服则不应，再服再灌仍是。渠曰："将若何？"余曰："是否见有别症？"渠曰："未有。"若似死人，是药至夜照前仍灌以至次早如是。其翁被惊云："媳有一堂叔字惊远，伊已习医，现在吾族可翁家，可即请渠同诊，稍有或变免议。"着男师袁急请，渠一赴诊，意见与余相同，仍将原药再灌，觉病更增。其脉往来无定，惊翁赴诊则无，余诊则有，惊翁再诊则有，余旋复诊则无。一家惊惶，惊翁向余私语："此病勿治，可同去之。"余曰："唯唯。"惊翁默默而去，惟媳之翁静坐不语，仍照原单再进，唤余再候片刻。忽听病者咳嗽一声，余随惊问是谁，言未了又听房中发笑。余曰："笑者是谁？"房中应是病人。余进房视，忽见病人起坐房中，问及病人："尔笑奚似？"病者曰："我昨所吃姜汁，今始觉烧，现在痰出心明，是以笑耳。"众亦哗然大笑。当即信报惊翁，惊翁亦各鼓掌而笑。但病若非其妇之翁信余之笃，亦不至是。余今究其病之根由，详其治之本末，犹觉其有可笑云。

玩此痰闭如是之久，藉非信任之笃，绝不克起。【侄绍音】

治抚城新阶太学陈淳沧令郎字步元痰痹声喑不语案

今之为医者，一见有痰，并不细心考究，总以风火及热为词，并不计及有寒有湿。其曰有湿则即谓之热湿，有嗽则即谓之热嗽，有积则即谓之热积，有潮则即谓之热潮，有泻则即谓之热泻，有吐则即谓之热吐，有虫则即谓之热虫，有痛则即谓之热痛，诸医俱属如是。即在病家小儿妇女亦无不交称是火是热。审是，则天地贞元与会尽属火热气行，毫无寒湿气至；一岁之中尽属风火世界，而无秋金冬寒；一月之中尽属有余而盈，而无亏欠而朒；一日自昼至夜尽属温暖，而无沉晦；一生自幼至壮、自壮至老尽皆康健矍铄，而无羸弱神疲。无怪诸医所用之药，非属芩、连、栀、柏，即是朴硝、庄黄①，非是地、茱、龟胶，即是瓜蒌、贝、冬。其在元气壮实，阴虚火盛者，尚堪如此蹂躏，若火衰气弱，乌克受此残削耶？

岁嘉庆戊午仲春，余治抚城陈淳老公郎字步元痰痹声哑、五心潮热、风起一症。观其面色，则㿠白无神，察其声音则痰已塞而闭，一身手足及胸与腹，俱已灼热蒸蒸，并或角弓反张，手如数物，眼则或反而戴，鼻则或动而煽，诊其右脉则滑而软，左脉则浮而数，审其舌则微有苔而滑，而渴微有，亦不过甚，究其所嗽之痰，上则一层色白如霜，下则水莹澄清，剔起则如藕之有丝不断。实是寒饮内积，阻其中道，气不宣泄，故每至夜烦躁不宁。并索前医单示，所服皆是瓜蒌、贝母、天麦二冬及胆星、桑皮、枇杷、化红、知母，清热润肺化痰等药。病家见此病剧，游移不决，而余确认是寒是湿，定以乌蝎六君子汤，去其术、草，唤其即服，至晚忽见病家张惶，云儿服过是药，面微作浮，向时呼则身转眼开，今则任人拨动，眼

---

① 庄黄：大黄。

卷二上

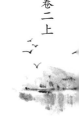

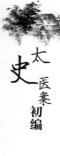

合不开，恐命难保，但药或要增减，故特来问。余曰："药不必增。但云服过药后面滞，痴迷不醒，或是脾滞之故。可于原单酌加木香。"未几又见伊亲邓约翁前来，云："儿服药，病已减去六七。适才所云儿病甚重，是错报耳。因儿向时每至夜静烦躁不卧，今之呼唤不醒，非是神气失散，实是药已效见，而熟睡耳。现在是儿目醒，手能弄物，神气甚活，潮亦见退，痰亦见利。口虽莫言，而病已顿失，故特来报，免生惶①惑。明日仍烦来诊。"次早余至伊厅，满室欢喜，谓儿实赖余救，目今各症全无，惟鼻微煽、声暗。余唤仍照原单重加附子多服，自愈。时有一位在旁，云："今小儿竟有能服附子而愈，历闻小儿病患，未有可服附子，今闻先生在地用附救好多人，实奇事也。"余谓："凡药不论寒热，皆能生人、杀人，岂仅附子一味？要在审症既明，然后议药不错。"

　　是症有寒有热，是药有寒有热。能识症脉，用之则生，不识症脉，妄用则死。此不独附子一味则然，即天冬、麦冬、人参、白术、地黄亦何独不然乎？观兄之用附子，恰与是儿寒湿症合，故能如此奏效。【晁雯】

治江西广信府铅山县车盘张敬亭水沸为痰案

　　岁乾隆己酉秋，余在铅山县车盘，有一姓张字敬亭者，病患痰气上涌，喘如雷鸣。痰则雪白如银，涌如泉出【其痰来势不

---

① 惶：原作"簧"，据文义改。

同】。诊其六脉，洪数有力，而左独甚【脉见不错】。问其饮食，亦不甚思，口亦不渴，惟舌多苔而滑，肚腹自脐至胸，其热异常，反复颠倒，夜不克卧。医者每执痰白属寒，应进广半、川朴化痰。余曰："非也。一服则命不可保矣。

凡审病症，须兼众症与脉同审，不可专指痰白一症为论。若痰白而见气缓不促，脉数无力及脉软滑，其白应作寒看。今则六脉皆数，非火如何？又痰白见胸腹不热而和，其痰之白，亦作寒看，今竟自脐至胸，有如火烙，非火如何？又痰气喘不急，痰出甚缓，其痰之白亦作寒看，今竟喘如雷鸣，细玩急迫之极，非火又如何？正如釜下火急，釜中之水，被火逼迫上浮，沸为白沫，斯时若不扬汤止沸，何以止其火势上浮之暴？故宜急用六味地黄以滋肾水而收火浮。当服一剂而痰仍沸，又服一剂而沸略消，更服一剂以至多剂，而痰之沸始除。但白痰之症，属寒居多，属火甚少。苟能如此分辨，则是寒是火，自不致有鱼目之混。噫！医之道微矣。"

白痰属寒，人所皆知，但不兼察众症，何以知痰之白即是火迫水沸？吾父每审难症，多从兼症讨出消息，学者当自思之。【男省吾识】

卷二上

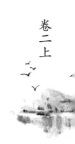

89

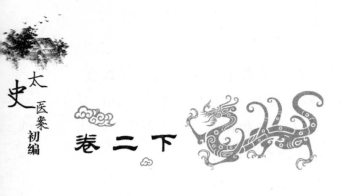

治胞弟字东注感受阴暑案

书曰：方夏中暑，盛夏中热。又曰：动而得之谓中暑，静而得之为中热【将此数语细审】。不独受暑受热，可以乩人禀受大概，即其辨暑辨热由于何时而得、何地而成、其暑是何形象、其热是何光景？其中人也，有何相同，有何迥异？其施治也，有何宜凉宜热之为别耳，此惟深于医者一望可究其源而达其流，不知者惟有见暑为热，见热为暑，并不知有暑阴暑阳之名耳。盖天地之气遇冬则为寒极，而寒尚有温名，遇夏则为热极而热尚有阴名，故于方热之时而在大屋深室、凉亭台阁、大树浓荫之处，其中见有凉风习习，使人睡卧而至经日不醒者，是即方夏阳中阴气未除，名为阴暑之象也。此惟膏粱之户，秉体既虚，元气不振，邪则乘其腠理不密而因袭之，以致恶寒发热，并或辗转失治，烦躁作渴，肚腹不调，二便闭塞，是其本气不治，故而中在于经，治宜升阳补气。又值盛热之会，在于平原旷野，天燥无风，热气蒸蒸，有如火灼，是即盛夏阳中阳气，名为暑阳之象也。此惟田野劳作之人在于途中，无隙可避，邪则乘其口鼻开张而直中之，以致登时昏仆，烦躁不宁，口渴谵语，二便闭结，是其形体坚劲，故而中在脏腑，治宜清热泻火。凡值此者，惟察形气厚薄以分体之阴阳，暑热各异以分时之阴阳，大树亭阁、岗头燥裂以分地之阴阳，而又临症细考以分症之阴阳、脉之阴阳，审其是偏是平、是虚是实、是真是假，而酌治之。

岁乾隆乙酉孟秋，暑热虽盛而秋凉又至。余之胞弟字东注，因食犬肉、烧酒，浑身壮热，大渴卧地不睡，汗出如雨。其在闲杂左右，孰不谓此天燥见病已属热时，口食烧酒犬肉又是热物，身热口渴又是热症？余诊其脉，但见左右洪大而软。问其口渴喜热而不喜冷，大汗如雨止在上半一身，知其外冒阴暑，内食滞物不消，阴气内凝之征。随唤余子扶至余室治疗，以免闲杂指火指热之语。当用茯苓三钱、半夏二钱、杏仁五个、附子三钱、生姜三钱、砂仁一钱，而黄芩、柴胡悉屏不用。并饬余子掣其茶桶，不令半水入喉，遇渴则用药进，使其腹中先疏，然后治表清暑，是药当服一剂二剂如故，及服至五六剂后，其渴渐止，热渐退，后见气倦不振。随用清暑益气汤去黄柏，服之数剂而安。

能从人之脏体及以暑时暑地暑象暑症暑脉分出阴阳，则治丝毫不差。若不从此审究，正如吾兄所谓时医一任猜估，则非是。【晁雯】

治族派诚三八之长子臭俚感冒阴暑激阳离根案

岁乾隆己巳秋，族有诚三八之子名臭俚者，身患阴暑一

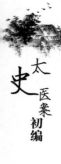

症，一家惊恐。脉则浮而不沉，数而无力，症则昏肓无知，四肢厥逆，微潮声暗，而汗无有。渠家索余开单。余曰："此是感冒阴暑，激其真阳内离之象。时余带有大蒜一颗，内分一瓣，塞于左鼻孔中，顷刻而气自舒，人亦渐醒，不必惊也。"果尔蒜一入鼻，而鼻即嚏而苏矣。盖大蒜一味，在昔孔明之征孟获，其兵误食哑泉声哑，孔明访诸土人，号蒜为芸香草，取而服之，而声即开。故书载性最温，能消阴暑，凡误服冷水入胃而致胃脘作痛、欲吐不吐，只取大蒜一枚自愈。以蒜最能通阳归阴，而不致有鼓激之祸耳。

阴阳因暑既离，格绝不通，非不用蒜以通暑窍，则阳何以克复？此虽古方，要在能识是症，始可用耳。【晁雯】

治族子万令媳张氏热毒结于心肝狂叫发燥案

病燥一症，固不独先有风寒暑湿与热之感，及或口腹不慎，伤其生冷【不敢过清】，并或水火俱衰，气血并弱，至秋有感，发为疟痢狂躁、中烦不寐、饮食不思【不敢过润】，皆不得概用甘润苦寒之品。及或真阴素槁①【此是病燥里子】，肝木焦枯，心火炎燥，肺处高源，外受燥逼，金受火刑，阴气概衰，火益煎熬【水衰火必见盛】，土亦见燥，肺益受亏，在上而见诸气喘呕痿厥、口吐白血、口干舌苦、嗌干咽痛、悲伤哭泣，在中而见左胁痛楚、心烦气胀、呵欠顿闷、口渴饮冷、幽门不通，在下

---

① 槁：原作"稿"，据文义改。

而见腰痛㿉疝、大便坚闭，在外而见皮毛燥裂、爪甲皆枯、肌肤瘙痒、筋挛不舒、在内而见骨蒸狂躁。凡此诸症，亦当审其是燥、是火、是气、是血、是内、是外、是上、是下、是中而兼理之【兼字应看】。不得过用清润之品，而无通气行痰活血活气为之运行于其间也【亦不可过润】。至其用药，大约润肺不越阿胶、麦冬、糯米、人乳、牛乳、冬花、猪脂、蜂蜜，而润皮肤亦如之；清肺不越马兜铃、桑叶、黄芩、羚羊角、石膏、知母、天冬、沙参；肺兼有瘀塞闭而燥，不越郁金、紫菀；肠燥不越火麻、胡麻、郁李、蜂蜜、油麻、苁蓉肉、松子仁、牛膝、生地、熟地、皂角子灰、大黄、芒硝、猪胆汁、油当归；肺兼有痰而燥，不越贝母、花粉、瓜蒌、牛子；三阳燥闭不解，不越朱砂、芦荟；肺阴空虚而燥，不越百合、甘草、生地；咽痛而燥，不越元参、甘草；气不收敛作燥，不越乌梅、五味子；肝火内动作燥，不越小麦、木瓜、枣仁、首乌、阿胶。而筋燥则止见有木瓜，胆燥不越猪胆，肾燥不越熟地、生地、龟板、知母，骨燥不越芒硝、朴硝、石膏、寒水石、地骨皮，脾燥不越山药、枸杞、滑石，胃燥不越甘草、扁豆、花粉、犀角、石膏，热燥不越大黄、芒硝，心血虚损而燥不越当归、阿胶、麦冬、枣仁、猪脂、猪乳、人乳，心火内动而燥不越黄连、莲心、山栀、麦冬、犀角，心血内滞而燥不越桃仁、红花、生地、丹皮，此皆就燥论燥，不得不用清润之药以胜之【此是宜清宜润之症】。

若使肺燥而挟有气，其可不用杏仁、米仁、苏子、桑皮、桑叶、牛子、竹茹、枇杷叶、橘红、枳壳、枳实以泻之乎？清气不升而燥，其可不用升麻、葛根、柴胡、桔梗之味乎？肺因

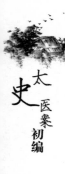

寒闭而燥，其可不用生姜、桂枝及酒以温之乎？肺气虚弱不通而燥，其可不用人参、黄芪以补之乎？肺因风起而燥，其可不用秦艽、防风、羌活、薄荷、柴胡、桂枝、皂角子灰、菊花以治之乎？肝肾因服寒药而燥，其可不用吴茱萸、生姜、干姜、附子、硫磺以治之乎？脾湿因服润药而燥，其可不用苍术、米仁、木瓜以治之乎？脾湿而致成痰作燥，其可不用姜、半、橘红以治之乎？脾肾水泛而燥，其可不用附子、干姜、茯苓、赤小豆以治之乎？【知此用药有如许活泼之妙】。

余昔医道未精，经历未遍，因遇一病而见狂叫走易，即用清润，然清之至极，而心愈清愈蒙，竟至昏倦莫语，若稍改凉用温，则燥登时立见。于是留心细考，竟有《局方》紫雪，内中所用多是金石重坠之药以透心肝，外加丁香、麝香、升麻等味以为升拔，使其里外通达。因知是病邪已深入，有非草木质轻之药所能入于心肝至深之处，故必假用金石之药以透其穴。穴既透矣，而无香窜升托开关之法，则药虽入而毒将安出乎？于是知古立方之妙。

岁乾隆丁酉，余在家中捡方，忽有族侄绍辉备述邻妇症奇，恰与余述之症相同。问余："此病如何服凉则呆，稍服温剂则燥而狂？"余曰："此是热毒结于心肝之症耳，治之非易，应用《局方》紫雪丹方是。"绍老止言病者是伊邻妇，亦不指是何人。越日忽有向余称有妇病请诊。但见妇卧在床，其妇两脚顶被直上床顶，俄而其妇复跃下床小解。问其老妪，彼云："小解四射桶旁，中有尿泡上浮。"并诊心肝之脉沉细。余曰："委是心肝毒闭无疑。应用紫雪丹按法投治，无金亦可，其药即是寒水石、石膏、滑石、磁石、犀角、羚羊角、朴硝、硝石、辰砂、麝香、沉香、木香、丁香、升麻、黑参、炙草，内分用质、用气以制，凡小儿惊痫亦可服此。当嘱每服三钱。"服至两许，大便顿解。余见手硬眼突若狂，改用龙胆泻肝汤，服之数剂而愈。于此知燥有非易治，不可固执清润而不知所变活云。

外邪内闭心肝，既非草木轻剂可入，又非专一苦寒可清，必得金石质留内透、香窜外拔，则邪自不内重而外发矣。观此古人制方之妙，而亦在人识症用药之真，否则有方莫用何益？
【男省吾识】

治族叔祖介翁内室涂氏身热卧地案

岁乾隆壬辰夏五，族叔祖介翁往陕西白河经商，家无壮丁。时值火炎土燥，介翁内室忽患身热，诸侄儿辈均未在家。余诊其脉，浮洪而大，口渴异常，其热日夜不退，并无恶寒身痛，问其饮食，半粒不入，且性最恶服药。余见其症外却似热而内多虚，此非寻常通用柴、芩活套所可得而治者，遂用大剂姜、附引火归宅。讵病仍见如故，且更滋甚，并欲卧地就冷始快【故好冷卧在地】，若再进用附、桂，难免众咻，时有伊婿吴懋修在侧，余嘱外勿扬知，以免纷嚼。余复再四就诊，其热烙手殆甚，又兼烦躁。余问伊婿其渴喜冷喜热，渠曰："稍冷不合，即热亦不合，必要热之至极而不可以入口者方快。"【口渴喜饮极热分别甚明】余复细诊，脉虽浮洪，而却无力，决意再用姜、附，外加五味、故纸、肉桂温投，是夜热差减半，次早再

卷二下

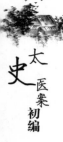

服而安。

懋婿问余："时值火燥，而病发热至极，何以敢用姜、附？""余痛今人治病，一见身热，即作热治，并不究竟热是何形、热是何生、由何发端、由何造极，亦不审其热自外成、热自内致。自外成者未有不由风寒暑湿内郁身阳之故，《内经》云：阳被外郁，则阳一步反归一步而不得泄【热生在此】。在初阳郁未甚，尚有凛凛恶寒，而不蒸蒸发热。及至郁之至极，则阳积而力胜，故有蒸蒸发热而为纯热无寒之症矣。所以仲景治邪初在太阳之表，故止用麻黄、桂枝而不用黄芩，以其尚有寒在，不敢早用以引邪入于内也【此是不敢用凉一证】。及至邪入阳明，而见纯热无寒，则始用葛根、黄芩。再至邪入少阳而见寒热往来，则始改用柴胡、黄芩，而大黄尤不敢用。及至传入太阴而症见有里热内结，则始参用大黄【此又是不敢用凉之症】。此在仲景为医伤寒之祖，其治热邪用凉，尚有如斯之慎。岂若今之医士，懵无知识，早将苦寒重剂，杂于疏散轻剂之中，自鸣稳重，以为凉药立基之地，又乌知其热本于邪内郁而成，不郁则不热矣。亦又乌知邪初受郁，是医早用凉药之故，而热即是医士之所致哉！【此又是医士添出热来】故治外感之热，法当识其发热之由，随其郁之浅深而早除之，不得早用凉剂而致流连不解也【可恨之极】。《经》曰：热郁则发。正此之谓。

若在内成，则热又有在脏在腑之分【在内又分脏腑】。在腑者或因口腹未慎，外邪内传，里邪外溢，阻其气血，以致郁而成热。亦须相其所因，或寒或热，或上或下【在腑又分寒热上下】，分其疏导以为施治，亦不可妄用伤脏之药以致热益滋甚。至于在里而见脏有热蒸，尤当分其是阴是阳，是上是下【在脏又分阴阳上下】，并或外邪内中，而不概用凉施【概字须审】。仍以形症及脉、饮食消息追求【脉与饮食追求是大工夫】。如见脉数有力，口干舌燥，大渴饮冷，便闭不解，热则蒸蒸烙手、心烦气壮，是为内实，宜以清投，或以润滋，须用内解，不用外达；若见脉软而迟，面白唇淡，口气不温，肚腹作胀，呕吐泄泻，气倦神疲，或口渴而不饮冷，或狂躁禁之则止，或潮热而不烙手，是为内虚【仍要归到虚实二字施治】，或以温投，或以热收，治须内解，不用外提【此是偏脏治法】。如其虚实并兼，表里混见，寒热错杂，则又不可早用凉药以致混无区别【此是平脏治法】。

　　总之，病由外致者，不可据用内药以清，应先用表以夺其势，势夺则热除矣。若表证既除，里症悉具，则外一切表药不敢妄用。盖表药多辛，辛则劫阴，而热益起；表药多散，散则耗气而热益甚。若不知其非热，但见有热欲除，在始止用柴、芩以施，施之未愈即用栝、贝、知母、花粉以清，清之未愈，即用硝、黄以下，下之未愈即用归、地以滋，滋之未愈即用参、芪、附、桂以补，辗转未愈，只得推诿他人以期必死而后快【至此技穷术尽】。余于若辈痛恨已久。今诊令岳母之病，身虽发热卧地，口渴烦躁，与脉浮大，似属热极，但渴必思热之至极而不可口者，彼独得之始快，且并脉洪无力，明是内寒逼其阳气外浮，而不得归。此不急用附、桂以救未尽之元阳，不用干姜以扫内积之群阴，不用五味、故纸以为招导，则阳退而不返。合此数味共服，则效自见。但人见用附、桂多畏，故嘱懋婿切勿通知，以致众口之咻。兹因效见，故不厌冗而序列之。"

　　发热卧地，孰不谓热至极？若不于口欲极热之汤探出消

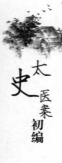

息，乌乎克知？【自记】

治族叔祖印七七第三子派名鹤龄寒热病愈

　　族有叔祖派名印七七，第三子派名鹤龄者，于乾隆壬辰仲秋，时值风高燥裂，感而受伤，请余诊视。余见其脉洪而且数，身微有寒而热独甚，口亦微渴，反复颠倒。余用柴胡、炒芩、栀子、连翘、薄荷、防风等药以进，是夜热退神清。次早知余往省，急迫唤余再诊。余见病者已起在外闲坐，稍停将脉赴诊，忽见脉细如发，七至八至，胃气全无。余私为之拟曰："昨晚在病，脉尚洪数，今病已愈，脉竟如是，此异事也。"再坐再诊，其脉亦然。考之于古，亦未见有如此之奇。余始与病者谓："病今已见愈，何须服药？但余行色匆匆，脉审未的，药且暂停。"俟余归时再诊。余即辞归。见有是脉，终觉心歉，每遇便人至省，余即辗转顾问，后余抵家，见渠体气益坚，始知脉之见细，或是邪气方除，正气未复之意乎！当即记之，以俟后之再考。

　　脉细如发，若有若无，明是内外邪去之征，若非在外闲坐，或已在床不起，实是可惊，未有不断病不可起。【自记】

治同族太学派文三长男字会京寒热
内伏病愈脉失案

　　凡病历久在床，经于几番挫折之后，其症虽愈，多有脉不即复，与正被邪郁，而邪既去之后，其症虽起，而脉亦不即复，且更见有若无若有而微，及细如蛛丝，与夫七至八至，胃气尽失，令人默为深恐，或有猝时之变，则病未有可定论者耳。然非治疗既多，则所见自少。

岁乾隆某年，族有太学派文三长子，名会京者，其病本是外感失治热成，故见身热口干舌燥有苔，及兼咳嗽便秘等症，脉则浮洪而数。余曰："此实内热证也。须得热去为善。"余用花粉、知母、炒芩、连翘、赤芍、丹皮之药，以清上焦之热，俾其大便结实，然后参用川朴、枳壳、大黄之药以投，且药初服一剂未解，再服以至三服而始解矣。但此在初并未有寒，止是身热无汗，及至解后，则身有汗，而诸热悉退，症见有寒。审其舌苔俱无，余用参、芪以固表，附子以固里，半夏以温胃，其病渐渐见愈。

余记此病起于十一月之中，延至十二月二十八九，而病全愈。病家订于新正初三请诊，届期赴诊定单善后，不期脉一入手，竟有七至八至，且有如丝如棉之细。余则私为之计，其人身已无恙，神色亦活，诸症既除，且能赴席陪饮。余思渠初危急，尚不见有此脉，今竟见矣，其故奚自？岂今愈之尚有不测之变耶？余忆多年曾治余房名印七七之子名鹤龄之病而愈，见有是脉，是时已立有案可查，后虽无恙，然总心怯，且此未便竟对病家惊恐。只辞于初六再诊定单而退。至初六早，余即赴渠再诊，病人愈觉精健，而脉竟改四至如常。余始欣然庆曰："此病已无恙矣。"于是将前不肯定单之由备述，以见病愈脉未即复，其不可见脉论脉，以疑病有反复者如此。

卷二下

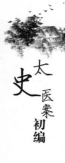

亦是病瘥脉见微细之象，即曰正气未复，脉应如是，然终反侧不安，当并录之以广目未概见。【自记】

病愈脉失，明是外邪已去，正气未即见复，故脉久久自随症愈。若脉久久不转，则症亦有罅隙可见，绝无病症全愈而脉仍有若失之象也。设师不为踌躇，不为顾虑，而竟率尔妄报，则病家惊疑，辗转更医，更不免有妄治之失，自应静镇，以待元气渐复可耳。【门人张廷献】

余问余父诊病万千内中，病愈而见脉失者止有其二，此实不过万中之一，而非病愈通同尝见之脉也。于此益征医道无穷，神妙莫测，有非寻常思议所能测者矣。【男省吾识】

治同县太学罗禹亮副室王氏五心发热案

县太学罗禹亮，因己素患喘哮，闻余在于伊叔继万家诊脉，与叔商其同席陪饮，叙以伊素患喘之疾试余。余切其脉与症，知其火被气逆，进用附、桂、沉、故等药而气始平。越日又与伊子汗出等症试余【另有治案】，余因伊子挟有湿热，进用利湿除热之药而汗即收。越数日，又以副室王氏之脉召诊，诊时亦不告其病症奚似，但以伊室身常不安为辞，余诊诸脉无恙，惟右关浮滑而数【病根即在脾胃】有如豆粒，问渠：“食后是否胀满？”答曰：“无有。”又问：“食后是否有噫？”答曰：“亦无。”但云：“心口、手心、脚心至晚热甚。其手心之热更极，必待手心各发一泡而愈。脚心热极，必用冷石点其两足而安，逾时再发。”并云：“服过白术，则病更剧。”余揣诸症虽热，但与内脉甚不相符，即云其脉见数，数即热候，其口自应见渴，何以诸脉皆平、口不见渴？因变其词以问："云既不胀不噎，其于食后当必见有昏迷眼合欲睡之象矣。"彼始应之曰："有。"且云："多服瓜菜则泄，不泄则五心皆热。"并云："谷食可有可无。"始信脉与症合。乃用大剂茯苓、陈、半、香、砂、附子温中散滞等剂以投。彼见单开附子，心甚诧异，云："手与足之心皆热，安有可用附子热药之理？"余答："余意更欲进姜，因见足下心多疑义，故宁不用，姑候服微有效酌投。"是时彼益惊恐，但因所信在先，未敢迫视，止问余："于何日旋归？"答曰："余尚有日。"遂信投服，并即加姜以进。厥后服已见效，乃有索其发热必用附子之故。余谓："热不远热，《经》已有言，但须分其阴阳虚实以为从违，使果热由实致，何以他脉皆平而脾独见浮滑与数乎？且热果结在胃，又何口不作渴，食则欲睡，及服瓜菜而更见有滑利泄泻之症乎？明是脾因湿至，湿自寒生。故脾得食则滞，滞则胸膈不消，气不宣泄，而有中心灼热之候，手足脾胃所司，脾不宣泄谷食，故手足亦见阻逆而有中心灼热之候。使或认为实热而用苦寒以折，则气愈不宣泄，而热愈甚而不可解矣。所以必用姜、附以温中宫之阳，俾阳得以内反而归，必用苓、半以导中宫之湿，使湿得以下流而不内阻，佐于香、砂以疏胃中之滞，使气得以通活而不窒。至云服白术而病益增，此亦由于寒湿内停，气不宣泄，而术有能闭气之意【凡气闭者忌服】。释其所以，可以明其脉与症合，及热不远热之意，但未可以粗心人道。"

若不于食后眼欲昏睡之处讨出消息，则彼五心热极，手心发泡，两足俱用冷石印贴，当必误作热言，而师总以脾湿寒反

卷二下

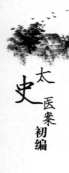

复顾问，以辨真伪，具见独出手眼。【门人张廷献】

治县东太学吴履中令堂邹氏潮热口渴案

岁乾隆乙卯春，县东太学吴履翁令堂在于余族弟字西翰家居住。族弟西翰是即吴履翁令堂之女婿也，上年甲寅冬月接住，年已七十有余，体肥痰盛。至冬接归，出门里许，即见痰晕，未敢送归，去而复返。至乙卯新正，倏尔身热口渴，信报履翁请医来里调治，医因路远不来，仍札①示余医理。余先诊其病脉浮洪而大，知其水气上涌，阳气隔绝不通，潮热口渴，症所应有。无奈渠家因妇年已老耄，稍有不测，心实不安，辗转思维，惟有向余问参可服。余曰："服则水愈上涌，勿服可耳。"渠又惊慌之甚。酌渠进用附、桂，渠亦心恐，姑用生姜捣汁，诱其可以散寒为题，渠方允从，随即捣汁投服，遂吐冷涎二口，其气渐平，渠方信任，夜又嘱渠再进小瓯，其气又平。次早始以昨进姜汁效见之处反复申明，谓："不进用辛热之药不能以起其病。若果是热非寒，何以进用姜汁而气其稍平乎？"于是商添附子、半夏各用三钱以投，服之而烧渐退，又再添加白蔻以降阴寒之气，而气全减。于是订期送妇回归，闻在轿中头竟不晕，设不先用姜汁取效，引渠进服极热之药，渠竟不服而退。

此亦中寒症耳。不如此唤用姜汁以诱其信，则附、半断不肯服。【自记】

---

① 札：原作"扎"，据文义改。

治福建漳州府平和县游画山消渴症案

消渴一症，本有上中与下之分，而实由中之胃，贪其醇酒厚味，久而不消，以致热成津枯，故尔求水自救。热成则必上输于肺，而子母受累，以致金受火刑而肺又处高深，上无津液下输于肾，加之胃之积热更或下移，则肾益见泽竭，使外所饮之水，随即建瓴而下，至此则必饮一溲二。且肾既无肺阴下济，而又上承君火，中挟胃热，所饮之水自必破关而下，以致内阴不守，强阳横肆，并或恣用石药妄投，以致溲浊如膏。斯时纵用水投，徒伤太阳膀胱，而胃与肾燥火，其坚如石，正如以水投石，水去而石仍在，何能入耶？不致消尽真阴，削其肌肉而后已。昔人谓：此下消之火，水中之火也，下之则愈燔；中消之火，竭泽之火也，下之则愈伤；上消之火，燎原之火也，水从天降可灭，但不宜攻肠胃，恐致过寒而生肿胀。宜得地气上而为云、天气下而为雨，若地气不升，乌能雨乎？故宜亟升地气以慰二农，升肾气以溉三焦，如加味地黄丸、金匮肾气丸，凡内用附、桂，使之蒸动肾水差得。然仍看其脉症施治，如上消则宜《宣明》麦冬饮子，中消则宜人参白虎汤，下消则宜六味地黄丸、金匮肾气丸、《金匮》文蛤散之类，然亦不可拘泥。

岁嘉庆戊午季冬，时有福建漳州平和游画山，因患消渴症见，请余施诊。余见六脉微缓而沉，肺脉尤甚，肝脉差起，小便甚多，肌肉消削，口渴不止，饮一溲二。余谓此脉沉缓而迟，而肺脉尤甚，肝脉略起，在初病见消渴，必是过服石膏、

卷二下

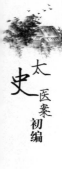
知母、花粉、蒌仁、贝母、犀角苦寒之药，伤其胃肺及肾，以致地气不升，天气不降之谓。依法正宜滋阴补气，使漏卮不至下泄。当用当归一钱、人参一钱、蜜炒黄芪四钱、升麻三分、玉竹三钱、福圆十个、桑螵蛸一钱、龙骨一钱、菟丝二钱、龟板一钱、木瓜四分、炙草三分，使其二气交合，霖雨四布。嘱其日服一剂，禁服苦茶，则病可以即愈。但余在伊药单内开服人参一钱，看其情意悭啬，不肯竟用，余意终觉心歉。后闻改用洋参替代，服甚有效，渴即见止，想是得芪升提之故，加之内有收肾固涩之药，则气不下泄，而渴自尔其见止云。

见渴治渴，人谁不知？然下无肾气上升，上无肺气下降，津从何来？自当追其病由，寻其根本以为施治则得。若止恣用苦寒，伤其肠胃而为水肿、腹胀、不食之症，则其命立危。【晁雯】

消渴不见脉洪而见脉缓而迟，已是正气不足之候，复任水饮建瓴而下，不为收摄，正是愈消愈渴，愈渴愈消之谓。案中所论治此甚明，不可忽视。【任绍音】

治新城县太学江纯翁长文郎字晓星水停心下作悸案

今人治病不曰是热，即曰是火，此不独医士类多如此，即在病家妇女大小亦无不交称是热是火，无怪医至于今，则惟高蹈自晦。

岁嘉庆丁巳夏五，有新城县江晓星者，召诊伊脉，伊云心下有似惊悸，想是心神虚损，故有是病。余诊肝脉浮洪滑大，右脉稍逊。余曰："现今饮食何如？"渠曰："饮食亦可。"余曰："食后曾作饱否？"渠曰："略有。"余曰："食后必有嗳见。"渠曰："有嗳。"余看晓老形体肥厚，内不甚坚，因问："现在所服何药？"渠曰："药亦未服，只有医开十全大补。"余谓："此属补药通剂，而究人病症有何缺陷、有何应补、有何不应补为是。此单休服。此病原是脏阴无火，水停心下作悸。盖心者火也，处于南离，一逢北坎水壅，则火忌水克而悸作焉。"时有问余："坎有二阴，中有一火，与水为伍，而火独不见惧乎？"余谓："一阳二阴同居于北，生时已定，岂此心居上拱，水离其位，凌心而致作悸乎？且不独于心作悸，而更见有坚筑短气，恶水不饮，冒眩之象。"渠曰："亦是。但病属火属热，人所共知，兹独曰水，实所未晓。"余曰："天地不能有阳而无阴，而人身不能有火而无水，水盛则火必衰，火衰则水必盛，一胜一负，理所应有。今人治虚，总曰滋水，治实总曰泻火，一水一火，情何偏好而不得平？独不观书有云，水停于心而见坚筑短气，恶水而不欲饮，甚则悸而眩冒，岂火之谓乎？水在于肺而见口吐涎沫，岂火之谓乎？水在于肝而见胁下支满嚏病，岂火之谓乎？水在于肾，而见腰腹重坠心悸，岂火之谓乎？水在于脾，而见少气身重与肿，岂火之谓乎？推而水溢大肠而见洞泄不休，水闭膀胱而见阴囊及茎皆肿，水聚于腹而见腹胀如鼓，水溢于经而见身肿如泥，水渍于上而见喘汗唾涕备至，水停于膈而见痞满坚筑时闻，又岂火之谓乎？且表寒而见身冷、厥逆、色惨，里寒而见冷咽、肠鸣、呕吐，上寒而见吞酸、嗳腐、胀哕，下寒而见足冷、溏泄、遗尿、阳痿，又岂因火因热而始然乎？但火人望而畏，而水人玩

卷二下

105

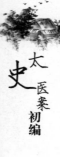

而褒，若果有火无水，则天所生利水、导水、泻水之药，皆属虚设，而《金匮》载用麻黄、防己、苓、术以治风水，细辛、肉桂、苓、半以治寒水，泽泻、牡蛎、商陆、海藻、葶苈以治热水，术、泽、姜、半以治水饮，白术、茯苓以治水滞，大戟、芫花、甘遂、牵牛、槟榔、木香以治水气，元胡、灵芝、琥珀、桃仁、红花、葶苈、白鱼、乱发以治水血，其方皆属空谈。总不若今时医千手雷同，皆称属火为愈。足下原属火衰水泛之病，何得通用十全大补滋水之药以补？"言讫，余开茯苓三钱、半夏三钱、肉桂一钱、牛膝一钱、车前八分，嘱渠服有十余剂而安，越数日渠报药效。余因执笔书次以为儿辈勖。

今时医士，遇症俱言是火是热，总不知有水症及有治水之方，观此可以自愧。【男省吾识】

治同县南邑庠邹瑞翁水涌汗出治略

岁嘉庆丁巳仲冬九日，余治县南邑庠邹瑞翁水闭汗出如雨之症，已将治法反复申明。其中忿世嫉俗，不无过多，兹则浑而约之。盖人病见多端，须于众病之中，择其病之最真者以为之本，余皆属标属伪，以免救头救脚之讥。余治瑞翁之病，症见甚多，有痰嗽、有口渴、有舌燥、有恶寒、有发热、有汗出、有便闭、有溺涩、有热退而手心之热不退，其症可谓繁矣，问其脉，多数而不缓。医者进用石膏、知母、黄连、黄芩、天冬、麦冬、贝母等药，似不得谓非是，无奈日服日剧，而饮食不思，脉见短数，始召余诊。余见脉数而软，一遇水逆上涌，则脉渐洪而健，及至涌极，则竟击指。俄而汗出热退，则脉消索张惶，其消索张惶果属热乎？饮食惟热则消，惟火则思，今既服凉不食，其不食果属热乎？口渴喜热而不喜冷，其不喜冷果属热乎？舌燥时起时止，但实热之燥，其燥无已，今竟燥而复止，止而复燥，其燥果属热乎？嗽有痰出，色黄则热，今嗽痰出不黄，更见雪白，其色白果属热乎？疟则一日一发及间日一发，方为正疟，今倏忽无定，其不定果属热乎？疟则寒热交战，其势甚急，今竟寒不啬啬，热不蒸蒸，其不啬啬蒸蒸果属热乎？汗出透床过席而汗上身则多、下身则少，且于发汗之先，更不见有烦躁，其不见烦躁汗出，果属热乎？余因握定脾有白痰如雪，及饮食不思一节，是为通身病见之本，合之右关，见有小珠溢指，定是脾寒脾湿，水涌为汗似疟无疑，他症只是此症流出。余计是病，余已用药七剂，其七剂在初止用轻平辛温小剂，内有半夏、防风，而病者即以半夏劫阴、防风过表为疑，余曲导之而服无恙。再服而痰嗽略稀。三服而溏粪微下，其手足之热无有。四服大加姜、附而汗少热微。五服进用川椒而寒去，其小便略疏。六服而诸症俱除，寝亦甚安，但舌燥仍在。七服而舌燥觉增，病家不知此病因于寒湿既除，残阳未收，火未归宅，仍在上焦浮游，稍用甘平，舌可即润，胡为求愈心急，以致议论横生？独不思余未治之先，症见甚多，服无不愈，若果属热属火，岂有手心之热可以即除，汗可以即收，渴可即减，痰可即无，嗽可即稀，并或时寒时热可以即愈乎？乃竟背余进用大苦大寒之味，不惟舌燥仍在，且更使痰复壅，挟气上冲，迫至临危告急，生气既无，火气渐灭，而病反复无定，药亦更变不一。数耶？命耶？抑亦人事尚有未尽耶？吁！误矣！

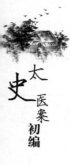

以十愈八九之病，因一舌燥未除，任听在内有权医士为之颠覆，岂非寿数已定，有难挽回于其中欤！其中是非，玩之自见。【自记】

治房叔祖印七七孙经十八身腹水肿案

身腹水肿，手按不起，腹色不变，其症繁杂不一，而究其端，不外风水、风湿、风痰、风热、风毒与夫水湿、水气、湿热及或寒湿、食积、诸虚夹杂而成。究其经腑与脏，在表则有在于表之上下，及经及肤、骨节之殊，其症俱属风水。在腑则有气不得营而见一身尽肿，寒湿挟饮挟食而见胃气不消，风痰内涌而见中满气壅，湿热郁于膀胱而见小便癃闭、大便俱塞，与夫水热气交闭于腑之异。在脏则有寒气，在表犯肺而见气喘水湿乘虚，犯脾而见肤肿恶血不散，而有肿肝之别，与夫诸脏俱虚则有脾肾虚寒，而见水溢脾肾，阴衰而见水逆脾肾，土衰而见水泛脾湿，火衰而见水渍，气虚而见血化为水之分。水肿见症，大抵如斯，而总不越以水为害。

至其辨症：大约阳脏多热，热则多实，阴脏多寒，寒则多虚；先滞于内而后及于外者多实，先肿于表而后及于里者多虚，或外虽肿而内不肿者多虚；小便红赤、大便闭结者多实，小便清利，而大便稀溏者多虚；脉滑而不软者多实，脉浮而微细者多虚；形色红黄，声音如常者多实，形色憔悴，声音短促者多虚；少壮气道壅滞者多实，中衰劳倦气怯者多虚。

其治法：大约因风，则宜桂枝、防风、秦艽、羌活、柴胡、蝉蜕、全蝎、荆芥之类；因水，则宜茯苓、泽泻、车前、猪苓、赤苓、木通、瞿麦、萹蓄、滑石、栀仁、灯草、赤小豆、椒目、葶苈、续随子、大戟、芫花、商陆、干笋、甘遂之类；因湿，则宜苍术、防风；因寒，则宜附子、麻黄、川椒、生姜；因热，则宜芒硝、黄连、黄柏；因血，则宜三棱、红花、苏木、血竭、阿魏、肉桂、灵脂、元胡、川芎、牛膝、香附；因食，则宜砂仁、神曲；因寒因痰，则宜半夏、生姜；因气，则宜广皮、木香、乌药、紫苏、川朴、茴香、桑白皮、杏仁；肿在于皮，则宜地骨、茯苓、大腹、生姜、桑白、五加等皮；肿属于虚，则宜白术、地黄、淮山、枣皮、黄芪、硫黄、附子、肉桂、肉豆蔻、人参、黄芪、甘草，但此肿而不胀，则肿在水而气不坚，凡一切枳、槟、枳壳、丁香、白蔻、故纸、沉香，下气迅利之药，切勿轻投，犹之鼓胀在气，则一切升提呆补之药，亦勿轻用【宜记】。

岁乙卯春，余族印七七祖之孙，因患水肿之症，召余往诊。余见六脉浮濡满指，而右寸尤甚，按其肿处浮而不起，知其水溢于肺。索其前单以示，皆是破血破气之药，宜其药不克应。余以连翘、栀子、茯苓、泽泻、牛膝、滑石、葶苈、木通、防风、苍术轻平等药，服之而肿即消。于此见其用药宜慎，不可见肿即疑是气，而用大苦大下之药，以致真气愈消，而不可以药救也。

鼓胀忌用升补，水肿忌用苦降，此实理应尔尔，但或病有变迁，治有逆施，则自有症有脉可察，切勿轻手妄用。【自记】

卷二下

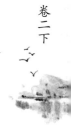

· 109 ·

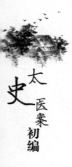
治余县仙四都大禾坵表弟张宗伯黄疸案

疸病，书载有阴有阳，则症与脉自有阴阳之分，而脏亦有阴阳之殊。所以书载疸阳其脏亦阳，其黄明润，其形坚强，其气雄壮，其症烦躁，身热口渴，多食善饥，小水热痛，或大便秘结，脉洪滑有力，此是阳疸；又载疸阴其脏亦阴，其黄暗晦，其色憔悴，其气短小，其声低微，其性畏明喜暗，或怔忡眩晕，畏寒少食，四肢无力，大便下泄，小水如膏，是为阴疸，与病阳疸之症大相径庭。但此人所易辨，惟有阴阳错杂，寒热互见，虚实混淆，症实难明。谓之是阳，而阳有阴杂，或其胃气不壮，正气不振；谓之是阴，而阴有阳见，或是五心发热，二便俱涩。温补恐其热助，苦寒恐其寒胜。非不辨其邪正，审其脉息，分其轻重，别其先后，使药归于至平，何以克效？

岁乾隆乙亥，余因张宗伯病疸求治。余谓："治疸之法，举世通用茵陈、栀子、大黄、苍术、炒柏、连翘、泽泻、枳壳以治阳，茵陈、苍术、桂枝、附子、干姜、川朴、半夏以治阴。然治阴治阳，其药甚多，斯不逐一分辨，则尤有碍。

如邪初在表，不论是阴是阳，症见恶寒、头痛、发热，即当急为表散【切不可早用凉药内陷】，如桂枝、麻黄、升麻、干葛、柴胡、羌活、独活、防风、荆芥、薄荷、川芎、桔梗、香薷在人选用；有湿则宜泽泻、茵陈、栀子、苍术、茯苓、木通、车前、滑石、赤小豆以为开导；有热则宜大黄、黄柏、连翘、黄芩、黄连、硝石、石膏、知母、苦参、常山、桃仁、菊花、灯草以为清解；有寒则宜附子、生姜、川椒、巴霜、吴茱萸、白蔻、砂仁、使君子以为湿燥；有痰则宜南星、半夏、天麻、矾石、广皮以为开豁；有气则宜枳壳、枳实、川朴、槟榔、青皮、杏仁以为苦降；其有坚积在肝，而见黄肿，则宜青矾烧变为皂而治痰湿血块；至于坚积在脾，则用锅煤以磨，并用针砂醋煅化为黄衣，以下而消其肿；酒积挟热内触而见黄肿，宜用瓜蒂一味以吐；气血俱虚而见脉沉，则宜当归、白术、人参、黄芪、炙草、猪膏、乱发、鳖甲、白芍、苦酒以为温补，尤宜相其病症以施；若是女疸而见额黑，则宜硝石、矾石、大麦粥汁和水以服；瘀结疸燥，则用猪膏、乱发；女痨湿热内乘，则用东垣肾疸，药皆升发利湿，如升麻、防风、羌活、独活、柴胡，皆用其根。如是融会贯通始得。

今兄形瘦神枯，饮食不进，似非甚实，而六脉惟肝与脾弦涩，则又似有久湿久积固结于脾于肝，但不先扶其胃，则诸药不行。当用茯苓、砂仁、广皮、半夏以温其胃，胃胜则谷食日进。随用丹溪小温中丸，取其内有针砂及加锅煤以除脾积。并用蓬头祖师伐木丸，取其内有皂矾伐木以除肝积，则其疸始化。若徒执其阴阳二疸而不分其先后急缓，反加磨积之药，必致流连不解。"

阴疸阳疸，迥然各别，即阴阳错杂疸，是亦所易辨。惟有女疸额黑、瘀结疸燥、暨房痨肾疸，并湿热坚积肝脾之当留心细察。【男省吾识】

经治同乡疫病盛断案

疫病最易传染，余素不理，但值亲族邀诊，明知情有难

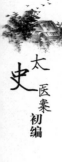

却，不得不顺其意以为之投，况有疫属不知，因其召诊情切，又乌能却其情而不诊哉？

岁乾隆乙巳春，余族疫病盛行，每至病所，问其病之父兄，病起何时。渠曰病起未久。问其病之苦欲，病者懵不能对，并看病之两目或黄或赤。问其病者有无作痛，或曰在头在胁。伸其两手以诊，但见热如火灼。诊其两寸与尺，又见或无或有，出没不定。问其病之左右，有无作寒。或曰初起凛凛，以后但热无寒。唤其伸舌以看，但见彼病未久，舌有粉渍，若病已久，舌即见有黄黑之苔。且问病者左右，病人夜有谵语否。渠曰自病起以迄于今语多不伦。余见病情病脉，是属疫传，历历不爽。余不明言是疫，惟嘱善为调停，多为问卜，仍看其疫在表在里，拟开一单以为疏导，而三阳发表之药，总不妄进。时有相知问余："尔何知病属疫，而以疫断？"余谓："疫病在昔吴又可已言，疫病之症与伤寒之症大不相同。伤寒初发则有恶风、恶寒、头痛、身痛等症，及其发热而仍恶寒不解；此则初觉凛凛，以后但热而不恶寒。伤寒投剂，一汗即解；此则发散，虽汗不解。伤寒不能染人，此则能以染人。伤寒之邪，自毫毛而入；此则自口鼻而入。伤寒感而即病；此则感而后发。伤寒汗解在前；此则汗解在后。伤寒可使立汗；此则俟其自溃，而有自汗、盗汗、战汗之症。伤寒不能发斑；此则能以发斑。伤寒感邪在经，以经传经；此则感邪在内，邪溢于经，经不自传。伤寒感发甚暴；此则或多传滞，或渐加重，或至五六日忽然加重。伤寒初起，以表发为先；此则初起，以疏利为急。其所同者，皆能传于胃腑，而用承气导邪而出。伤寒自外传内；此则邪透膜原，根深蒂固，发则与营卫交并，交

·112·

并则营卫受伤，而邪始能以出，而病可愈，所以一发不用别剂，而用达原饮之由来也。但止只是治疫表盛之邪。若痞满腹闷，则当用瓜蒂散以吐。小便不利，则当用茵陈汤以解。便秘舌苔由白而黄，由黄而黑，鼻如煤炭，则当用承气以下。大渴不止，则当用仲景白虎汤以播，气虚略加人参以助。仍看表多于里，则当用达原饮治表为急。里多于表，则当用承气通里为先。总不可用伤寒正治之法以行。

此时行疫病治法，不过如斯，至有一室共染，合境共酿，而至尸虫出户，委巷投崖，此是天地之大疫。喻嘉言论之甚明，谓初见此而有恶寒发热头痛，宜用败毒散；燥热无汗，宜用通解散；头痛如破，宜用十神汤；若兼瘴疠，脚膝疼软，宜用独活散。此是治表之法。若一病便见壮热无寒，多汗神昏，呕恶痞满等症，则又当从凉膈、双解、三黄石膏、黄连解毒等汤，两解表里之法选用；如见头面肿甚，喘燥舌干，憎寒壮热，多汗气蒸，此是湿热伤头，病名大头瘟，宜用普济消毒饮，不治即死，其肿仍宜分其部位以推，如在前额属阳明则加石膏，内实加大黄，发于耳边左右额角属少阳加柴胡，便实亦加大黄，发于头脑项下并耳后赤肿属太阳则，又当用荆防败毒散加芩连，或用砭针以刺；又喉失音、颈大腹胀，此是湿热伤于头颈，病名捻头瘟，当用荆防败毒散，及加金汁一杯尤妙。又胸高胁起，呕血如汁，此是湿热伤于中焦，病名瓜瓤瘟，宜用生犀饮煎服，虚加盐水炒人参，便结加大黄，口渴加栝楼根，表热去苍术与^①黄土加桂枝、川连，便脓血去苍术倍黄土

---

① 与：原作"之"，据文义改。

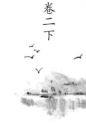

卷二下

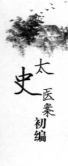

加黄柏，便滑以人中黄代金汁。又遍身见有紫块，忽然发出霉疮，此热毒伤于血肤，病名杨梅瘟，宜用清热解毒汤送下人中黄丸，并刺块出血，以消其毒，气虚则用四君子送，血虚则用四物汤送，痰盛则用二陈汤送，热盛则用童便送。又遍身发块如瘤，流走不定，朝发夕死，此是热毒伤于血肤，病名疙瘩瘟，宜用三棱针刺入委中三分出血，及服人中黄散。又肠鸣干呕，水泄不通，此是湿热注于上下，病名绞肠瘟，宜服双解散探吐。又便清泄白，足肿难移，此是湿热伤于下部，病名软脚瘟，宜用苍术白虎汤。凡此七症，大约伤气则见头项肿痛，伤血则见肢体疙瘩，伤胃则见呕汁如血，伤肠则见水泄不通，及至入脏则懵不知人，不待药救则毙【此宜深知，免其招谤】。总宜以症为凭，无尽以脉为诊耳。但察疫病便结，毋拘粪硬不硬，此属湿热，便多见泻。更有外冷如冰，口气微冷，似属阴寒，若不察其小便赤涩，但据外症投剂，未有不误。且疫壮热，不时作汗，此时邪踞膜原，有汗热不得解，必俟伏邪已溃，表气行内，精气达表，表里相通，振振大汗，邪方外出，此名战汗，其汗通身如雨，勿作脱看，并有几回战汗方愈，不可不知。但余止据书呈，故病亦从书断，未敢妄置一喙于其中也。深于医者知之。"

疫病本有时行、大疫两种，但时行毒浅可治，而大疫毒气更深，则难治耳。若至病所辨其是否病疫，大约不越案内所载，可即查之自明。【门人张廷献】

疫病本与伤寒之症不同，故用药亦与所治伤寒之药大异，但达原一饮，止治疫初邪盛于表，若至内气既盛，则或胸满胃燥，溺涩便闭，其治不尽在于达原，而又在于或上、或中、或下，即见热成之处以为分消。若使大疫，则或伤气、伤血、伤胃、伤肠、伤脏，亦不越乎清热解毒之意以行其中，仍看气虚、血虚以为兼理。若使症见汗出，气弱无力，此是内邪已溃，得汗则解，切勿认作虚看，脉见或有或无，亦是疫邪内闭，切勿谓脉虚弱，而用温热以投。此理吾兄论之甚明，可即按其所见以为施治。【晁雯】

治族侄东川长文郎字文玛疫病案

疫病由于毒气传染，入于口鼻，留于膜原，一染而即发热不断，舌则见有黑白黄苔，既不可用三阳升提之药以助热，又不可用滋阴归、地之药以滞邪，惟看毒气浅深，酌其疏利、攻逐轻重以为调治。

岁乾隆戊申，余族瘟疫盛行，东川文郎，先于旧腊传染。余见胸腹胀满，有热无寒，大便不解，头痛耳聋，已知是疫。其病有一，岳父与余商用六味地黄及加天冬、麦冬，余亟止之。既而用之不效，且见复传，始悔于药不符，仍札委余调理。余因渠家信任，情实难辞，勉强支应，但不先期言其病之去路，必致信而复止。余用黄芩、知母、槟榔、川朴、枳实、大黄，嘱其多服则解，解则身必战汗外出而退。逾时药停大便复闭，闭则复潮，潮则又服此药，或一剂以至数剂，大便复解，解则汗出潮退，转辗便仍作秘，而潮复作，治仍不离原药，但后之潮，较前之潮稍轻，仍应再用前药而愈。无奈委之至再，始虽见从，至久急欲见愈，必致中而复疑。适有亲房一医从中惑乱："乌有久

卷二下

· 115 ·

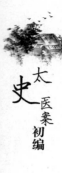

病之症，可用如许下药之多？再下必致见毙。"于此急用参救，尚可挽回。渠家半信半疑。余嘱切勿用参，奈医贴近病处，余实莫咀。果尔用参气粗，仍信余用下药而愈。

　　疫病之邪，何以虑其久下则虚，坚必进用人参。此是妄为想象，妄为猜估，并非从病根蒂追求。【男省吾识】

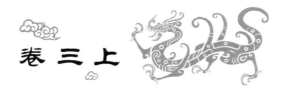

卷三上

治族字廷彦之子字逊玉气喘身热案

枳壳、桔梗、杏仁止治风寒伤肺及或外邪内结于胸，症见咳喘而设，若使喘由内虚，其气自脐而奔，不由胸发，则治当自内平，不可外解。

余于乾隆乙未孟春，治余族侄字逊玉气喘一症。初邀余治，审其气急，确不由胸而发，自昼至夜，睡皆用被衬背，靠被而坐，而不可以平仰。气则自脐下奔，身则壮热不退，胸则随气上筑，声如拽锯，脉则洪大而滑，两寸与关尤胜。索其所服之药，皆是枳壳、羌、防及杏仁破气之品，则药与病左而症滋甚。且细审其饮食，则半粒不入，口则喜饮热汤而冷不喜，舌则苔白而滑。知其虚重在火而次在水，况肾化源亦亏，肺则燥裂不润。因用自制六大暖胃饮，内除半夏加白芍、牛膝、车前、补骨脂、五味、麦冬煎服，服之，病随药减，而睡自可平，仰无事矣。

愈后渠问："此气自何而生？"余曰："天地止此一气以为磅礴，人身止此一气以为运用。若天地无气，则三光不明，五岳失坠。人身无气，则形气寂灭，有死而已。昔轩岐谓人诸病皆因于气，又曰百病皆生于气，遂有九气之名。如有所怒致气

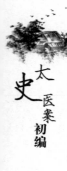

逆而不下，其症必见呕血、飧泄、煎厥、薄厥、阳厥、胸满胁痛、喘喝、心烦、消瘅、肥气、目暴盲、耳暴闭、其筋缓，发于外为痈疽【怒伤肝】。喜则气和志达而营卫通，其症必见为笑不休、其毛革焦，为内气、为阳气不收，甚则为狂【喜伤心】。悲则心系急，肺布叶举而上焦不通、营卫不散，其症必见阴缩，气并于肺而肝木受邪，金太过则肺亦自病，热气在中而气消【悲伤心肺】。恐则精神却，却则上焦闭，闭则气还而下焦胀，其症必见伤肾，肾属水，恐则气并于肾而心火受邪，水太过而肾亦自病【恐伤肾】。寒则腠理闭而气不行而气收，其症必见伤形，形属阴，寒胜热则阳受病，寒太过而阴亦自病【寒伤形】。热则腠理开，营卫通，汗大泄而气泄，其症必见伤气，气属阳，热胜寒则阴自病，热太过则阳亦自病【热伤气】。惊则心无所依、神无所归、虑无所定而气乱，其症必见伤胆，胆怯则内有怵惕，如人将捕、眼慌不能以振、手握神昏、气不克呼、声不克作【惊伤胆】。思则心有所存，神有所归，气留不行而结，其症必见伤脾，脾属土，思则气并于脾而肾水受邪，土太过则脾亦自病【思伤脾】。劳则喘息汗出而外皆越而气耗，其症必见喘渴自汗、身热心烦、头痛恶寒恶食、脉大而虚【劳伤气】。凡此九气，所见不同，而究气之源发于肾，出于肺，统于脾，护于表，行于里。又曰人身有宗气、营气、卫气、中气、元气、胃气、冲和之气、上升之气，而宗气尤为之主。其曰宗气、元气即气之发于肾也；曰中气、胃气、冲和之气，即气之统于脾也；曰上升之气即气之出于肺也【归结仍是肺脾肾】；曰卫气即气之护于表也；曰营气即气之行于里也。

　　盖气周流一身，出入升降，昼夜有常，曷尝有病？是以圣人啬气，持为至宝。庸人役物，反伤太和，加以六淫外感，气失其常，而病斯作。是以景岳立论以治七情之法，则以悲哀苦楚之言以治怒，欢喜谑浪之言以治悲，死亡恐怖之言以治喜，污①辱欺诳之言以治思，更相互制。其治六淫，则以苦寒以治风、火、暑、燥，辛热以治寒、湿。其辨七情六淫虚实，则统于形强气壮，胸高气喘、痞满壅热、口燥舌干，声暗剧痛不休、痛不走移拒按、两胁胀满、面色青黄、暴怒气厥、不省人事、脉见实数滑大、气逆汗闭不出、闭结发渴喜冷、胀而能食、气兼头痛发热、恶寒身热，皆作实看；如其形痿气怯，心下悬空，神气解散，畏寒口冷，舌润声低，痛无定处喜按，久病懒语，神昏不敛，脉来虚迟涩小，气短汗出不止，泄泻燥渴喜温，胀而不食，腹痛自利，无热无寒，手足厥逆，皆作虚看【归结仍是虚实二字贯串】。兹贤侄病见之气，即是肾气上奔之气也。今定是单无错！越日告病服药有应，因述气病之论以晓同气。

疏出正气、病气根源，犹在临症之时，将此虚实二字逐一分剖，方无错误。至于逊玉所沾是病，原是肾气上奔，并非风寒外感，吾父临症即知，故尔治之即效。【男省吾识】

拟上欧阳枭宪气脱胸腹似实案【乾隆甲午腊月初一申】

按《经》言气分三焦，上焦如露，中焦如沤，下焦如渎。盖缘肾为气之根，肺为气之盖，脾为气之统。故气自肾上升于

---

① 污：疑为"侮"之误。

卷三上

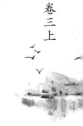

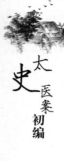

肺，肺则随呼随吸，而气不令其上脱；自肺而归于肾，则肾随收而随升，而气不令其下夺；脾则居中坐镇，随其上升下降接引，故能选运无穷，周流无息，布于中外，运于一身，而变化云为，无不泰然自得。一有伤损，则气上升不收，下降不返，有呼无吸，或二便自遗，脱肛不缩，或气如雾出，汗如雨下。

宪台政司风宪刑名总会，清心寡欲，遇事劳苦，不假他手，自昼至夜，日昃不遑，以致神昏气耗。于是气从上升而如雾而肺不盖，故见呼多吸少；气从下行而不缩而肾失守，故见下夺而肛脱；中则失升降不统，而症于是而备见焉。并诊其脉洪大异常、重按无力，有似真脏脉见。斯时病已告急，补之不暇，收之宜亟，凡一切耗气散气之药概不敢用。且今胸腹气胀，皆是虚气冲突，勿作实看。余本山僻，自揣学浅，闻见有限，既承下顾，自当实告：若不急用附子、肉桂、地黄不能以顾下焦之肾而收肛脱，不用人参、五味不能以收上焦气散如雾，不用白术、甘草不能以固中焦之脾而使上下接引。此方增一不能，缺一不得，宜亟用之，稍迟则脱。生见如斯，未知当否，合共商之。

症见上下交脱，而犹转辗迟回，思作实治，不无有误。
【晁雯】

治临川县西姓王字朝栋气胀不消案

气胀认属气虚，治法迥殊。盖气虚脉多沉细，气胀脉多洪大。气虚气短，得食则安，气胀气短，得食则剧。气虚食后则快，气胀食后则饱。气虚二便通活，气胀二便多闭。气虚得补则精神倍添，气胀得补则精神昏倦。气虚身体日见消瘦，气胀身体日见浮大。气虚人虽消瘦，不见黄肿，气胀人身肥壮，益见浮胖。气虚痰少，气胀痰壅。此气虚气胀症有不同者如此。医者不细读书，或得俗医口授，或仅涉猎剿袭，妄以气实作虚、气虚作实，欺骗乡愚，以应枵腹①，可恨殊甚！

岁嘉庆丁巳季夏，临川县西有一姓王，字朝栋，秉体素阴，食多胀满，语言不接。医者进用参、芪，其胀益甚，以致眼目昏花，脚软无力，精神不振，大便硬结，寒热交作，水停心悸，炎炎作震，犹似胆怯之状，一身上下手足诸症悉备。召余往诊。余曰："近日是何医治？是何药品？"渠对："已有单在。"余见单开眼目昏花竟用白菊、蔓荆，精神不振竟用黄芪、茯神，脚软无力竟用杜仲、续断，寒热往来竟用柴胡、黄芩，二便不解竟用大黄、川朴，小便不通竟用茯苓、泽泻，头苦作痛竟用羌活、防风，手足麻痹竟用当归、川芎。凡其头尾上下、手足里外所见，无不冗统杂投，设有千百症见，即用千百之药。余曰："此庸医也。

盖人一身上下周围症起，而其病根自有其一。书言，治其一则百病消，治其余，愈增别病。此非失一治百之谓乎？无怪病缠至今而不愈。自余论之，病止在于中州胃寒，命门火衰，食不消运之故。盖中州强，则痰不上壅而目清，凡白菊、蒙花，可不必用；中州强，则谷食下行，气不上升而头不痛，凡川芎、白芷、羌活可不必用；中州强，则谷食上输于肺，而气自生、血自活，凡川芎、芪、术之药可不必用；中州运，则谷食下荫

① 枵（xiāo）腹：空腹。比喻空疏无学的人。

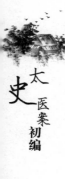

而两脚有力，凡杜仲、续断可不必用；中州运则气血营运而寒热不作，凡柴胡、黄芩可不必用；中州强，则上下气运而二便即通，凡庄黄、川朴、茯苓、泽泻可不必用；中州强，则水道行，而水自不上逆而过颡，凡收涩固汗之药可不必用。今医所用之药俱是攻围广设以求一遇，岂真寻源救本之治哉？"余用附子、半夏、仙茅、胡巴、丁香、白蔻、沉香、故纸、木香、砂仁、姜汁、茯苓，嘱其日服一剂，久则中焦爽、饮食消、精神治而诸症自尔渐除矣。目今服已多剂，饮食渐加，身竟轻快，非是中州以温为补之谓乎？笔记于此，以为诸医以作为虚戒。

　　病症纷杂，不能一索贯通，自难下手，此案病源总是中有寒湿阻其中道，故而上下手足头尾，无不皆有病见。若止治上之头，而下之尾又失，治下之尾，而上之头又失。自应寻其病之结穴实在于中之①，当从中以治。但今头痛治头，脚痛治脚，比比皆是，谁知治有如此贯通之悉归于一者乎？玩此可以触类反三。【晁雯】

治族叔祖字君胜第二文郎号允才气喘身热案

　　余于乾隆壬辰之秋，值族叔祖君胜第二文郎号允才身患喘热之症。允才年止十三，其热久伏未出，因新有感触，其伏邪从内而发。始则头痛如破，有热无寒，继则气喘神昏，脉滑而大，苔黄，自利。盖此虽新有感，在初止宜进用葱白、香豉，

------

① 之：疑衍文。

俾表即从葱散，随即应用石膏、知母、黄芩，不致其热滋甚。乃有一医与渠至亲，谓渠热久不退，恐有肌邪未解，遂用大剂升麻、柴胡、葛根以投。服之气益见粗，热益见甚。时余在旁细审，知其热从胸结。诊脉轻取浮而且滑，重按则涩而实，知其大便已闭，遂用大剂芩、连、石膏、知母、瓜蒌、大黄、枳实等药连进数剂，凡一切表药俱除。越一日喘止热退，然后进用滋阴之药，以救已竭之阴，俾火得随阴附，营气通达而外邪亦不敢复扰故道矣。惟是辨症不真，则用药不果。倘以内症作外，及或知症属内而犹兼用外药，混杂以治，以致药不克专，未有不失。

热气上冲，不用大苦大寒下降，无以救其焦燥之势，此惟见症明确，故能效立见臻。【晁雯】

治新城县州同姓杨号权也肾气上奔将脱危案

病有由于上起而症反见于下者，最不可用治下之药以降；治有由于下起而症反见于上者，又不可用治上之药以提。此理甚明，人何不晓？

岁嘉庆丙辰冬腊，余在府城所治中外之病，人所共知。时有权翁因食烧酒过度，痰气上逆，昏迷不省。复有城中医士心粗气浮，见其气奔痰涌，两肩高耸【便是肾气上奔】，进用附、桂、姜、半，未常不是。独惜参用桔梗、白附、天麻、僵蚕、贝母等药混同妄进，而桔梗用至一钱五分之多，吾不知其意义奚似。其颠倒错乱，殆有若是之甚者耳！以致气喘大汗，胸膈

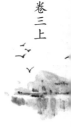

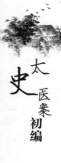

痰响如雷，人事不知，手则寻摸不定，脉则细如丝发。余谓技艺不精，何苦如斯？独不观《经》有云：诸上者不宜再上，再上则飞越矣；诸下者不宜再下，再下则寂灭矣。今气既见上奔，复以桔梗升提之药再进，其不飞越而死者鲜矣。余见是症是脉，危迫之极，姑用姜、附、苓、半之药以投，外加沉、故、五味使引痰气归肾，以救桔梗上升之失。渠家问余："此病尚可治否？"余曰："此病已剧，急治或可以愈。"诸各亲友见余言词甚危，强留余饭未允，病家亦见病急，一面着人出于城东，商议信通于家，一面着人急于药铺买药。幸药一服而病减，再服三剂而胸痰不响，心亦渐明，脉亦渐平，而气得其所归而不复起矣。次日请余复诊。渠见余用一指独施，渠谓："诊脉原是三部，应用三指并诊，如何专用一指？"余曰："余用一指，今已有书，非敢妄用。独惜今人闻见有封，而不晓耳。"渠曰："昨病昏迷，不知先生曾为余诊。兹幸先生施治心明而始知焉。"余见六脉已如平人。但渠坐之既久，语话尚有未甚清晰之处。复于原单重加附、半以投。越一日渠因女归期迫思归，复召余商在途所服之药。余问："归途尚需几日可以赴家？"渠曰："不过三日即至。"余恐在途或有冒感而症复发，遂于原单酌加姜、葱，每日进服一剂。奈有先治之医，犹望是病不愈，或得前愆自盖，讵知病已在途，逐日渐减，以致是非益明，而有万莫辨者矣。

肾气上奔，妄用桔梗升提奔越，不惟病症不明，亦且药性不晓，吾父换用沉、故、五味下降，效立见奏，始知伊被先医之误。【男省吾识】

药不用枳壳，单用桔梗，务必认症与脉明确，方不偾事。不信但看吾师之治伊之元孙大小便闭，而用一分桔梗，其效若是之捷，真有不可思议者矣。【门人张廷献】

治余贱内罗氏心腹胀痛案

治胀须明经腑中外，不可冗统混理。如余贱内，素禀火衰，兼因胎产，气血有损，经腑中外皆属阴气内凝，每服附子补火，姜、半、香、砂、吴萸温中理痰除湿，黄芪补气等药，等若食饭，晨夕必需，病已顽矣。间或停药，遇有食滞，心必痛甚，必照原单日服数剂而减，可谓病与药应。

乾隆壬辰夏，余因有事往外，贱内痛仍如旧，当捡旧服茯苓、半夏、香、砂、姜、附等药以投，不应。余归，知其病痛不除，遂问："心口左右是否有胀？"答曰："胀甚，欲手重击。"又问："胸膈上下是否见有嗳气？"答曰："无有。"并云："他日服过原单则病渐除，此则服仍如故，亦不滋甚。"更见其脉寸关浮急，余因有悟，乃用广皮、青皮、艾叶、大腹皮、良姜、薄荷、苏叶、厚朴一派轻疏小剂之药以进。是日服止一剂而痛即减，再服一剂而胀亦除。次男会图母侧奉事，见服是药即愈，遂进余处细问。余曰："此胀在于皮肤间也，故见皮肤欲用手锤，而无肠胃嗳气之症。若胀在于肠胃，则症必兼嗳气，而身欲手锤之症自少。香、砂、吴茱萸之药止可以行肠胃之气，于与治此病何涉？故治自不克应。今用广皮、青皮、厚朴、大腹皮之药。借其草木之皮，以达病间皮里之病耳。宜其药与病应而效见矣。"言讫，余男会图遂以笔记余言。

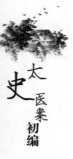
病有经腑之分，故药亦有经腑之别。若止见病猜估，大谬。【晁雯】

治崇仁县三十三都曾进义之子热气腹胀案

满者，满而不空之谓；胀者，胀而悬出之形。盖言满即是胀之渐，言胀即是满之成也。但满与胀，多在胸膈胁腹，随其邪气深浅而亦不定。盖胸属肺属心，其位至高；膈与胁属肝，其位在于胸下；腹则是脾所主，又较胸膈而更下；至于少腹又是厥阴肝主，故其位又最下矣。是以位有上下，症有表里。如症在于躯壳之胸者，是为表中之表；在于躯壳膈胁者，是为表中之中；在于躯壳大腹者，是为表中之里；在于躯壳少腹者，则为表中之至阴。若胀满更连心腹脾胃，则合表里上下脏腑具备。

凡病而言在表，多属风寒暑湿燥火六气所侵，其满其胀只宜升散，不宜清润，在中只宜温和，不宜苦降。斯得治满治胀之旨。若一见其胀满即用苦寒，未有不引邪入至阴而为无穷之害【要着】。惟于邪初在胸，或见有热则当察其兼症，审其是风是寒，早用麻、桂、升、葛分其部位以为开发【最要】，则胸之胀满自不至踰于膈于胁。继而入于膈胁，其满其胀必见有热，犹可进用辛苦而令表里俱解。惟有邪已入腹，而见由满而胀，由胀而鼓，外邪既已内陷，内之痰食水血与气，又乘邪气胜负而交凑之【势所所致】，则满者愈满，胀者益胀，于是正气已阻，谷食不进，生气益削【分明】。所谓病至腹胀莫治。盖此内外邪踞，将何所施？

历观书载治方，有用麻、桂、柴、葛、苏、荷、防风、苍术，非是以散在表之邪乎？有用苓、桂、姜、半，非是以消胸膈及肠湿乎？有用桔、壳、沉、吴萸、川朴、青、陈，非是以疏胸膈及肠上下之气乎？有用香、砂、楂、曲，非是以开胸膈谷食不消之滞乎？有用归尾、蒲黄、元胡、乳、没、香附、桂心、川芎，非是以导胸膈血分之郁乎？有用苓、连杂于姜、半同投，非是以泄胸膈之热乎？有用甘、术加于苓、桂之中，非是以壮胸膈气短不接之胀乎？有用大黄、巴霜、朴硝、桃仁、蟅虫，非是以除大腹硬满之结乎？有用栀子、胆草、泽泻、木通，非是以泻肝气之结乎？有用使君、南星、槟榔，非是以杀虫结之胀乎？有用加味肾气、黑锡丹，非是以补肾气不足之意乎？有用严氏实脾及补中益气，非是以补脾肺不足之意乎？但其升散、消补、攻下皆有兼症兼脉可考【于此最要】，及相邪气深浅部位以求【此尤要】，总不宜见胀满即用苦寒。

岁嘉庆孟秋，余治崇仁曾进义子腹大如箕，年甫四岁，六脉弦数，肝脉尤甚，腹烧异常，大便久秘，按如铁石。先医用丸益甚。其父止此一子，哭救。幸腹有热，生气尚存。姑以槟榔、枳壳、川朴、元胡、大黄重进。是夜连服二剂而解。次早胀减，遂以轻松平药以施，而症与脉俱平，设使久病久胀，脉微身厥，则又在人随症随脉活泼，而非一语可尽。如此。

举出诸般胀满，能使病无遁情，惟曾进义之子鼓胀，正是热聚于腹，故一开导即愈。【晁雯】

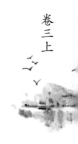

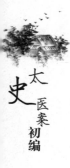

治同县仙五都小河祝连章长子某气喘咳嗽案

气喘咳嗽，非尽外感可用枳、桔、二陈开提肺气以除寒结，亦有由于肾气虚损，气不归肾，以致逆而上升喘咳不宁。但人止知肾有其一，谓肾即指肾水，而不知肾有火。盖肾水衰而不归位，则水浮泛于上而寒作；火衰而不归位，则火浮泛于上而热生。水火既浮，则气自不下归，并挟脾胃湿饮而致喘嗽无已，寒热靡定。此证本非由于外感，而实等于外感无益。医将何以辨其是真是伪而竟敢用引气归肾之味乎？设因外感误服，必致引邪入肾，而病竟无愈期。

岁乾隆辛未，余因家务孔迫，医久思废，适值同乡仙五都小河祝连翁家长男某病喘咳，日夜不宁，寒热交作，两边头痛，二便不通，绝似外感。渠属村居，医药不便，偶逢余自连翁之兄君翁家来，招余就诊。余见其气奔迫，两肩抬耸，已知非属外感之象矣。又察其脉，两尺甚弱而寸甚洪，又知气是上升而不下降之候。并察饮食无恙，寒热随气盛衰无定，而二便不通，两边头痛，委是气升不降之谓。若以开提肺气施治而用枳、桔，则惟有损无益，而气奔迫不宁。若以寒热交作、两边头痛施治，而用柴胡、川芎，则左阴被升，而气益促。若以二便不通，而用苦寒下降施治，则二便有若铁石而水泄不通。惟据现见之脉，以合现见之症，则病上实下虚，洵属无疑。书曰：不治其虚，安问其余。但脉尺弱寸盛在右，症独见热，则恐劫其元阳，引其右气下降；尺弱寸盛在左，症独见寒，则恐伤其元阴，引其左气下行。今据左右皆见，寒热并有而无一定，岂非肾水肾火俱虚，而为上盛喘嗽之症乎？

余用五味子三十粒、故纸六分、沉香三分、志肉五分以安右部之肾，龙骨一钱、川膝一钱、车前四分、龟板一钱以安左部之肾。使其左右二肾之气，皆归原宅而不上奔。故服一剂而喘咳俱除，头痛寒热俱去，一夜安静而卧，次早服一剂而二便俱通。此气上下升降，一有偏倚胜负，则病立见；一有安靖抚绥，上下克协，则治无不安详而顺矣。此惟大家医士始知，近世涉猎糊口，其曷知焉？

一水一火，二气自下上奔，症见寒热俱有，稍不通晓病机，混作外感症，见寒热开提，其错实甚。【男省吾识】

气要二气协和，又要上下均匀，一有偏胜，则病立见。此案肾之阴阳俱亏，不能收摄归位，故而两肩抬筝，又诊见两尺微弱、两寸洪极，自当引其下行为正方是。【血侄绍音】

治浮梁县州同石蕙文先生内室某氏气逆案

凡病半阴半阳，最费司命之神，治当细为审视，不可一毫稍忽。即以浮梁县姓石号蕙文先生内室一症论之。

蕙翁内室素禀水衰，亦兼火微【提出病源，斟酌不苟】，故血本不甚旺，而气亦不甚强，且水衰则火时游于上而见咽时作痛、气时作逆。火衰，则食亦不甚化而滞，常与虚火内结。稍用地黄以滋，则食益见壅滞；稍用当归补血，则火随归辛性上窜而热以起；稍用沙参、元参清咽，则气自觉顿下，而眼常昏不见；稍用人参、白术以补，则眼虽觉光明，而气又觉急迫胸满而痛；

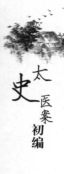

稍用疏气抑肝之品，则腰更见重坠，而腹又觉欲痛而解；至于或遇外感，稍用表药以进，则热蒸蒸内起，而气随火而逆。蕙翁因此病症备极小心，兼挟有孕，晨夕惊惶。闻余在地治病，功效颇见，特邀余诊。

余见六脉俱弦而兼微数，两关犹觉高突，胸满、气喘、喉痛、脚肿、眼昏俱备，得食满犹觉甚，其孕九月将足。余思药稍偏投，其害随见，乃用自制和气安胎饮，内用茯苓、广皮、炒芍、丹皮、伏毛、炒麦冬、人参、木香、苏叶浓煎温服，余则随症加减，症亦随药渐愈。蕙翁深服余治，并嘱余立产后治方，始悔从前用药，总因偏误，以致以药治药而不已也。

偏药最忌有心故偏，要看脉症应偏则偏；平药亦忌有心故平，要看脉症应平则平。此症固不敢偏，而平何等顾盼，洵属非凡。【张廷献】

治族弟生员字舜亭令嫒龙珠姑咳血案

岁乾隆丙申，余治舜亭令嫒某姑，因患疟疾，医用常山堵截未愈，以致病转咳血。余细审其血出红而不暗【是新病】，且自病疟而来，现在疟尚未愈，间日疟仍一发，但不甚显，只是微寒微热而已。不细从症及脉审究，则其惑滋甚，当用柴胡、茯苓、半夏、桂枝、芍药、草果、川椒、乌梅，外加姜、枣同煎。每于疟未发时服一大剂而疟即减，血亦稍止。舜老见其病减，置药不服，及其病发，只于原单再服数剂，诸症渐觉稍平，但血尚未尽净，今更从脉与症细审，知非大用附、桂不能以疗，因用茯苓二钱、半夏一钱、附子二钱、肉桂一钱、芍药一钱，每日煎服一剂，及至服过数剂，而血始除。舜老因此病愈，又欲究其血之始末。余不禁索其纸笔以书。

盖谓血从气生，而气之生，又藉脾胃行气以为输溉。若元阳不布，谷食不充，则血何以资助？独不观长州张璐有云：血之与气，异名同类，总由水谷精液所化【甚明】。其始也混然一处，未分清浊，得脾气之鼓动如雾【今之医士知之否】，上蒸于肺而为气【土生金】，气不耗，始归于肾而为精【金生水】，精不泄始归于肝而生清血【水生木】，血不泄，始归精于心得离火之化而为真血【木生火】，以养脾胃而司运动以奉生身【归结又在脾胃】。观此可知脾胃实为生血之源【生血形状描画殆尽】。又不观《经》有云：脾统血，心生血，肝藏血，而肺为血之宣布。若脾失戢而湿，则血不统，心失戢而热，则血不生，肝失戢而燥，则血不藏，肺失戢而燥与热，则血不宣布。加于六淫外乘，如血被风则急而奔放，得寒则凝而不流，得暑则动而外溢，得湿与痰则多蓄聚而黏稠，得燥则多竭泽而枯槁，得火则多冲击而上越，热与火燥俱合则血溢而上沸。六淫至极皆有气见，得气则多喘咳而不息，水由湿聚，得水则分败而离散【六淫外感】。复有七情内伤，如怒伤肝而气上，喜伤心而气散，悲伤肺而气消，恐伤肾而气下，思伤脾而气结，惊伤胆而气乱，劳伤肺而气失【七情内伤】。凡此六淫七情，每乘其所胜，溢入于胃而致其害焉。

《经》曰：阳络伤【指上之络】则血上溢；阴络伤【指下之络】则血下渗。以致病见多端。如血自毛孔窍而出者，曰肌衄，又名血箭【肌衄】；从鼻孔而出者曰鼻衄【鼻衄】；从耳中渗出有血，

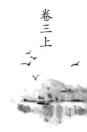

· 131 ·

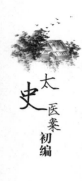

及或有脓者，曰耳衄【耳衄】；从舌之小孔大孔如泉涌出者，曰舌衄【舌衄】；从牙缝牙龈之处而出者，曰牙衄【牙衄】；从眼胞内而出者，曰眼衄【眼衄】；从口与鼻同出者，曰大衄【大衄】；合口鼻耳左右二便同出者，曰九窍出血【九窍出血】；有见于周身形如紫疥者，曰血疳【血疳】；见于周身无定如痣色红，渐大触破而血不止者，曰血痣【血痣】；见于身发疙瘩，下有血色上观者，曰血风疮【血风疮】；见于头面胸胁，生有瘿瘤，皮含血丝者，曰红丝瘤【红丝瘤】。

凡衄血皆属经，而亦有脏有腑，如耳衄属肾，牙衄属于肾、胃，眼衄属于肝，鼻衄属肺，肌衄属脾，舌衄属心之类。若血自口而吐，一吐血如泉涌，是名吐血，其血在胃【吐血】；有血不与吐同，必由胸胁气从上升，恶浊而呕，其血始出，是名呕血，其血在肺【呕血】；有血必因气击干咳，及或喘数，见有红丝一二者，是名咳血，其血在肺；若咳而见淡红如肉如肺者，谓咳白血，其血在于肺、胃，必死【咳血】；有血不由咳作，微咯而即见有血块者，是名咯血，其血在肾【咯血】；有血不用声作，忽尔津液见血出者，是名嗽血，其血在脾【嗽血】；有血不是暴见，由于平昔津液常有血丝带出者，是名唾血，其血在肾，若连脓至，是名唾脓血【唾血、唾脓血】；有血在内，似便不便、似溢不溢，其血内蓄，但见在上善忘，面黑而衄，在中手不可按，不食，或食即吐，在下如狂，小腹满痛，便黑，小便利，是名蓄血【蓄血】；有血出于粪前多实，粪后多虚，是名便血，其血在于大肠【便血】；有血出于大肠，绷急四射，不由直坠，是名肠红下血【肠红下血】；有血绷急四射，或崩或漏，因于痔头而见者，是名痔头血红【痔头血红】；有血出自小便溺孔，多实而痛，出自精孔，多虚不痛者，是名溺血，其血有分膀胱与肾【溺血】；若在妇人，经前月后，参差不齐，经断在后而肿，是名血分，及成劳怯而见血干，与夫先漏后崩而为崩始，先崩后漏而为崩极，血瘕血癥有分气凝气结，交接血出有分外感内伤，此皆属经【妇人平等血症】；并或妇人妊娠而见恶阻胎漏【妊娠血症】；产前而见血破【产前血症】；产后而见瘀血上冲，恶露不下，血痛血晕，血皆属胞【产后血症】。种种变现不一，而要总不越乎寒热虚实及兼他症脏体以为察识【总要】。果其形强气实，唇焦舌燥，口渴饮冷，大便坚闭，腹胀硬痛，血见鲜红而活，及或紫红而润，六脉洪实有力，纯热无寒，是为内实内热，其脏纯阳无阴【实而无阴有热】。形衰气弱，饮食不思，口渴喜汤，大便不坚，小便自利，纯寒无热，六脉或浮而大，或数无力，血见淡红，及或黑而晦，并或守脏血见正赤即凝，剔起成片，此属内寒内虚内败，其脏纯阴无阳【虚而无阳有寒】。

至其用药大约：血因于风，不越羌活、防风、荆芥、薄荷、秦艽、僵蚕、钩藤、全蝎、蝉蜕；湿不越茯苓、泽泻、苍术、贝母、海石；气不越杏仁、桑皮、桑叶、蒌仁、枇杷叶、苏子、前胡、川朴、青皮、竹茹、橘皮；心火不越栀子、连翘、犀角；肝火不越大青、生地、小麦、羚羊角；肺火不越黄芩、柏叶、沙参及或羚羊角；胃火不越犀角、石膏、滑石、茅根；肾火不越生地、知母、黄柏；若寒则有麻黄、桂枝、肉桂、川芎、续断、延胡、香附、乳香、韭菜汁可采；热有生地、黄芩、藕汁、赤芍、茜草、乌贼骨、丹皮、童便、血竭、紫草茸、红花、川膝、大黄可施；燥有天冬、麦冬、百合、炙草、阿胶可选；气散则有人参、五味、龙眼肉、芪、术、五倍

卷三上

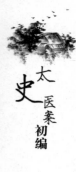

子可固；血脱气脱则有乌梅、五味、诃子、枯矾、苦酒、白面、赤石脂、禹余粮、人参、龙眼肉、黄芪可收；血结则有桃仁、山甲、虻虫、水蛭、䗪虫、灵芝、郁金、没药、归尾、童便、蓬术、三棱、川膝可逐；血虚则有当归、川芎、阿胶、甘草、炒芍、熟地、茯神、枣仁、远志、龟板、龙骨、龙齿、牡蛎、菟丝、首乌、牛乳、人乳可投【治药】。究其至极，须先视其能食不能食为要【此是最要真诀】。能食则其脾气尚强，凡属清凉滋润之药，服之而食不损而血可生。若其脾衰湿胜、寒凝食减，温补尚恐不及，乌敢进用清润以戕其生、以绝其食，而云归、地可以生血乎？此是第一要诀，不可不知【宜记】。

目今令嫒病愈，本无他奇，只是惟不据血一症执断，故而克治【宜记】。缘此病因药坏，其症血虽色红，不敢作虚【却是断虚】，但其面黄而晦，精神懒怯，饮食不思【宜记】，手足常见厥逆，心下微有叫痛喜按，并时吐虫，大便初硬后溏，口亦不渴而润，脉则右关独滑，左关虽大不数【有此兼症，虚实的确】，明是服过常山，寒其中州，脾失所统，逆其清道而出【虚寒见血由此】。故以苓、半以除在中寒湿，附、桂以补在内元阳，而桂又善入营温血，使血归而不泣，以致见愈。其在他医，但见儿咳有血，即谓属实，而即进投栀、连、芩、柏，又安能如许察识，而敢竟作中寒以为治也？

血症要审血色光润，方是真火真热。若血色暗黑，是属虚寒虚湿，而尤在于饮食多寡，及于兼症兼脉，讨出消息，方不致误。至治舜亭之女，既是疟疾，又兼咳血，吾兄敢用附、桂、苓、半，又必多服始愈，具见识力超群。【晃雯】

脾既坏矣，复以常山苦寒败胃之药以投，以致脾失所统而血即见，岂今失血之人，尽属火热内逼而有是耶？医关生死，自当如是通达方是。【绥之】

治同县城西太学姓刘字旭华咯血咳血案

今人一见咳血咯血，并不计其脾胃有无受损饱嗳、肺经有无受寒胸结，其药概用生地、熟地、淮山、贝母、天冬、麦冬、百合、桑皮、石斛、枇杷叶、茅根诸般清润之品以投，食则概用猪肉、猪腰、猪脂、鲍鱼、墨鱼、柿干、柑橘、雪梨、藕节、白糖、冬蜜诸般甘寒润肺等物以进，此惟脾气坚强、饮食倍加、胸无饱胀者服之得宜。一逢肾水既亏、肾火亦损，则药虽当清滋，而清不可过寒伤肺、滋亦不可过润伤脾。《经》曰：心生血，脾统血，肝藏血。又曰：血则喜温而恶寒，寒则泣而不流，温则消而去之。故张仲景则有麻黄汤以治伤寒鼻衄之症。可知血得温而消去，故血自不泣而妄行。肝虽被热所逼而血不藏，而脾独不被湿所淫而血得统乎！且血赖气以行，而气赖血以附，气胜则血随气而上逆，血胜则血随气而下坠。气属寒成，则气当以热治；气属热致，则气当以寒施。矧有病症夹杂，是寒是热，尤当周围四顾，不可粗心浮气，止泥是热是火，以为施治。

岁嘉庆戊午孟春，余治同县刘旭翁咳血咯血等症。余问："咯血起自何时？"渠曰："业已有年，但时咳时止。"审其色，虽曰色红不黑，而半杂有白饮；望其颜色，虽曰红而不淡，而却候忽不定；审其气息，虽曰奔迫上急，但一坐镇不动，而气

卷三上

135

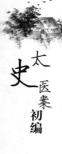

觉平，一动则急；听其声音，则多暴迫不徐；问其饮食，则凡阴润之物，不敢过投。索其先服单药，类多清润，每服一剂效见，再服不合。并或胸膈作紧，饱嗳时闻，偶服柿饼些微，觉有冷气沁心。诊其左右二关，俱觉弦数击指，而却无力。余见病症夹杂，寒热俱有，似非偏阴偏阳之症之可进用偏剂，应用平脏平药，上病下疗之法以施，当用薏苡仁三钱、麦冬五分下气为君，龙骨一钱、首乌一钱、阿胶一钱养肝为臣，牛膝钱半引气及血归左，附子五分、五味子五个引火及气归右，更用川朴、广皮以除脾胃痰湿。药止十味，恰与是病相合，针芥不差，嘱其暂服二剂以便再诊。果尔服药二剂而气已减大半，并诊左关之脉，其数亦减，但脾肺两脏之脉，仍觉击指未平，余见肝脉稍缓，是火已熄，而右脉如故。知是肺挟有寒，脾挟有湿。因除五味子之敛、麦冬之寒，进用广皮、川朴以疏脾，枳壳、桔梗以开肺，则夜咳嗽即止。但日劳动则咳仍在。渠问："是病今虽小愈，其或日后再发，治将若何？"余谓："是病经经见损，先宜息气凝神，节劳节欲，以立其基；次宜节饮节食以调其脾；终宜适其寒温以保其肺。然后审其病症孰寒孰热孰虚孰实，用其药饵以为调摄。大约症见肝燥咳红，脉见左关独数，非用首乌、阿胶不能以润；肝气上逆，非用龙骨不能以镇；肺气挟湿上涌，非用薏苡仁不能以泻；肝气燥而不收，非用牛膝、车前不能使气归阴下行于左；火衰气浮，非用附子、五味不能使阳归阴下行于右；至或脾湿痰涌，饮食不思，则当重用广、朴以疏，或加半夏以投；肺有感冒而见胸紧，则当微用枳壳、桔梗以开，重则恐其肾气上浮；若更见有哮喘，则又当用麻黄、杏仁，使血得以归经而不上溢。但总不宜过润过清，以致寒益内留，变为内热，及或碍脾碍胃，变为呕吐泄泻，碍肝碍气，血从气涌，而致不可救也。愚见如斯，未知有当时医之目否。

今人一见咯血咳血，总云是火，谁复知脾有寒有湿，亦属如是。吾师每治人病，必索饮食以讨消息。兹番近日饮食减少，又兼饱胀时闻，便是脾寒脾湿不移，而又诊肝微有火象，故尔肝脾并治，但不可与粗心人道。【门人张廷献】

凡用凉药，须脾胃不寒，方可下手，若此不先细究，纵有内热当清，而药到胃不行，何能上输于肺而通脏腑？反更增有呕吐恶之弊，不可不慎。【血侄绍音】

凡血得火则动，得水则败而散，此症本属脾虚寒湿过胜，故血得寒则泣，得湿则离，自有随水同流，分而必出之理。若竟概作火看，则又非是。【侄绥之】

治县北内侄罗飞腾吐血症案

凡血生于心，藏于肝，统于脾，流于经络，无论内因是虚是实、是痰是气，是水是火，外淫是风是寒、是暑是湿、是燥是火，皆能使血不行，致其妄溢，此固一定之理。岂尽阴虚火动二字贯其一身，血溢尽皆属火，而竟无有区别于其中哉？呜呼！医之一道，何其若斯之易？医道之败，何其若斯之剧？流传至今，牢不可破，可恨极矣。

岁嘉庆丁巳孟春中旬，余因内侄飞腾吐血，一夜不息，几至上涌而毙。余接来信奔视。自道旧岁腊晚未暇服药，至正月

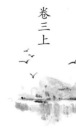

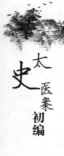

初，请医，进用归、地滋补，彼云可以即效，再请，仍用原药，一时血如泉涌，精神莫振。余急将渠左手脉诊，见其肝脉颇平，并无火动，知其不死，再将右脾细诊，但见脉动而急，滑大倍常，知是脾气不舒，痰气内涌，阻其血道，妄逆而上，并察咽喉，觉有喘哮，胸膈不舒，有难上嗽之象。余始问："身是否作寒？"答曰："背寒独甚。"当用枳桔二陈合仲景麻黄汤，疏其肺气，开其胸膈而血归经而愈。若作火盛血动，而置风寒不理，必致不救。缘此本属命门火衰，胃有寒湿，故特暂疏其表以通血脉。目今病虽见愈，而不峻补命门，温暖脾胃，并戒荤腻，则病终不克生。笔记以存后验。

咯血吐血，外视用辛用热，大拂人意，而药一入是口，俱见血止，且见神爽气清。此非平昔治病善索兼症，曷有如此神技？【男省吾识】

治族叔岁贡讳章程令嫒佑瑞姑疟疾案

疟疾虽属少阳主张，邪在半表半里，所治不外小柴胡及或清脾饮之药以进。然亦须察兼症酌治。

余族叔岁贡讳章程令嫒，已归张宅，来家省母。遂于母处患疟，倾刻先寒后热，热竟不退，并诊其脉洪数，舌有黄苔及刺，口说诡话，大便数日不解，肚腹硬痛，当用调胃承气汤加柴胡、黄连以治。是夜服即便解，疟亦即截不作。

越日族叔问："疟之作，不过风寒暑湿，何为依时而作，竟不爽信？"余谓："余考《内经》有言：夏伤于暑，汗出腠理，当风沐水，凄凉之寒，伏于皮肤，及遇秋风新凉，外来邪闭莫解，而疟以成。此疟之所以来由也【疟由在此】。其疟有寒有热，盖因阴阳薄于表里：疟之始发，邪并于阴，当是时，阳气少而阴气盛，阳虚则外寒，阴实则内寒，此寒之所由来也【寒由在此】；阴气逆极，则阴又并于阳，是时阳并邪而实，阴出邪而虚，阳实则外热，阴虚则内热，此热之所由作也【热由在此】。疟有先寒后热、先热后寒与但热不寒及寒多热少，其故何居？《内经》又言：先伤于寒，后伤于风，风属阳，寒属阴，病以时作，故先寒而后热也，是名寒疟【寒疟由先伤寒故】；先伤于风，后伤于寒，风属阳而热，寒属阴而寒，病以时见，故先热而后寒也，是名温疟【温疟由先伤风故热在先】。并有冬时感受风寒，藏于骨髓，至春阳气大发，邪气不能自主，因遇大暑脑髓烁、肌肉消、腠理发泄，或有用力，邪力与肝并出，如是者阴虚而阳盛，阳盛则热矣，衰气复返入于阴则阳虚，阳虚则寒矣，故先热而后寒，亦名温疟【亦名温疟而见先热】。若阴气先绝、阳气独发，则少气烦冤、手足烦而欲呕，其疟但热不寒，是名瘅疟，缘此肺素有热，气盛于身，厥气上冲，中气实而不泄，因有用力而腠理疏，风寒舍于皮毛之内、分肉之间而发，发则阳气盛而不衰，其气不及于阴，故但热不寒也【瘅疟由肺有热而见独热不寒】。若使脉如平人，其津不伤，只缘素有瘅气，营卫不通，故疟止发于阳，而见骨节烦疼而呕，而不入于阴，即入而阴不受，其疟亦入而不寒，但有似于瘅疟而不得以瘅名，此仲景又立其名而为温疟之症也【亦是温疟而见有热无寒】。心为阳中之阳，阳邪入于心而心虚，心收其热，兼收其寒，包结心下，其疟寒多热少，更有感冒风寒，解未得清，结于心下，传变为疟，其症亦寒多热少，皆谓牡疟【牡疟寒多热少】。又疟一日

· 139 ·

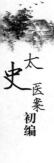

一发并数日一发者何居？缘邪舍于皮毛之内，与卫气并居，卫气者，昼行背脊之阳，夜行胸腹之阴，是气得阳而外出，得阴而内迫，故疟一日一作也【疟一日一作由邪在卫】。气不与卫气并，而至内迫五脏，横连膜原，其道远，其气深，其发迟，不能外与卫气即行，故邪必间日而始出，是以间日一作也【疟间元①一作由邪迫脏】。邪气既深入于内，而与卫气失，其疟或休，故邪不能即与外会，是以数日一作也【疟数日一作由邪深入而失卫气】。

疟发不以期会而有日晏一日者，其故奚似？盖邪初客风府，自项脊循膂下行，日下一节，风府者在于项上，项骨有三椎，下至骶尾，共计二十四节，凡卫一日夜行五十度已毕，次日则复出于足太阳之睛明穴，上至项，转行后项，大会于风府，疟之始发也，邪在风府，卫至风府，邪从卫出而病作，其后也，邪自风府日下一节，与风府相违，不得与卫气同作，卫气行至邪舍，邪始得随卫气而发焉，是以日晏一日也【日晏一日由于邪早下脊之待卫气而发】。至二十五日，邪已下骶而行毕，则入脊内，注于伏膂之脉，从肾上行缺盆之中，其气日高，能随卫气而出，较之于前而日早耳【日早一日由于邪早上胸能随卫气而出】。此日晏日早之所由别也。若每日依期而至而勿错乱靡定，或早或晏不一者，此是正气稍复，邪无容地而疟稍愈【日发依期，正气稍复】。或一日二三四发，寒热不甚，与夫寒热往来、似疟非疟，此是正气大虚之候，皆不得以疟名也【似疟非疟是虚】。夏伤于暑，秋必成疟，至秋而发。《内经》谓其病与时应，其疟甚寒【秋疟为正】。乃有疟与时反，而致不尽应者，其症端自有别，

---

① 元：疑为"日"之误。

而不可以秋疟之症例耳。如冬日为疟，冬气严冽，则阳气内伏，不与阳争，故寒必不甚也。春日为疟，春气温和，阳气外泄，腠理开张，故病不恶风也。夏日病疟，暑热熏蒸津液外泄，故病必多汗也。非若秋时之疟，清气已凉，阳气下降，热藏肌肤，热极必寒，而寒则甚也【秋疟不与三时疟同】，邪在三阳而见邪并于阳为热，邪在三阴而见邪并于阴为寒。此特道其略耳，而三阴三阳，又自有辨。

如腰痛头重、寒从背起、先寒后热、熇熇暍暍然热止汗出，是足太阳之疟也【足太阳疟】。身体解㑊，寒不甚，恶见人，见人心惕惕，热多汗出，是足少阳之疟也【足少阳疟】。先寒洒淅，洒淅寒甚，久乃热去汗出，喜见日月火光，气乃快，是足阳明之疟也【足阳明疟】。不乐，好太息，不嗜食，多寒热，汗出，病至则善呕，呕已乃衰，是足太阴之疟也【足太阴疟】。呕吐甚，多寒热，热多寒少，欲闭户牖而处，其病难已，是足少阴之疟也【足少阴疟】。腰痛，少腹痛，小便不利如癃状非癃也，数便，意恐惧，气不足，腹中悒悒，是足厥阴之疟也【足厥阴疟】。按书邪在太阳谓之寒疟，治多汗之【太阳疟宜汗】；邪在阳明谓之热疟，治多下之【阳明疟宜下】；邪在少阳，谓之风疟，治宜和之【少阳疟宜和】；邪在三阴，治不必分，总谓之温，当从太阴治之【三阴疟当作温治】。诸书所论疟疾形症如此。余谓其症虽有寒风暑湿不同，而要风为阳中之阳，暑为热中之寒，究皆谓之为寒，而不得以热名，然卒入于其内为热，非其本于热也，因其本身元阳为寒所郁一步，反归一步，而热始从内生耳【热生为寒所郁】。夫人之营卫，昼行阳脊与背也，夜行阴胸与腹也，行至病所而不通，乃作寒战【疟发之由，描尽之极】。中外而冷，此

卷三上

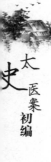

寒气发于内也，寒已而内外皆热，此邪火盛于外也。是以阳虚则恶寒，阴虚则发热，阴阳并虚者，则寒热错杂而皆见耳【此宜玩之】。至俗有呼其名而为脾寒者，谓其寒邪客内，即脾所主也，疟发而即先见于手足厥冷，以脾主于四肢，故一发而即病见四肢也，谓之脾寒，即是此意【释疟名脾寒意】。惟是邪气之郁，总以深入为忌。故书皆言：一日一发，其病可治，间日一发，其病不可治也。发在夏至后秋分之前，病乃阳分，其症浅；发在秋分后冬至前，病乃阴分，其病深。发在子之后、午之前是阳分受病易愈，发在午之后、子之前是阴分受病难愈。疟发自阴而渐阳，自迟而渐早，由重而轻，其病易治；自阳而渐阴，自早而渐迟，由轻而重，其病难治也【邪惧深入难治】。其治虽有阴阳脏腑经络之别，而要总不离乎少阳表里之界。喻嘉言曰：其寒热所主之往来，适在少阳所主之地，偏阴则多寒，偏阳则多热，即其纯热无寒而为瘅疟、温疟，纯寒无热而为牡疟，要皆自少阳而造其极，补偏救弊，亦必返还少阳之界，阴阳两协于和而后愈也。施汗吐下之法以治实热，施和温之法以治虚寒，无非欲致其和平耳。疟邪如傀儡，少阳则提傀儡之线索，操纵进退，一惟少阳主张，宁不恢恢乎游刃空虚耶？【疟不离乎少阳所主】由是言之，则知治疟，无越和解一门，而要不越小柴胡汤加减一法【治不越乎小柴胡】。如热甚则于方重黄芩【热重不限黄芩二钱】；寒极则于方重柴胡【寒重不限柴胡二钱】；若使邪伏血分，而见多寒少热，惨惨振慄，则于方加肉桂、姜、半、牡蛎生津【邪伏血分多寒加法】；为少阳木火所伤，则于是方除半夏加栝蒌以救其焚【木火所伤加法】；即先伤于寒后伤于风，症见先寒后热，谓之寒疟【寒疟用小柴胡汤】，与先伤于风后伤于寒，症见先热后寒，谓之温疟，当用柴胡桂枝汤【温疟用柴胡桂枝汤】；并瘅疟肺素有热，因有秋凉感冒始发，亦何莫不以小柴胡以除少阳之邪？【瘅疟亦用小柴胡】若瘅疟发于暑热，但热不寒，则用人参白虎【若此瘅疟发于热时，不用小柴胡】；温疟有如瘅疟，但热不寒，用《金匮》白虎加桂枝【此之温疟不用小柴胡】；与冬不藏精，寒入至春发为温疟，亦用人参加白虎，若使妄用柴胡生发，则热愈升愈炽【此之温疟又不用小柴胡】；且有牡疟热邪结胞，寒多热少，当用蜀漆散壮水，与感冒风寒传变为疟，亦见寒多热少为牡疟，当用《外台秘要》牡蛎汤，取其内有麻黄散表通阳【此二牡疟不用小柴胡】；久疟不已为疟母，当用《金匮》鳖甲煎丸；痰疟当用二陈；食疟当用清脾饮；瘴疟当用凉膈散；疫疟当用达原饮；鬼疟当用平胃散加雄黄、桃仁；血疟当用四物加知母、红花、升麻以升【以上久疟、痰疟、食疟、瘴疟、疫疟、鬼疟、血疟俱不用小柴胡】。若必泥小柴胡汤以治，则药有不合，此又不可妄用柴胡以治诸疟如此。目今令媛之疟，即是足阳明症见之疟，本与小柴胡症见之疟何涉？故不用和而用下，下即是和，故尔治即效见。”言毕，叔嘱笔书以示不忘。

源源委委，曲曲折折，能将疟疾根由及疟症、疟名、治疗大法，一一洗发殆尽，可谓专精于此。至治佑瑞姑疟，离却柴、芩，专从阳明胃腑涤除，尤见不同凡调。【晁雯】

治同族太学介翁长孙文学毓川疟症案

疟疾一症，按书有云应用小柴胡汤，然其中所用柴、芩，

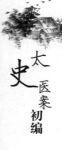

亦有多少轻重之分：如寒多热少，柴自应重用；热多寒少，则芩自应重用；若使脾有寒痰湿饮【临症先须将此查问】，则芩自当暂除，应将半夏重用以温在中之阳，然后看其热之轻重，分其芩之多寡而施之也。缘人脾胃为人生命之本，若使恣用黄芩伤其脾胃，则热虽除，而脾胃受伤实甚，以致谷食不消，呕恶频仍，而疟竟无见愈之日。且邪得表则散，得寒则陷，凡患疟疾之症，或微见便不解及微口渴喜饮，即用竹茹、花粉、知母、生地、黄连、黄柏、大黄，杂于小柴胡汤中，而小柴胡之半夏，又若视为鸩毒，并敢妄议前人之立半夏，大属悖谬！又乌知其经腑之热，是即风寒水湿内郁而成，若使早用辛温，则邪在于表中之表即为驱除，邪在表中之里亦为疏泄，又安能入足阳明而见大渴、手阳明而见绕脐硬痛便秘之症乎？盖尝思之，凡人病邪在表，是犹贼在门首，驱之甚易，贼在门首之内，驱之甚难，贼在堂奥内室，驱之犹难。故仲景白虎汤之有甘草，无非欲其甘草味缓，使其邪气不得入于阴之义。又如仲景所立三百九十七法、一百一十三方，其论正病而立正方以治者甚少，妄治而立变方以治之者甚多。夫妄治者，是即妄汗、妄吐、妄下之谓也。妄汗、妄吐治之不慎，恐伤其气，有伤而妄下，是即引邪内陷之谓矣。在昔李子建谓人治病，早用补药【如芪、术、地、茱之类】，便是补住寒邪，其言甚是。而张景岳又谓早用凉药便是留住寒邪，其言亦是。盖一是关门杀贼，一是开门接贼。关贼固不可为，接贼又应可为乎？余见今之医士类多如是，并又笑余用药无术。余即究其无术之由：伊始称其外感药发表，则病即散，而功不见，酬亦不厚，外感用药不发表，而即用药内陷，则病势益迫，病愈亦获厚酬。余笑病属外感，不用发表而用凉药增病，其术虽巧，但术得正则仁，不正则忍。此其立心不良，天理灭尽，又何异于操刃劫财者之所为耳！余则直饬其非，而彼不言而去。

至嘉庆戊午，余遇族叔祖字介尔长孙名毓川病疟一症。余在府城河东遇病治之不空，屡轿促余来诊。余究病起之由，实是外感风寒，内伤饮食之滞。在初病见单潮不退，止宜进用干葛、黄芩，外加导滞之品，俾邪不得即入少阳。而医偏用柴胡，除其半夏，重加黄芩，并即进用花粉，以致邪入少阳，更有转入阳明之势。及至服之未愈，又请一医而用知母、石膏、云连、竹茹，大苦大寒之品，以致伤其脾胃，症见水涌气筑，脉见滑润而软，神气昏倦。此时邪已内陷，而热未成。余侄绍音，因其病气不振，故先进用温脾燥湿消阴之剂，以除其寒，然后看其热成以除其热，乃寒气方除，而热邪即炽。适逢原医来里，乃讳已先故用寒药陷邪之由，谤其余侄用药之燥。是时热势已成，仲景已有伤寒妄治立其将差就错之法，而用大苦大寒以下。此亦不得不就其错而用苦寒以下，以盖其愆耳。余笑止一疟疾，而医早用苦寒以进，以致始虽见寒，终即见热，病虽仍得渠解，而病多少缠绵，几番挫折。一家大小，仓皇无措，罪实奚辞？若属有心，更同盗劫。余见病虽小愈，然亦有热未净，因用花粉一钱、黄芩钱半、连翘一钱、麦冬五分、焦栀一钱，亦就彼之所差而酌治之，嘱其日服一剂，不日可以痊愈。后见逐日脉静身凉，始进参、麦、甘草、麻仁以复其阴，再进香、砂、附子以温其阳，以疏其滞而安。于此知医早用凉药邪陷之害，而病家不知医术之巧，殆有若是其可恶者矣！

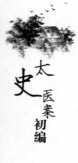

时医不知脏阴之人脾胃多寒，每逢疟疾，竟将小柴胡汤减却半夏，重用黄芩，以致邪引入内，变为大热，斯不将差就错，何以解？迨至热除，而脾胃之阴复见，仍用热药以治方愈，斯果谁之罪耶？阅此自知其非。【晁雯】

治病要依俗见承顺，方能入世。若有一见与俗不同，便指为非，以致知医无由下手。所幸先圣诸书尚存，后人难没，可为医道肩荷。若如乡曲诸医盲瞽，处处讹传，不加体究，则医无处可言。【自记】

治同族例贡字质夫疟疾案

疟疾之病，先当分其寒多热多之殊，又当分其表多于里、里多于表之异。而里多于表，又当分其是虚是实、孰多孰寡之分，并宜将脉与症互参，然后用药施治，方不失一。

岁嘉庆丁巳，余因同族质夫请治伊儿呕恶发晕，转以己旧患疟疾告，云："旧九月病见，先经一医姓彭，又经一医姓某云疟寒多本气薄，要服补中益气，服之而寒不除，改用常山以截，截之不愈，又云此属难治，混延至今，现在身仍作寒而热独少。"余思既属气薄，自尔短气不接。既属气薄，何以又用常山？辗转舛错，药品不合，自难应手。目今身仍恶寒，饭食亦减，计将安出？余诊肺脉差平，余笑止一小病，何其治之非易？盖疟寒多热少，浑是命门火衰，火衰则气不上升而寒作，当以柴胡倍加，更添桂枝以为佐使。又诊得脾脉有一微珠，知是寒食内闭，宜进姜、半、香、砂以温脾胃，而黄芩暂置不用，再加附子、苍术、川椒同投，俾命真阳得随中宫清阳而上，而寒自尔少见，然后参用黄芩未晚。盖阳有表虚之阳，有中虚之阳，有里虚之阳。里虚中虚之阳既壮，则在表之阳自盛，何以专用补中益气以治表虚而中州寒湿不理，致寒其益盛耶？医于此处既不觉悟，而犹妄用常山以截疟路，讵知常山最败脾胃，原为火盛热盛而疟不止者而设。今既无热，脾湿可知，无怪于此技穷而终莫能解矣。余以是药嘱渠频投而寒少有，疟亦见兔，未必不由是药效见。而叹妄治之竟无知而不为之觉也。

质老①老之疟，亦是脾胃伏阴，医者不知治疟方内暂除黄芩，及以气滞不通认是短气不接，复进归、芪、白术呆滞之药，以致疟益流连。吾兄专用姜、半、香、砂以温脾胃而疟不截而自止。具见识力高人一等。【晁雯】

恶寒之症，《内经》指是阳微，包举甚广。在下而言命门火衰，即是阴中之阳；在上而言心肺气损，即是阳中之阳；在中而言肝脾气弱，即是中州阴阳界缝之阳。且既言阳，则非肾阴、血阴可知，何今医士不言血寒作寒，反背《经》言血虚寒生，且有专言火衰寒见、气薄不固，而中州脾胃之阳被其寒湿中阻，置而不论？夫独不思《经》言阳盛则阴微、阴盛则阳衰。此理昭昭不易，故病而见恶寒，则病自不得以阴血虚为断，且更不思命门火衰则中曷有阳气以温？中气既阻，则肺纵温何益？乌有上下阳微，而中州之阳有不与之俱微者乎？故病恶寒而症兼有短气自汗，则谓肺气不振亦可，兼有四肢厥逆，则谓

---

① 老：疑为"夫"之误。

卷三上

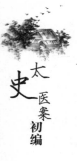

命门火衰亦可，若兼饱嗳气胀、饮食不思，则病自不在肺在命，而更先在于脾于胃，此处一塞，则上下皆塞。此案吾师治此不专升提，而专大燥中宫，使积阴顿消而疟可以立除。是师善体《内经》所言阳微二字，不专指是肺气虚云。【门人张廷献】

治堂叔母从五七罗氏阴虚血疟案

余之叔母从五七罗氏，于乾隆乙丑陡患阴虚血损疟症，召余往诊。余见是疟每于夜静则发，热多寒少。问其饮食亦属如故，口渴不呕，热退无寒，发则喃喃错语，脉则枯涩之极。知是邪入血分无疑，此症若不从阴提出，必致阴受热损而阴益竭。当用当归二钱、川芎五分、熟地二钱、知母一钱、酒炒红花五分、升麻三分，嘱于未发之时，按单投服。服则其疟稍平，再服三服以至四服五服，而疟即绝。于此知疟形变多端，而法亦不一律，故药自不仅止小柴胡汤而遂已也。

此即阴虚血疟之症，医者但见热多寒少，重用黄芩以投，或作大热症医。有谁知是血疟而用四物外加知母、酒炒红花、升麻以治乎？于此知疟症变多端，殆有不可思议者矣。【血侄绍音】

拟上同府辛丑科翰林院庶吉士欧阳健先生令孙婿文学游载阳久疟不愈案

临邑城东七都带湖，有一文学姓游字载阳，即是同府翰林院欧阳健先生之孙婿也。载阳于嘉庆戊午六月，过食凉粉西瓜，并冒风寒郁而为疟，一日一发，久而不止，至八月十八，在府饶秉翁家召余诊视。余见形色未减，热多寒少，问其是否作渴，答曰微渴不甚，舌亦无苔，饮食略减，热退有汗大出，如是者已八十余日矣。渠谓疟久不退，其何以堪？索其先服之药，彼云："凉则黄芩、黄连、知母、贝母，补则黄芪、白术、人参，滋则生地、熟地、首乌、当归，至于常山、柴胡兜截之药，及外传示截疟诸方，无不备尝，而疟久治不愈，且更见有疟发或厥或痹或阴器上缩等症，其故奚自？"余诊左之三部虽弦而觉无力，惟右之关，独见墩阜，于是知病之表里皆虚，而阴火上浮，故尔形模不改，热多寒少。余即进用小柴胡汤，除其黄芩，内添苍术、桂枝、草果，重用半夏，大服二剂，即见纯热无寒，并痹、厥二症俱除，但阴器疟时微觉上缩。于是知表之寒已除，更于原单止加黄芩五分【止用五分，妙极】，次日其疟即止。于是改用附子、生姜、半夏、木香、砂仁等药以疏右关脉见墩阜之滞。服后疟竟无有，惟见面色憔悴改观，黄而且瘦，胃脘略胀。尔时其痛渐下，喜手以锥，登时下粪半桶，下后精神如初，其疟更不复作矣。疟止仍即戒其休服滞物。其母谓病疟后多虚，日以香菌为补而疟仍觉欲发。余即照原药单，加入疏脾爽滞之药而愈。可知治无确见，止以小柴胡[1]汤除半夏加知母、贝母妄用，并或口腹不慎，无怪病多缠变，而竟无有愈期。

热病用凉清解，亦藉胃阳温暖，始能入于诸经表里之界以除其热。若胃阳不充，纵云疟有热见，当用黄芩，孰知黄芩一

① 胡：原无，据文义补。

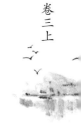

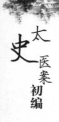
投，则胃之阳先已受累，而热愈闭。所以疟延八十余日，而竟留连而不解也。观此始知是病由于先医用药夹杂，以致逼阳上浮，而形色不失。及服小柴胡汤除去黄芩，重加半夏以温脾胃，而寒悉除，热症独发，始用黄芩些微，而疟即绝。随即大温脾胃，而使内积阴物，倾刻大下，则病根即绝。于此见人脾胃实为后天主宰，凡用苦寒，必须先相脾胃是否坚实。故吾师治病，未有不问脾胃有无寒湿，而后议药以进。【门人张廷献】

治病要将所见之症孰应先治、孰应后理，若先后不分，任意将药妄投，必致偾事。此案扼定胃阳，已有寒湿内阻，若泥少阳有热而用黄芩即投则胃阳更伤，应当先温胃阳而后用芩以施，则效无有不见。【侄绥之】

治余三次疟疾变通小柴胡汤治案

原夫古人立方以治一病，不过就其病之大势以为后人模仿，而其体有阴阳顺逆，则又在医随症增损，圆机活泼。若欲逐条分析，则方立不胜立，自不免有烦苦之弊。即以疟疾一症为论，玩古立方甚多，本不止一小柴胡汤而足。而今之治疟疾，竟不知有别方，惟治小柴胡汤以为诸疟治法，而方所用柴胡、黄芩，亦不知其何因，惟知小柴胡汤之有半夏，是为治疟之毒，而不知其柴、芩不分脏体，概为用之，则其毒又更大矣。何则？凡疟之见生于阴者，则其脾胃必寒，胃寒而以芩进，则胃其更寒矣，加之方中又将半夏除去，则疟自乘阴气之偏而更甚；疟之生于阳者，则其肝胆必燥，肝胆燥而以柴进，则胆其益热矣，加之半夏与柴同用，则疟必乘阳气之偏而更剧。所以小柴胡一汤，其中柴、芩缓急，与半夏应除、不除之理，自当早为洞悉，及于临症之会，又当细察有无胃寒、有无胆燥之为别耳。若果脏气不偏，则古所立小柴胡之有柴、芩，自当并用，何得故为摘去，使病更生？

　　昔余在于崇四都治病，忽于仲秋节后身见作寒，知其成疟。余思余素脏阴，凡食苦寒之药，类多腹痛泄泻，濡滞之药，类多饱胀，且今见症寒多热少，当以小柴胡汤暂除黄芩，重加半夏，及添桂枝。服后则寒既少，而热渐增。再服一剂，则寒竟除，而热更盛。余置原单不服，但病既见热胜，自应用药安顿。因思画家之绘人物，全身具备，当用点睛之法以行，当用连翘一钱、麦冬五分、黄芩五分、白芍五分服之，而热即除，其疟自此而止。继于乾隆庚戌孟春，病疟一次，亦与前疟无异，仍照先疟，暂除黄芩，重加半夏、柴胡，外添桂枝，亦见寒热均匀。再服一剂，而寒去热甚。随用连翘、麦冬、黄芩、白芍轻微以进，第见热除疟截。更于乾隆癸丑仲秋，余在府城病疟一回，亦与先症无异，而余察症与脉既明，复照前法暂除黄芩，亦见热重寒除，后用黄芩轻剂以进，而疟即愈。余之三次患疟，症亦如是，治亦如是。故余或遇热多寒少，其有合于小柴胡汤者，则将柴胡减少，黄芩重用，并将半夏除去。而疟寒热均匀，再将偏处调理，而疟即止。未有所治疟疾恰逢脏体适均，而治寒热适均之药之无增减于其中也。余常叹，余病疟逢于他医，有谁知余体寒？但见余有寒热交并，即云是疟，而疟之寒多热少亦不追求，总以小柴胡之半夏性本辛温，妄作辛燥，即为除去，其柴胡、黄芩必用二钱之多。若见热已外发，不曰热出而曰热盛【通弊如此，以致疟病延滞及伤脾胃，而致阴受

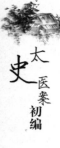

夭折者不可不慎】，且云速宜清利。若见口渴便秘，即云当下，又乌知其邪虽在经，而经与腑本属相连，不必邪已到腑？若逢经热正盛，则腑足阳明与手阳明自有隐隐相通，而微见有内热之势，或每有病在经而微见有口渴便秘者有之，使于此时仍将经邪疏发而不先用苦寒以为透入，亦何至大渴大秘而用大苦大寒大下之药？是以医如仲景，邪以至腑之用白虎，而必兼用甘草，无非使其药不遽下而致症成大下，其小心郑重，已属如斯，再观仲景之书有曰"此不可下，下之则成结胸"，又曰"先硬后溏，亦不可下，下之则逆"，是其小心慎重又属如是【此段小心，治法最宜细审，不可忽过】。乃今医不计此，但见口有微渴，即以花粉妄投【此时邪尚在经，何苦如是】，不愈即以知母、石膏倍进【此是邪即依药而入】，便微见秘，即以大黄微投【缓此一着何妨】，不通即以大黄、硝朴倍下【再缓一着又何妨】，将《经》所谓"汗不厌早"其说固属妄谈，而"下不厌迟"之句犹属诳语，竟可改"迟"作"早"之谓。推其意，盖谓热不早除，其害实甚，而疟疾之减半夏以治，亦是此意，横塞于胸而不可解耳。其于仲景之书将安在哉？余痛医道至此败极，不得不借所治余病而力政之。

　　吾父脏体纯阴，疟犯三次，在初疟见，俱是重用半夏，而除黄芩，及至热盛之极，微用黄芩一点，而疟即退。于此见父用方之变而不为俗所拘。若不如斯变活，则疟缠绵不已，凡同业者自当佩服斯言。【男省吾识】

　　若用半夏而除黄芩，以致表热蒸蒸，此惟己病己医则可，若是他人，纵属治效，自不免有求全之毁。【血侄绍音】

· 152 ·

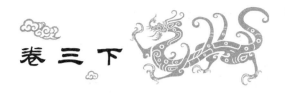

卷三下

治族叔太学字维杰汗出如雨案

汗出名字甚多，如劳汗、食汗、吐汗、泻汗、痛汗、热汗、风汗、暑汗、惊汗、战汗，此皆有因而至，并非自汗者比，其中亦有应治不应治之别。更有寐时汗出，醒则无汗，此又因于阴虚气弱而见，名曰盗汗，亦非自汗者比。凡此人所皆知，惟有命门火衰及两肾水亏，小便或冷或燥，大便或寒或热，皆能见秘，饮食阻隔，水积中宫，下之不得，逆而上行，溢于经络，发于皮毛，而见头汗如泉，及身上半如雨，是为壅汗，此有寒热互见及寒热偏见之分。医者辄见汗出奔迫，竟投参、芪及或酸枣仁、五味子以敛，殊不知愈补愈壅，愈敛愈泄，而汗竟无止息之期，甚则四肢厥逆，目眩，手舞足蹈，气短神昏。医者又认汗出风生，种种悖谬，不可枚举。

岁嘉庆丙辰孟夏，余因公在余县城。适值族叔太学字维杰，食过鸭肉鸭汤呕恶，顷刻汗出如雨。时因伊侄有事在于近地棠阴接信，即于是地请一姓某字某某者调治。请时是地医士偶集，闻知汗出如雨，彼此附和，交称此属上脱，竟谓惟有用参可救，劝渠多购参服。医者见其汗出暴迫，亦不细审，粗心浮气，信口称虚，意谓非参不愈，已而用参未效，复接余诊。

余即究其起病之由，佥称因食鸭汤而呕，呕则汗出奔迫有

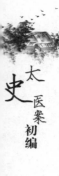

如雨下。余思鸭汤有补无散，何以食则即呕，呕即汗出？此必内有水壅故尔如斯，并非阳虚上脱之谓，且汗独见于头，至于心胸，及或剂颈而还，正如搏激过颡，逆行在山之谓。治宜温中导水，以疏脾胃湿邪。更诊脾脉绷急，肝脉滑大而软，一属寒气上冲，一属水泛木浮，自非虚脱，宜用川膝、车前、附、桂引水归肾。药到汗即收止，但汗虽止，而神尚尔不振，自早至晚，嗜卧不起，呼之则应，不呼不醒。余知因汗伤气，唤渠止服烧酒半瓯，倾刻神爽气清，次日早起，竟尔扫地焚香，迎宾送客。于此可见汗出症类多端，而壅汗亦有分寒热，非尽属脱，而竟治有各异如此。

水气内壅，逆而为汗，今之症候甚多。何医竟无察识，妄用参、芪，以致其汗溢出不止，观此可以恍然一悟。【门人张廷献】

自汗多虚，治须补气为要，而见症多属不足，故药应用参、芪，其治甚难。壅汗多实，治应导水利水为急，而见症皆属有余，故药应用苦降，其治最易。但此一实一虚，若不将症与脉细究，惟见汗出，即以脱疑，不无妄指，其咎是谁？此案据渠所述，因于由食鸭汤而起，起则症见奔迫而呕，呕则汗如雨下，而且脾脉绷急、肝脉滑大，自非气虚上脱，故治效即见奏。是亦恍惚《内经》所谓通因通用之意。【男省吾识】

治进贤县邑庠姓赵讳拔元头痛汗出案

古人云：凡治一病，须求一病正面底板，不可潦草折断。

若一病正面底板既得，又需从旁四面兼看。其从旁四面，又须究出底板方是，然后合于脉象以为融会。更不可将症与脉分作二处购求，以致茫无一定。此是吃紧至要处所。

如进贤县邑庠姓赵讳拔元头痛汗出一案，其病起于乾隆乙未六月初二，因县取为案首，在省应院考试，遍求省城医士调治不效，延至初十上午，病益增甚。头则两边痛如针刺，静坐则可抬举，不惟痛不可忍，且更面色改观而不可着目矣。况次早学宪考较骑射，诸童悉至，是时即要上马，会计时仅有九，正在危急，有一伊县邑庠姓梅，转央伊县邑庠姓胥讳大椿来寓召余往诊。殊余到时，渠先请一伊县廪保姓马在堂诊视，开有一单在案，内有人参、黄芪、黄柏等药，知其病作气虚受暑，及细问其是否有汗，答曰汗出不休，知其廪保用参用芪之故，但未知其廪保果将气虚汗出底板审视耳，否则即属潦草妄用矣。

盖气虚汗出底板，其汗通身皆有，其胸自必空而不塞，其气自必短而不接，其头痛引两角，自必可以着手，其小便自必清利而长，其饮食自必可进。今揭气虚汗出底板审视：其汗止齐胃口而还，下身无汗，自非气虚可比。再揭四围旁症底板审视：其胸口满而不空，得食滋甚，并时欲呕，其气逆而不舒，其头痛不可以着手，其小便数而不利，而且睾丸肿硬，腰间痛楚，其痛竟喜手按，更诊他脉皆平，惟右关右尺独高而起，并以舌苔审视，中有一团黄黑，然究滑而不燥。此皆浊气上升，故尔冲头而致两角作痛，蒸舌而致苔有黄黑，冲胸而致满不能食，冲于皮毛而致见有一橛汗出不休耳。向使下焦温和，中焦通达，安有诸般症候乎？倘再妄用参、芪，则滞愈增滞，而水

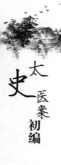
愈不下行，汗益上出不已，头益苦痛不休；进用黄柏以利小便则寒愈增寒，而小便益见滴点不流，睾丸腰间亦必疼痛不息。斯时功名固属不能，性命亦恐难保。幸而大数未尽，弃其先医姓马，决志从余治疗。本欲即进附、桂以理膀胱气化，俾小便顿开，诸症悉减，因有一位执以前药单示余，云前服过附桂一单，不惟不效，且更生变。余虽默识生变之由，端不在桂，而在未服桂时之柴胡、贝母，错以桂疑，亦不向渠深辨，姑以平胃小剂内加小茴、吴茱萸、补骨脂、茯苓等药以进，俟其有效再投桂附亦可。果尔服过一剂而痛微减，至晚更召余诊。旁有一位云："渠昨晚一夜烦躁不安，且今考期逼迫奈何？"余曰："若欲安神，并求应考，非用附桂不可。"其人与余辩曰："前已进过附桂，病甚，安可再进？"余始应之曰："错不在于附桂，而先在于柴胡、贝母。柴胡拔气上行，故两角愈痛，贝母寒伤中州，故中州胀益滋甚。"渠见所论颇甚，且医有效，遂依原单再加附子、肉桂同投，是夜服止一剂，次早更召余诊，云："昨服过附、桂，一夜熟睡而安，烦躁悉除。"余见症脉皆平，病已去其六七，乃更重加附桂连进二剂，并嘱上马，休服猪肉以阻中气，至午诸疾悉去而射，当经学宪取录拔取第五。至今思之，虽是伊数未尽，泮水有光，实亦余于临症肯求底板之一验也。

气虚汗出自有气虚底板可审，何医全不察识，昧昧以至于今？【晁雯】

病症果属实热实火，其脉高阜，自应见于左关左尺，何以独见于右？知其无火无热明矣。再进而求诸各症，皆是寒湿内闭不通。惟舌苔见黄黑似属热征，然究滑而不涩，知是阴气内凝，故尔有是。此症若非师审明确，并于各药之性平昔辨别已明。惟据旁人口报，称是误服肉桂，而不知其药错实是妄服柴胡、贝母，倘因此说在胸不化，则药欲进不果，自有止而必败之势。惟师见理明确，故能如此坚治，而治自不致有所失云。

【门人张廷献】

见理周到，辨症明确，知其技养有素，故能如此效臻。

【侄绥之】

治同县仙七都棠阴太学罗某某痿厥症案

痿厥一症，诸书皆言肺处高源，高源润则肺系不焦，而肾得藉金润而水生，高源涸则肺系焦，而肾已见枯涸而足痿。此理一定而不可易，是以未痿之先，凡属地黄、枸杞最宜重投，以滋肾水，天冬、麦冬、玉竹最宜重用以保肺金。肺金润则四末皆受其荣，肺金衰则四末皆不得养，正如树木枝叶皆枯，止有一干尚存不死。斯时痿症已见，仍宜甘温甘润以保其肺，而滋其水，即书所谓泻南补北之意。然犹必藉命火无亏，脾气尚存，则地黄、枸杞、天冬、麦冬始可倍进以固其命，若使肾水已衰，肾火已败，则食入胃不化，斯时纵重用地、茱，徒增其壅，将并其干而俱败之，尚云地、茱可以养生哉？

岁乾隆某岁，有棠阴姓罗某某，是族圣老之婿，因患痿厥，招余诊得左脉虽觉洪数，实是金亏水衰，而右关与尺，又觉浮滑无力，想是过用地、茱及清肺金之弊。余谓痿厥已定，断难复起，但问今时饮食是否加餐，及食入口有味无味，食后是否有噯无噯。渠曰："食已无味，且时有噯。"余曰："此因

卷三下

· 157 ·

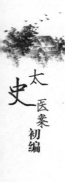

痿厥过服地、茱，累及太阴脾土也【土不累及，不即至死】。宜用四君以救脾土，盖脾胃原为后天养生之本，此处再空，则肺气更不受输而命有难保。"因立其方以听自为去取。后闻被各诸医所沮，仍用归、地，日服不休而终。

痿症泻南补北，古有是说，但脾虚不食，亦当审顾，高明以为何如？【晁雯】

治福建兴化府莆田县平海姓李名某某脚气案

脚气不尽风寒与湿袭于筋骨，亦有内火发动，外挟风邪所郁，见为脚气之症。

岁乾隆己酉，余因公务，游于广信车盘，路通福建莆田往来。时有莆田平海姓李字某某者，身患脚气苦痛等症。余初亦谓此多由于风寒及湿内袭，乃进而问其痛是否喜按惧按？答曰痛不可以着手，又进而问痛处是否烧热，答曰烧热之极，并云阴囊燥裂，痒不可当。于是就脉细察，但见左手三部弦数之极，右亦如是，稍逊。问其饮食如故，但腹不时悬饥，夜则烦躁不宁，二便不甚疏通。余曰："此种脚气，非尽外成，实由内生，切不可用辛燥追风逐湿之药。应先大泻肝胆，而脚之痛自定。当用泻青汤，取其内有胆草等药以泻厥阴之火，防风以除外受之风，庄黄等味以除肠胃内闭之热。"是药仅服一剂而痛减，再服一剂，便通而病除。随用六味地黄滋补其阴，使其火不复生为患。此与雷作楫脚气大不相同。故其所治之药，亦与所治雷作楫脚气之药大不相类也。

燥热脚气，若不泻火清热、滋阴润燥，何以救焚？此正有病病当之谓。【晁雯】

治福建汀州府宁化县雷作楫脚气案

雷作楫，即福建汀州府宁化县雷峰之子也。雷作楫在于余地长画不休。渠常患有脚疾，每唤余诊。余知其人脏体纯阴，兼又嗜酒，以致少阴真火藉酒上游，而下脚底鲜有火护，故脚一遇寒袭，而即不能点地。岁乾隆甲申仲春，渠因脚筋掣痛，有云宜服老鹳草即愈。渠服而脚痛不能动，招余就诊。其脚冷而不温，却又内痛异常，要用热手紧按方定，饮食半粒不入，而且时吐冷涎。余唤取用姜汁、半夏，重加附、桂、仙茅、乳香、没药、杜仲、续断等药，连日大剂煎服而活。或有谓余："用药治脚，胡不进用桂枝、加皮、寄生、独活、细辛之药？"余曰："此脚原是命门火衰之极，并非大风内袭，留而不去，以致入于筋骨关节之必进用至辛至热、以为追赶而风始除。兹惟取其补火温土之味，使其饮食渐进，以为生气生血之本，则脚自可以愈。"更有谓余："此是内疾，胡不进用怀地、茸、归以温血？"余曰："此属火衰。何以进用地黄以滋水，使火愈衰而脾愈湿？况今市肆止有麋茸，而麋茸又是补阴，并非补火。当归又多滑肠滞脾，皆非此病正药。惟取附子专一补火，姜、半专一温中，火足中温，脚自安养，而无苦痛之患。若使专作风治，不救。"

寒湿脚气，不急补火疏土，则饮食曷进？而精气曷克下输

卷三下

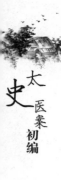

于肾？观此始知脾胃实为人生养命之本，不可不知。【晁雯】

治县城东邑庠邓蒉杰脚烧断案

凡见病治病，不可专就见处追求，须于未见之处，搜求所见以为会计。如看地相山，移一步则有一步之形，转一湾则有一湾之势。又如作文，"学而时习"搭至"其为人也孝悌"，则学应从"孝悌"贴切；搭至"君子务本"，则学应从"本"字讲求；搭至"鲜矣仁"，则学应从"仁"字贯注，方不死于句下。

岁嘉庆丁巳孟夏，余在县城东关治病，蒉老先以脚烧见试。余曰："此火脚症也。火起九泉，故尔脚下发烧。"药有宜于龟板、炒柏，但龟板、炒柏恐泻胃火，因以饮食多寡细问。彼云伊饮食曾有饱滞。余曰："既有饱滞，非火明矣。其烧便是中有隔塞，下气不得上升之候。"及至诊其左尺，虽较诸部略起，亦不洪数，右关微有一珠。余曰："此是脾胃滞已明。"再至右寸浮取微而不见，沉取仅有一线之微，明是肺气下陷，火不上升，应有短气不接之症可证。问其举止行动曾否气短不接，答曰："气促之极。"余曰："此真气陷不举。适才所云属火属滞俱虚，今细察审，随步活泼，其病真处自得第脾微觉有滞须疏，当用参、芪补气为君，附子补右相火为臣，龟板安肾相火为佐，俾上下俱安，而脚自无火烧之弊矣。若置此药不服，决不能愈。"

脾胃不温，何能使气克生？又何能使血克养？并又何能使

气克升而不令其下陷？吾兄随步换形，逐症逐脉细察，可谓深于此道。【晁雯】

治族兄太学步丹长文郎字纬呈脚气案

步丹文郎，在昔幼时，素属火体，病因秋时字希远者于无病进服肥儿丸，内有白术固脾收涩之药，是已与儿脏体之病大不相符，故于秋燥之时即患火热之症。余初望儿颜色，见其一种火象，勃勃外显，势莫能扑。再诊左手肝脉强数短小，而且眼目照耀，迥异寻常。余用泻青汤投服数剂而愈。越月又见脚不可移。医者望门妄断，云脚应服茸、桂方是。余思火体患脚，乌可进用茸、桂以致热益增剧？更诊两尺之脉，浮而且濡，又不敢用苦寒，以致有伤脾胃，惟用杜仲、续断、加皮、米仁、牛膝、车前、防风、萆薢、独活、寄生等药，嘱其日服二剂，以为调治。时有医士药铺，交称此病应用好桂，余曰："此是卖桂牟利之辈，可勿用之。"会计是药用有百余剂而愈。须知以药治脚，仍看脏体以为分别，不可云脚应补而竟漫无区别于其中也。

平脏感受风湿脚气，无甚紧要，不必进用偏剂，以致滋病。【血侄绍音】

治同县城东太学姓刘字永怀脚痿风痰癫案

癫症自实而论，不外风火痰血与热与虫；自虚而论，不外

· 161 ·

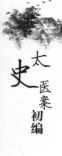

心虚而见精神恍惚，肾虚而见火浮一起。而究实之所因，又不外邪在于内于下，传之于外于上而癫作；或怫于内于下，久而不泄而癫成；并或有虫内积攻心，而致多疑而癫起。病虚之故，或因心肾素虚，加之嗜欲过度，劳力有损，及或用药过当，而致心有所塞，痰有所闭，合此数者，以究病情，似于癫之一途，丝毫余义。

岁嘉庆丁巳孟夏，有县太学姓刘，字永怀者病狂，经医多时多人，而致两脚强直莫移，心则或癫或狂，手虽较脚稍软，而却挥霍不定。奈初视其形症，面色带紫，诊其肝脉浮洪独见，并问病时医教服鸡，几至逾墙越屋，而狂愈发，旋服芦荟、逼痰等丸，其火差熄，但仍或狂而躁，或癫而唱，二便不知，日夜服事甚艰。余思此症形色如是，似属有火，仍照旧医原单增改，酌用熟地三钱、龟板一钱、胆星一钱、胆草五分、龙骨一钱、首乌一钱以润其燥，以制其狂，嘱其日服一剂。次早再诊，病仍如故，六脉惟肝独浮独洪，遂嘱照单再服二剂，是夜人益昏迷，至早再诊，视其面色仍然如初，觉喉微有痰声，复诊其脉，肝虽冲突，而觉有些滑大，余欲顿改前单，大进姜、附、苓、桂以泄其水，因见病家有疑药燥火生，姑以苓、半、生姜先试，而附与桂未投，是时服之无恙。至晚召余复诊，余见肝脉稍平，知是水泛木浮之征，而喉仍有痰声，反复细审，并见面多紫赤，上虽有余，止属火浮，而下两足强直，实是火衰脾不甚健，且挟有风有寒，一切呆药，似不应投，故即进用极辛极燥极热之药，如苓、桂、姜、附、广、半、砂仁、木香、仙茅、淫羊藿、乌药、乳香之类，病家见余开单，心大诧异。余谓此症治法，毫不可易。因问余于今晚是否在此坐守，余曰："甚可，但速将此药投。"是夜服之无事，次日诊视肝脉稍平，于是信余颇笃。其脚总是屈伸不能，仍将原单日服二剂不歇，如是者已十有余日矣。余因有事在府甚迫，旋即告辞，所服余药，自首至尾已越三十余剂之多，诸症十减三四，嘱其日后仍照原单加减投服。又服二十余剂，忽然双脚能移，此是药功。而癫狂仍在，初托伊亲到余商改是单，余因有狂恐服前药过燥，改用润药略平，而服未应。兹又托亲坚请，余思是病在初脏非甚阴，故有癫狂兼起之变，因医用凉过当，少火日见损削，壮火日见滋甚，以致下虚上实，及余极力温补下元，逐其虚冷之风，脚虽稍健，而旧飞越之痰、之火、之气、之血牢结于心而未逐，以致痰痹则癫作，痰开则狂起，但病虽狂，而禁则止，仍是假狂之谓。余谓治癫治狂之药甚多：其在心热心火发狂，治不越乎黄芩、黄连、知、柏、石膏、辰砂；虚火虚热发癫治不越乎灵砂、硫、附、五味、沉香、故纸及或人参、麦冬；发狂而用透心透肝之品，药不越乎犀角、羚羊角、朱砂、磁石；发癫而用透心透肝之品，药不越乎菖蒲、远志、薄荷、麝香；实火实痰上冲作狂，治不越乎磁石、礞石、胆星、贝母；虚火虚痰上冲作癫，治不越乎广、半、生姜、附子、天麻、白附；若是癫因死血，则有乳香、没药、郁金、香附可施；癫因虫起，则有乌梅、川椒、雷丸、木香、丁香、雄黄、巴霜可投。是以真狂，则凡一切附、桂燥药须忌，而清润宜投；假狂则凡一切生地、熟地须忌，而甘温宜进。今审怀老之病，实是上有余而下不足，水有余而火不足，急须除内阴邪以绝其根，外敛浮阳以防癫作，兼通心痰气血，则癫可除而狂亦随癫止。于是拟用附子四钱以补少阴之火，茯

卷三下

163

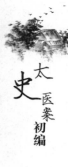

苓三钱、半夏三钱以泄在中痰水，菖蒲一钱、远志八分以通心中之气，白矾五分、郁金一钱、乳香八分、没药五分以逐在心死血，沉香五分、故纸八分、五味十粒以引少火归肾，木香、乌梅、川椒以除久积之虫，如是服至月余而效自见。但此病根已深，真元已亏，浑身皆是浮火与痰与血凝结，若不确实审究，竟作实火实热以治，必致不救。

此症过用凉剂，以致两足俱痿，硬直不移。吾师大温中宫，兼治风寒，服药百剂，而足顿起，行动略舒。惜其口腹不慎，药有断歇，病愈载余而症复发莫起，可奈之何？【门人张廷献】

治湖北汉阳县吴汉文内室李氏病痫案

岁乾隆庚辰冬腊，余同族侄步老往汉，偶于邹氏纸行谈论病症。时有汉阳县城北姓吴字汉文，因室李氏，时患痫症，每日一发二发，邀余往诊。其脉浮洪而滑，知是痰气内伏，一触即发，遂问平昔及今，饭食日减，又云头时眩晕，两耳常鸣，四肢重软。因用茯苓、木香、香附、广皮、川朴、半夏、生姜，嘱其日服一剂。服至三日四日而痫一发，服至五日六日，而痫竟不发矣。

余侄步老知药效奏，日与余论："痫病书多用凉，何以尔竟用暖？且痫与癫与痉与中，均有猝倒跌厥之患，其中形状何分？"余谓："痫发身软不强，仆则口即作声，高下不知，醒时口吐涎沫，时作时止，甚则瘛疭抽掣，其目上视，或口眼㖞斜，或作六畜之声，此多由于五脏阴损，伏有寒热之邪，一逢外有惊触，其内久积之阴，即乘其触而至【是痫】。非若痉则一身强直，角弓反张，口噤咬牙，手足挛搐，此由太阳中风复感于寒，及伤于湿，与精虚血损所致【痉病】。癫则或狂或笑，或歌或唱，或愚或痴，或悲或泣，如醉如狂，语言有头无尾，秽洁不知，此由阴邪传及于外于上之阳而成【是癫】。中则昏仆无声，醒时无涎无沫，后不复发，间有复发，亦不如癫之形，此由外邪闭其经络与腑之为异耳【是中风、中温、中暑、中寒等症】。所以痫有风火热毒痰气之实，结于五脏之阴甚多，遇有感触即发，而虚寒间见。不似癫属纯阴，邪伏于阴，俟其溢满传阳，并或忧郁闭极，而癫始成，而实热实火差见【癫痫二症迥然不同】。但癫属阴似阳，固忌升发，而痫火热甚多，亦忌升发。故凡治痫而见是火，则于栀子、胆草、黄连、青黛、芦荟泻火等药以为选择；是痰，则于胆星、牛黄、竹沥、僵蚕、礞石除痰等药以为选择；是风，则于桂枝、羌活、独活、防风、全蝎、虫蜕、钩藤驱逐等药以为选择；遇热，则于大黄、羚羊角、朴硝泄热等药以为选择；遇湿，则于木通、金铃子、泽泻、车前、赤小豆、牡蛎导湿等药以为选择；遇气，则于枳实、枳壳、蒌霜下气之药以为选择；遇虫，则于雷丸、鹤虱、乌梅治虫等药以为选择；久热成毒，法当深入，则又当于龙骨、牡蛎、滑石、石膏、赤石脂、紫石英、寒水石、硝石、磁石、黑铅、水银、辰砂重坠等药以为选择；若是风热内涌，则当用藜芦、柿蒂以吐；其或脉沉、脉迟、脉枯而见诸寒诸虚等症，在虚无寒则当于人参、当归、黄芪、白术、淮山、熟地、炙草、鹿茸、萸肉、枣仁、柏子仁、肉蔻温补等药以为选取，寒而不虚则当

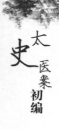
于干姜、附子、肉桂、茴香、巴霜燥热等药以为选取。痫既用温用燥，则凡用药深透，自不敢用硝石、磁石，当用硫磺、沉香、故纸、丁香、阳起石之类；痰则不用胆星、牛黄，当用姜汁、半夏、广皮、南星、白附、天麻之类；湿则不用木通、泽泻，当用茯苓、肉桂、小茴、钟乳石之类；通气不用枳壳、枳实，当用麝香、菖蒲、远志、益智、木香之类；活血不用生地、丹皮、桃仁，当用乳香、没药、川芎之类；至于升麻、干葛、柴胡、桔梗，考之紫雪丹内治痫，有用升麻杂入，补中益气治痫有用柴胡夹杂，亦止数分而止，未尝专力独用，而致痫发无有止期也。若久痫不愈，每发定是早见不移，多属阴虚，并非气薄，当用鹿胶、六味；痫是昼见不易，多属阳虚，则当补中益气，而非阴弱；若止夜不得卧，则又当用《局方》养正，取其内有水银、黑铅、辰砂、硫黄之类，气逆胸痛则又当用《局方》七气加木香，久久不痊则又当用十全大补，其余随症酌施，而挈其要，又须先分寒热虚实，次辨药类以进，纵有虚实兼见、错综不明之处，亦须从脉通融，从脉活变，但总不可妄作六畜之声以为拘治。今治是妇之症，而痫竟如若失，止是痰气内壅，若是实热、实火、实痰、实气则又不可妄用是药，而以余治是痫用温以为口实也。当笔记之，毋忽。"

痫症实不外乎风火热毒痰气，虚不外乎阴虚气弱，随其所见症脉以为施治，但总不宜过为升发，以致发无止期，兹能一一叙明，而理明辞畅，一气呵成，尤觉游^①刃有余。【晁雯】

---

① 游：原作"优"，据文义改。

治广东廉州府钦州新兴卫姓冯字旭先病患阴阳二跷虚损痫案

虚痫之症，古人责之昼发是阳跷虚损，宜用十补汤加益智；夜发是阴跷虚损，宜用六味地黄丸加鹿角胶，或用紫河车、当归、人参三味，与病癫症亦是阴跷虚损之用六味地黄丸等药以治无异【癫痫二病亦有俱属阴痫】。缘此阳跷之脉，同于阳维护背之阳，其脉起于足之跟中，上合三阳，从足太阳膀胱经足外踝下五寸陷中，由脉穴循肩入颈鸠属目内眦，而合太阳主持肌肉以上之表，通胃六腑而使左右机关敏速不滞之谓也。曰阳跷者，谓其所起、所循、所入、所止，皆是在阳之经也。阳跷何以见捷？如目不待作为而能随其当开当合之处，以为起闭，亦不待思索而能随其当动当静之处以为起立，是所谓阳跷脉所使，故病多见跌仆倒地身软作声而痫，及或脉缓而伸为瘛，卫气不行于阴不寐，凡诸阳病皆于足主脉，故两寸浮细而紧，正《内经》所谓阳跷之脉，寸口左右弹，浮细绵绵，病苦阴缓而阳急是也。治当补其左右之阳【此是阳跷成痫脉症】。阴跷之脉，同于阴维，护腹之阴，其脉亦起于跟中，由足少阴肾别脉然骨①之穴，上行内踝，循股入胸腹，上至咽喉睛明穴，合于太阳阳跷与阴跷并荣于目，主持肌肉以下之踝，通贯五脏，而使左右机关敏速不滞，其脉亦发于阴而捷，其所起、所行、所循、所入、所至，皆属于阴，而谓之阴跷也。阴跷何以见捷？如足不

---

① 骨：疑"谷"之衍文。

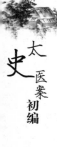
待作为而能行止自得，岂非跷捷之谓乎？若病则或语言颠倒、举止错动，及或筋急而缩为瘛，以病皆属于阴，故以阴脉主之，脉则左右沉细而紧，正《内经》所谓阴跷尺内左右沉而细绵绵，病苦阳缓而阴急是也，治当补其左右之阴【此是阴跷成癫而亦成瘛】。若使另有邪入，则又宜相其脉以治，此是阴阳二跷见病之大概。

岁乾隆庚辰，余在江西省会，遇有广东廉州府钦州新兴卫冯旭先病瘛一症，其瘛昼夜俱见，外感全无。余诊其脉而见左右尺寸皆弹，但阳跷在于寸口浮细而紧，阴跷在尺沉细而紧，今尺寸俱见，应作二跷俱损，当用黄芪二钱、人参一钱、当归二钱、地黄二钱、紫河车四钱、鹿角胶四钱、益智子一钱、白术一钱、淮山一钱，嘱其信心投服，而瘛自止。若阳跷而兼阳维虚损，则于补中益气汤加桂枝、益智子，阴跷而兼阴维虚损，则于六味地黄加鹿角胶、鹿茸、人参、故纸、茯苓、当归、紫河车、紫石英，但瘛并非两跷虚损，或因内挟有火、有痰、有寒、有气，则又不可妄服，自当随症、随脉活泼【治病要诀仍要从此】。不可总执二方以行。厥后余在省复遇是人，云药服之有效，但今人参价贵，从俗改用他药以服。

虚损见于二跷，自当随症随脉审其是上是下而温煦之，但此二跷，亦或另有症见，不可一理以论。【晁雯】

治族弟太学生名西翰内室吴氏头痛案

头痛须分部位，及看兼症，若部位不明，兼症不察，不无混施，但究部位兼症，要在病源通晓。故一病症临前，或望或闻或问或切，无不深知，不必反复深求，而始知为某经之病也。

岁乾隆甲寅，余在余县治病，适有族弟西老内室，因患头痛，召余就诊，余谓头痛身热，有风有寒，有湿有热，而风尤多。即以寒伤三阳为论：而痛在于脑后，症兼恶寒发热，身背俱痛，病在太阳，宜用麻黄、桂枝；痛在面额，兼有热无寒，目痛鼻干不眠，病在阳明，宜用升麻、葛根、黄芩；痛在头之两侧，症兼寒热往来，耳聋胁痛，病在少阳，宜用柴胡、黄芩。若使不在阳而在于阴，巅顶收引头角，症兼手足厥逆，是为厥阴之经头痛，宜用当归四逆；若见干呕，口吐涎沫，是在厥阴之里头痛，宜用吴茱萸汤；痛连脑齿，症兼烦躁，爪甲俱青，病在少阴，是为真正头痛，虽有严氏所立参附汤治法，终属罔济；惟太阴头痛则无。其余头痛属风，各有所兼，如风兼寒、兼湿、兼痰、兼食、兼火、兼热、兼毒、兼暑、兼气，无在不以风为主，以风属阳，头亦属阳，故风多不离于头也。其风兼寒而见咳嗽、鼻涕，兼食而见呕恶，兼气而见胀闷，兼湿而见身重，兼痰而见眼黑头旋、身重如山、胸中兀兀有声，兼火而见眉棱作痛，兼热而见发热实甚、痛有偏正、及或年久不愈、并或口渴、鼻渊、咽干，兼毒而见项强、睛疼、浑身拘急、疠风不仁，兼暑而见昏闷不食。与夫痛非风见，止是暑气伤腹，而见霍乱吐泻、皮肤蒸热，暑毒而见昏迷欲死，并或湿热、疫毒、梅疮、痰郁、湿郁、水饮、食积、肝火、胃火、脚气冲心、气虚精亏、火衰等症，无不皆有头痛症见，不必尽以痛治，但治瘟疫、火热、暑、诸虚致痛之由，而头痛之症，无

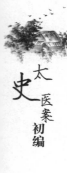

不与痛而俱除也。至于痛深而久，见为头风，是合风火湿热与虚俱备，治亦不越所治头痛之法以推。其药之寒热不一，而药又非轻剂可投，如热必用知母、黄柏、黄芩、黄连、石膏、胆星，寒则必用肉桂、川乌、川附，散则必用麻黄、细辛、川芎、白芷、升麻、干葛，与夫天麻、南星、蝎尾之类，其余杏仁、米仁、芽茶亦所必施，然总不越兼症兼脉以为辨别耳。

余诊兄嫂之脉，微觉有弦，而痛又在两边侧角，症见寒热往来，是明寒传少阳，勿作寻常风看。于此而不竟用柴胡，其痛将何止耶？当即开具小柴胡汤以投，但柴胡一味，余最恶医见热妄用，此则确是小柴胡症，又何为而不用耶？第此热不甚深，其小柴胡汤黄芩则当减半以投，更不得谓柴胡竟为无用之物，而致固执而不用耳。

头痛症类甚多，要在审其部位，及察寒热虚实上下表里所见兼症兼脉，若不细为审察，但以寻常羌活治头之药塞责，则又非是。【男省吾识】

治同乡同业姓某字某某左连后脑与中头痛案

头为清阳之所，固不容外寒邪内乘，亦不容内阴邪上干。

岁嘉庆戊午季春，余有同乡同业姓某字某某者患有左脑头痛之症，因已服药不慎及医服药未效而请诊之。余察其人面色黯黑，其痛既非悠悠戚戚、痛无了期，又非倏忽无定，在此在彼，但于所痛之处，若有一针内刺，刺过而痛且止，转身又若一刺，刺即见止，止则又若一刺，如是者已数日矣。问其身有寒热，答曰无有。问其饮食是否减少，答曰如故。问其大小二便如常，答曰："但前已服藁本、川芎、防风、柴胡之药，内加黄柏、知母，服则便泄数回。今仍如故，惟于刺痛之处，则更加甚。今早又问在地同业云应进用六味地黄加知、柏服之，仍觉不妥。

余诊右手三部，其脉微弦而滑，左脉三部竟平而静，并问左腹是否雷鸣，渠答："时有一声。"因思右脾之脉之症皆有湿阻，而地黄不敢妄投，且应进用苓、半方是。至于痛时一刺，若是外感，何以竟无恶寒发热之症？若是内火冲击，何以竟无口干舌苦之症，明是肾水居左，水气上逆头之清道，故有痛如针刺之弊。况于腹中觉有水响如雷，是即水与气搏之征。此本小病，利其水道即愈，何以竟用六味纯阴大剂以助水、知柏以削火，火衰则水益胜，在上则于清阳而痛益甚，在中则脾不固而泻作，在下则气不化而溺闭，迨至辗转益剧，或火浮上戴而有汗出过颡之虞，或阴湿中阻而有五心潮热之苦，于是议其汗出则云气薄宜以参投，议其潮起则云热蒸宜以连进，讵知此本阴胜，逆而上冲，凡一切假阴假阳皆在此处见端，故治亦宜此处先施。当用茯苓三钱、半夏三钱以泄脾湿之水，牛膝一钱、车前一钱以引阴气下行而不上干清阳，水盛则火必衰，故附子在所必用，阴无阴物静摄，则阳必上凑，故龟板、龙骨在所必投，而又虑其气滞，故厚朴、大腹皮在所必施。是药嘱其日服一剂而病自除。越日余遇病者在途，云药已服一剂即愈，此果效见。余谓若仍进用六味、知、柏，必致辗转生变，而医更无定评，可不慎欤！

头痛不尽属风属火，亦有无火而见下部之阴上攻于头之症，无奈今之治病总是火字不绝于口。若果如斯看来，治病甚易。【男省吾识】

治同县城南邹胜恒内室某氏头痛案

头痛属风，谁曰非是？若兼胸膈作紧，饮食不消，则又不得仅以风疑。

岁嘉庆戊午孟夏，时有邹胜老内室头痛，招余甚急。渠云，先请渠族进用芩、连，其痛如劈，潮热异常，口渴思饮，脚冷筋挛，又用川芎茶调散兼用柴、芩而痛如故，现在六脉慌乱，继即进用附子，亦觉不合。余见六脉果乱，痛如刀劈，欲按不能，不按不得，痛实在于左侧连及顶心脑后足太阳膀胱之界，亦非两边足少阳正穴。余置是病不问，且思六脉张惶，重按无力，更见胃脘微微作痛，必喜手按。医者总疑脑痛之症属风属热，殊不知渠病果属热，其舌自有重苔而涩，而舌止见微苔而滑，此非实热可知。又见心痛喜按，其痛缓而不急，明是挟有寒积，何以总属热疑？无怪胃阳不冲，得其芩、连而寒益逆上升以犯清阳，加之芎、柴拔其阴火，故尔头痛如劈，岂若风火内炽、六脉浮洪、重按有力？当用姜、半、白蔻以开胸膈痰滞，又用附、沉、五味使火归于右肾，炒芍、吴萸、小茴、牛膝使阴下行于左，从其小肠膀胱而出，嘱其日服而潮即退，不退即除生姜用炭姜，或加乌梅而潮自止，所以头痛不专指风，膈痛不专指热，之当切脉分其有力无力以为治也。

· 172 ·

一头痛症耳，而医专言属风属热，并不言其是痰是寒是滞，看来俱是千手雷同。【男省吾识】

治房弟字秀万长女牵弟姑血热面热案

岁乾隆癸丑，余适在县回归，忽有房弟字秀万，云伊长女身面俱热。余问是否口渴，答曰微渴。问其是否作寒，答曰无寒。问其是否身痛，答曰无有。问其是否能食，答曰如常。诊其六脉弦涩而数，年方十三，其月经可不必问，明是热在血分无疑，遂用黄芩以退身热，赤芍、连翘、生地、红花、丹皮以凉血热，外用犀角以除阳明血热，以面属于阳明故也。是单止服二剂，而身热顿除，面色亦减，再服一剂而面热俱退。若使见其身热而用柴胡，则火愈起而命莫保。

血热在于阳明，故尔尽形于面，非不服此轻清凉血之剂，不能以退其热。【门人张廷献】

治族弟少学襄虞鼻渊案

鼻渊一症，多有胆热移脑，及或阳明伏火发动上攻于鼻，故尔有是，然亦未可尽拘。

岁乾隆甲午秋，余自金邑回归，族弟襄虞告以彼患鼻渊一症，召余诊视。余见鼻中所出之物清淡异常，气不甚秽，色不甚黄，而且灰白相兼，有如水中死物。且诊其脉，则右关上独迟而浮，他脉皆平。问其所服之药，多属六味及或外加当归、

卷三下

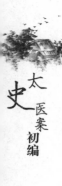

辛夷。问其饮食是否如常，答曰得食则胀。问其口欲饮冷饮热，答曰得热则快而不喜冷。余按鼻渊书中皆载属热，何以察其症脉竟有阳明经腑皆寒之理？其亦千古不常见之奇症也。余止据理酌治，而不泥书止载鼻渊一症为的，乃以香砂六君子除其白术，重加姜、附、升麻、辛夷，大除阳明中外经腑寒滞，俾中气温而经脉活，则浊自不挟鼻而上溢矣。但世每治一症，并不从病兼症细为详察，仅从书中所载一症，拘泥不化，其能起人沉疴也鲜矣！笔此以补书所未及。

凡症既有热成，自有寒致，岂独鼻渊一症而已哉？苟能从其兼症考，并不被书仅执一症为治便活。【男省吾识】

治山西蒲州府临晋县角林村吴仕元背脊痛症案

岁乾隆甲子，余同余父上京，途遇山西临晋县角林村姓吴字仕元者，云伊背脊痛楚俯仰维艰，寒热时作，屡屡服药不效，其治奈何？余诊其脉有似奇督病见。盖督左右寸尺上下挺直，惟尺寸之中浮起，是即督脉见病之征，问其所见之症，只是背脊苦痛，寒热时作，别无症见。缘此由于风邪入督，症兼阳维之象。其督脉起于会阴，循背行于身之后，为阳脉之总督。冲脉起于会阴，夹脐而行，直冲而上，为诸脉之冲要。任脉起于会阴，循肢而行身之前，为阴器之承任是也。叶天士云："冲为冲要，任为担任，带为约束，跷、维为拥辅，督脉为统摄。"又曰："督脉从背而上，凡气攻痛，从背而上者，治在少阴。冲、任从腹至心，凡气攻痛从腹而上者，治在厥阴，及或填补阳明。此治病之宗旨。"故督脉之病多见脊强不能俯仰，脉则中央同尺弦长而浮，病多属风，即《内经》所云，督则直上直下而中央浮，病苦脊强不能俯仰是也。但《灵》《素》言督言冲，亦多错综其说，谓督脉见病亦同冲、任，由少腹上冲心痛，其在男子则为癥疝，二便不通，女子则为不孕，内有嗌干、遗尿、痔癃之症。此虽督脉有同冲、任以行，而背脉经穴则又在背与足太阳膀胱之穴同见，则督之见病自当以背为主，而同冲同任见病之处，则止兼而及之也【断制明白】。至其治督见病之方，总不越乎同肾、同冲、同任之药为之借用【亦是错综】。而其专补督脉之阳，则止鹿角、鹿胶、鹿茸为之变换【专补督脉，止此数味】。按叶天士云，冲脉为病，当用紫石英以为镇逆；任脉为病，当用龟板以为静摄；督脉为病，当用鹿角以为温煦；带脉为病，当用当归以为宣托；二跷为病，当用山甲、虎骨以为通达；而鹿茸既补督阳，又有交通阳维之功；鹿胶虽较茸性稍缓，更有缘合冲任之妙；若西瓜藤烧灰，有贯穿经络之美；莲藕空灵，有缠绵诸络散血清热之能；蜈蚣性毒而阳，能入经络之阳以驱风；蚯蚓性沉而阴，能入经络之阴以除热；麝则通经达络，开关利节，无所不到，错用则害；壁虎性亦达络，有穴则入，但不等于麝香之散；至于肝气横胸，而麝得香附入冲则开胸；有气逆于胸不开，得槟榔入冲则降；惟紫石英既入冲镇逆，又固火气之散越；胸有热气不除，得鳖甲入冲则清；胸腹有血内瘀而结，得王不留行入冲入任则泄；惟有芦荟既能入冲清热，又降肝气之上逆；若在沙苑，气质松灵，固可入肝络以凉血；桑叶气味轻清，可以泻少

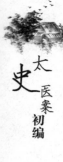

阳气血郁热；丹皮辛凉兼备，肝胆血热，得此则清；苇茎质亦空虚，心肺二络死瘀得此则活；鹿茸、麋茸补督阳气虽若相似，而亦微有阴阳之分；鹿角、鹿霜补督经脉气虽相同，而亦又有温暖、滋润之异；至于肉桂，性直达下，能通阴跷与督。龙角，督脉所发，尤见入督之奇。此真针芥相投，服之奏效。故背屈伸不能俯仰，自当责之于督，而病多见属风之谓也。当即索纸开单，方用桂枝三钱、赤芍一钱、鹿茸三钱、当归二钱、龙角一钱、狗脊一钱、生姜二钱、防风一钱、独活一钱、乳香一钱、没药一钱、炙甘草五分、大枣三枚，每日照单投服。越一月后，在张家湾相会，谓："药实服有功，自后俛仰则能，术斯善矣。"并即录其案中要语，以为暇时备查。

能将奇经诸药逐一引述，逢到奇经脉症，则药自不扼肘。业斯道者，自应如此博采。【血侄绍音】

奇经之病，总是正经邪溢，方入于奇，而致见有诸般之候，但不可一笔忽过，不为体会，以致治多扼肘。吾师每遇是症，明知由于正经少阴邪盛转溢于督，故气从背上攻，痛不可忍，非不进用桂枝、防风、独活以攘外，鹿茸、狗脊等药以入督，乳、没以活血，何以使病克除？究之药只平平，而功效却奏，未可忽视。【门人张廷献】

通透奇经大源，疏发奇经治法，但不知今时医其果于此通达否？【绥之】

奇经脉症及药，虽属多岐，然亦不可不究，观此所治吴仕元背痛之症，未必不为无补。【晁雯】

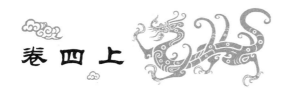

治服弟邑庠字晁^①雯之母张氏火浮舌苔生有灵芝案

今之治病者，不必见舌重苔，但见舌有微红，则即指为实热，若至舌上有苔，苔上生有形如灵芝，则未有不以苔为热疑，而苔上生花，更为热之至极。斯时纵有明医洞见脏腑而称苔是虚热，吾知决无人信。

岁乾隆丙午之秋，时届大比，余之服弟晁雯，因母病极，召余就诊，先看舌有黄黑之苔，而苔枯涩刺手，刺上又生灵芝，坚不可移，余亦被苔所惑，谓此非是热极，何以舌苔如斯？并察其面亦红，身亦作烧，大便硬闭，诊其脉亦觉浮数而不坚劲有力。治此须当从舌生芝菌着力，当用连翘、黄连、焦栀、赤芍、钗斛、麦冬，使其舌苔微退，殊药止服一剂，而菌即除，苔亦不见，大便顿解。余已知其有故，幸药止服一剂，连二分尚未过甚，遂用姜、附、广、半以救。是时乡试期迫，晁雯一心两挂，先须救母。自七月初一以至十五，连服三十余剂姜、附、广、半，而神始安，人亦略明，及至二十，见母病

---

① 晁：原作“兆”，据上下文改，下同。

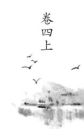

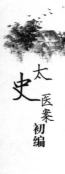

愈，方雇小船至省。余谓此症舌上生菌，果属实热，自不致有一药即除之速，明是苔属虚火上乘，而致苔有生菌，所以一逢云连苦折其火，即便下行。不惟其苔即无，且更生有诸虚诸寒之症，而竟难以抵敌。苟非改用辛温辛热，亦安能以抵二分之连，以挽逆流之舟哉？此用药不可不慎，而察症不可不周也。

此症因其舌苔生菌，微用寒折，若不大用附、桂以救，几致偾事。【自记】

治吉水县增生姓刘讳方旦令尊赓翁老先生口酸案

凡人脏气不温，饮食不输，未有不易感冒而犯寒湿，岂必贪风乘凉、掀衣露体、坐卧湿地而始见其有是乎？即以吉水县增生姓刘讳方旦老尊赓翁口酸一症论之，赓翁举止端重，诗书礼乐，世其家风，寄居省会，一心垂训，外事不涉，寒亦难犯，第其火素衰微，胃不甚强，故饮食亦不甚化，正景岳所谓"物不经火则冷积而为酸"之意。在初止是口酸，终则必有吞酸吐酸之症矣。故酸当以寒断为定。内寒既生，外寒乘势内入，犹物先不见腐而蛊不蚀。凡门隙微风并衣被空松处所，皆与我身筋骨肌肉隐隐相动。背为一身外藩，肺为脏腑华盖，故寒先自背始，而即见有筋骨酸疼之症。寒自皮毛犯于肺，故寒即见嗽时一作，痰则如胶如糊，窒而不化，脉则左手微强而右手脾肺与命之脉皆伏不出，以致反关列由列缺之脉独呈，岂非脾肺与命俱受寒秘之象乎？余初诊其右手脉秘而见列由列缺脉出，疑是右脉反关。其列由列缺之脉，亦又在于关处独耸，知其病先在胃而有口酸之症，次察口酸之外又兼咳嗽及背酸痛，知是中外皆寒，决意以寒为治。而先生意甚不欲，谓己朝夕闭坐书斋，寒从何来？又阅余开药单，内有紫苏、防风，其药止是数分，亦非甚是治寒之剂，并内所开附子、砂仁、茯苓、白芍之药，向时亦曾服过而未有效，惟木香、吴茱萸药未经服，或于是病有符，亦未可必。但既云当服，姑以余单为试。及服一剂，而先生右手三部脉出，嗽竟无有，惟右膝右腰疼痛之极。再于原单除其白芍，内加桂枝、杜仲、牛膝、独活、补骨脂、续断进服一剂，而症竟尔渐减，并宜禁服生冷黏滑，慎其起居，及兼药进，则病全减而无有矣。先生因药有效，始以初不欲余言有感冒之意，尽情乐述，并称治寒之药虽甚轻平，效极响应，有非寻常意议所可测者。此虽先生过誉，实亦治应尔尔，而不可以草率从事云。

火衰寒胜，此在《内经》已言阳微则恶寒、阴虚则发热，则知恶寒是属阳微可知。奈今时医偏反《内经》，妄言恶寒是属血衰，然则发热是属气衰乎？余读《内经》已久，并未阅有此语，实不知其自何而来。岂《内经》之外，另有秘旨可作《内经》观乎？此案赓翁之病，余已谨遵《内经》阳微恶寒之说，内用附子而寒即除，并非内用当归而寒即去。附记以俟后之高明参正。【自记】

治族侄太学字元寿内室欧阳氏大笑症案

族侄字元寿内室，素有心火及痰，因先一妻病癫常有邪祟

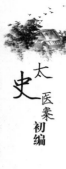

之见，继娶是室，亦因先娶常有见邪之说，横塞于胸，故于火发而亦见有邪祟之谓也。究之邪非真有，特火挟痰起而有耳。岁乾隆丙午，渠因法治是笑而笑不止，召余往诊。余曰："此非邪笑，乃火挟痰起而笑耳，有非药治不效。"余诊六脉皆洪，于心尤甚，其药既忌疏表，尤忌阴滞。须以芩、连、生地、丹皮、赤芍、山栀频投，投则其笑自止，若稍用温，则火得温益盛，用滋则火挟痰益起。时有一位在旁，谓此不应作火，意谓惟怒是火，笑与怒反，安可以作火乎？余谓："人之喜笑，原属有事当笑而笑，自不得以火论，今无故而笑不止，明是心火郁甚，郁则心火上浮而笑。试看虎笑风生，风火一气，非火奚似？又看火焰之发，时起时止，倏忽靡定，其象似笑。若谓笑非属火，则笑竟是属寒？决无是理。"力以火为断，嘱其日服一剂。服至十有余剂，并服紫雪丹而愈。盖此实因下火上冲，冲则妄有所见而笑以起。藉非火发，何以至是？所以初宜寒折，及或进用龙骨、龟板收涩之药以为治耳。

此症较下火笑之症更甚，故其用药，亦有轻重之分。【血俉绍音】

治族太学字亮才令媳吴氏大笑症案

大笑症见，虽曰属火，而火亦有轻重之分，又有火中挟痰、挟滞之殊。岁乾隆丙午亮才与侄元寿共厅而居，房分东西，实住一所。是时元寿内室病见大笑，彼媳吴氏亦见大笑，实奇事也。但此六脉诊得虽洪，而此右关微有动滑，问症亦有食而不消之象。余于连翘、丹皮、赤芍、焦栀清火药中，参用川朴、广皮、枳壳消导化痰之品而笑始除。余叹共一笑症，而伊媳之火，较于元寿内室之火稍逊，故药不用大寒而用轻清微凉之品以为治疗。盖痰除则心明，火除则心定，心定而笑自止。于此知笑而症不同，治亦各别如此。

此痰食与火交炽发笑症也，治当清火化痰消食为主，但痰非是大火大热之当进用牛黄、胆星，止用寻常化痰除湿之药，使其脾胃不致受累。【门人张廷献】

治族叔字隆吉喉痛案

凡人临症施治不可草率定方，余悔余于乾隆壬辰冬，有族叔字隆吉身患喉痛一症，彼止述今午刻因收晚稻上仓，喉咙忽痛，急求一药以为治疗。余因有事牵滞，亦未究问其详，且未商其就诊，止以元参、甘、桔单开速服为词。越日渠父介尔叔祖云："儿昨服是药，其痛如故，再服，其痛转剧。"余思元参、甘、桔乃属喉痛开手通剂，今则服之痛甚，多因脏气有偏，恐其中有桔梗载气上浮，与内脏气不相合耳。旋于原方除其甘、桔外加桑皮、赤小豆、枳壳等药同投，尤恐药有不合，并与介尔叔同往就诊。果尔脉数无度，气喘急迫不堪，身则烧热异常，知其桔梗一味拨动内火，洵于是病不相投矣。又于药单酌加前胡、花粉二味同入，是夜止服一剂而痛悉除，气亦舒缓，潮则悉止。可知桔梗合于元参以除喉疾，因是内有肾火、外有邪伏，故用桔梗以除外邪。此则外邪全无，阴火上攻，纵有元参之降，不足以御桔梗之升，使非通活不拘，及就脉象细

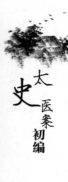

诊，何以一服而使其病悉去乎？次日介尔叔祖道其病愈，并细进求其故，余亦乐为详述，以警日后草率定方之非。

仓促问医索治，而不将脉细诊，亦难药与病符，兹将所治所见病症细审，再合所诊之脉细断，自尔药无不合。【男省吾识】

治族太学生名巽园内室邓氏喉痛案

喉痛之症，出于热者居多，出于寒者亦有，惟视平日脏体分辨，并就今日所见之症通融观察以为施治已耳。若于脏体既不深求，临症又不细审，何以遇症化裁，破奇出格，有能如许之妙哉？

岁乾隆丙午，巽老内室忽患喉痛，伊于肇熙弟药铺毗邻，因渠制有吹喉之药，取之甚易，此是自少审顾。讵知所置喉药多是寒热混杂、攻散齐施，有何区别具用？不期药吹未久，倾刻寒见，其痛益甚，夤夜忙迫锥门，召余就诊。余见症脉混是寒成，仍以平昔所服附、桂、故、姜、半等药大剂以投，而痛斯除。若不破格出治，事涉两可，游移无据，必致不救。

是病寒热皆有，何止喉痛一节有火无寒？苟能临症细审，则病真处悉见，自不为世俗医所误耳。【晃雯】

病热用凉，要看脉症果是热成方用，若使脉症不细审明，止因一症举世作热而即用凉，则妄甚。【男省吾识】

拟上余县邑侯姜父台牙痛案

牙痛之症，其病则有因风、因寒、因火、因热、因虚、因损、因虫之别，切不可去痛止属风、属火，概用清凉之药以为治也。

究其辨证之法，大约因风因寒者，其症多属暴见，因虚因损因湿因虫者，其症多属久见。因火因热者，其症则在缓急之间；在寒则有诸般寒症相兼，其痛多有定处不移，故一逢寒则甚，痛处必喜热手重按，或得热汤漱口则缓，脉则见有绳索之紧；在风则有诸般风症相兼，其痛则多走易，每逢风处则甚，痛则拒手重按，及得冷饮暂快，转则更甚，脉则浮而且数；因火则有诸般火症相兼，其火则必蒸蒸烙手，并且走易，或逢火逢热则甚，其痛亦惧手按，或得冷水以漱则宽，脉则或洪而数；因热则有诸般热症相兼，其痛热而不走，并惧热汤漱口、热手重按，脉则或浮或洪或弦或数；因湿则有诸般湿症相兼，其痛必多痰涎，痛处或兼肿胀，其肿日见渐大，若饮水过多则甚，其痛亦喜手按，脉则或濡而弱，或浮而滑；至于因虚、因损，其痛渐次日甚，在阳虚火衰者，则喜热手重按，阴虚水衰者，则拒热手重按，亦有诸般虚损症兼，痛则悠悠戚戚，无有止期，或食硬则痛愈剧，或服伤气败血之药则痛愈迫，脉则或弦而数，或虚而弱；若是虫痛，其痛得食则止，无食则甚，其痛或微兼痒。

凡此牙痛，类多如是，然此止就痛之各因一端而言，若使各因互有相兼，则症有难定指，惟就各症所见之因而会观之，

卷四上

· 183 ·

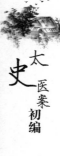
则其痛斯明。

今诊老父台六脉皆浮，而右关之浮尤甚，谕其所痛止是悠悠戚戚，而痛不迫，并谕痛亦不走，按亦不喜不拒，知是脾肾俱虚，兼有寒湿及滞而已，但寒在经则滞、在腑则有内寒夹杂。拟用防风一钱、独活一钱、生姜五分、白蒺藜一钱、清盐五分、细辛二分、广皮三分、僵蚕五分、虫蜕五个、故纸三分，每早进服一剂。外用胡桃壳一个，另用食盐、食椒各半捣烂筑入壳内，湿纸包裹，火煅成灰，搽入患处，则痛自除。此生屡用屡验，谅无有误，未知其有当否。乾隆四十六年八月申。

是病根由，统言止是寒热虚实，而究有非一言可以尽贯。吾师每论一病，必将是病之根，逐一分门别类，使其真伪不混，方肯释手。此案止是牙痛而师必将牙痛之因逐一辨之至极，不令稍有遗漏，知师于医实有所得。【门人张廷献】

治余平昔常患咳嗽症案

溯余自生以迄嘉庆丁巳，年已七十有八，历无他病，惟于每岁之中或秋或夏，雨阳不齐，贪凉脱露，霎时风变，多有即见咳嗽之症。

余按古法以稽，有言咳属有声无物，嗽属有物无声，咳嗽则声物俱有。且其论咳：则谓属气属火、属热属燥。凡人阴虚火盛【分出脏体属阳】，其肺必燥，即肝与心与脾，自尔同为一气。如本经肺实而咳，则必顿而抱首，面赤能食【肺实之咳】；

肺热之咳，则必痰腥而稠，身热喘满，鼻干而红，手捏眉目鼻面【肺热之咳】；阳火蒸蒸内实而咳，则必胸骨高起，其状如龟，咳久火壅，则必胸前疼痛，口吐脓血腥臭，而成肺痈【肺火内实之咳】；气逆内燥而咳，则必连咳数十声，痰不易出，而见气逆血逆，由于口鼻而出【肺燥气逆之咳】；肺冒风寒内实而咳，则必气壅喘促，咳声重浊，无汗鼻塞，及或气逆而喘，面白有痰【肺冒风寒内实之咳】；心火刑肺而咳，则必介介有声，而见面赤、心烦、咽痛、声哑、身热【心火刑肺之咳】；肝盛侮肺而咳，则必咳声不转，而有面赤多怒，痰涎壅盛，发搐瞪目直视【肝盛侮肺之咳】；肾亏火盛而咳，则必久咳而吐痰水，面色惨黑【肾亏火盛之咳】。

又书论嗽，则谓是寒是湿是痰。凡人火衰水盛【分出脏体属阴】，其脾必寒必湿必虚，而肺亦多虚寒不振。是以肺虚而嗽，则必气逆虚鸣，颜白飧泄，嗽久不止【气虚之嗽】；肺实而嗽，则必嗽多痰薄，面白肠鸣【肺寒之嗽】；肺有感冒而嗽，则必毛慓气喘，恶风多涕【肺有感冒之嗽】；脾滞而嗽，则必面黄体倦，痰涎壅盛，或吐乳食，嗽皆浊痰【脾滞之嗽】；脾虚而嗽，则必唇口惨白、气逆神疲，小便清短，大便溏泄，色白如痰，嗽即痰出【脾虚之嗽】。

凡此咳属有声，嗽属无声，一咳一嗽，分为两途。若使阴阳俱虚，寒热兼有，则咳与嗽并见。自余论之，凡咳必连数十声而至胸骨高起，抱首抱胸，谓是火蒸燥起，固属不易。第余脏属纯阴，火仅一线，每逢咳作，必连数十声而痰始出。余记余初一次作咳，诸药不效，惟取生姜一块，捣汁半瓯，服尽而咳即止，痰亦随嗽而出，此非咳有寒见，而不可以火热拘乎？

卷四上

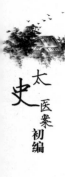

余又记余二次病咳无嗽，以至抱胸抱首而痰不出，余用芪附福圆浓煎投服，而咳即止，岂非咳即气虚下陷，而咳不可以肺之实拘乎？

总之，咳有属实亦有属虚，咳有属热亦有属寒，安见咳尽属实属热而不属虚属寒乎？余谓治咳无他，惟察兼症兼脉俱属热候【要诀在此】，谓之为咳属热可也，俱属寒候，谓之为咳属寒亦无不可也。若不将咳与同见之症并察，则治无有不误。

虚寒证亦见咳，但察所见兼症甚明，不必专言属火属热，况此不独治咳如是，即凡所治杂症，亦无不可以如是。【晁雯】

治山东兖州府汶上县马庄集
姓刘字继周伤寒喘嗽案

伤寒寒塞于肺，与伤寒寒结于膈，皆有痰见，而痰却与胃之痰湿不同。如寒塞于肺者，则有喘哮之症可察，治宜仲景麻黄汤；结于膈者则有嗽而不出之象，治宜枳桔二陈汤；若痰湿在腑，则痰一咳即出，治宜仲景小半夏汤。医者须细如此分辨，若分见分治，合见合治。

岁乾隆甲子，余同余父上北，夜宿山东兖州汶上，有附近马庄集姓刘，名继周者同歇，继周病患咳嗽，唤余为彼诊视，余诊六脉浮大而数，气甚喘哮，嗽则胸膈若有所阻，必尽一嗽而痰始出，间或胃有湿痰，一咽可以即至。余知其人脏阴，诸痰症见，治法莫遗，因索先医药单。乃有一医进用仲景小半夏汤而遗喘哮胸结，又有一医进用枳桔二陈汤而喘哮仍遗，更有一医悖谬进用甘露饮。统而论之，凡医止有数方以为轮用，而仲景麻黄汤竟不敢投。余于是病通同酌施，即用仲景麻黄合小半夏、枳桔二陈汤而增减之，方用麻黄五分、杏仁十个、半夏三钱、生姜三钱、枳壳三分、桔梗三分、川朴二钱、木香一钱、砂仁八分、附子三钱以进。以此通活变化，而邪自不容留，并无治一遗百之患。是夜即服一剂而寝安，次早添用茯苓通其小便而愈。

不识病症，妄将汤方轻试，误甚！学者苟能如此分辨，则于医之一途，可云思过半。【晁雯】

治族弟生员字舜亭次男健修病咳嗽案

岁乾隆丙申，有族弟生员舜亭次乃郎咳嗽，其咳身微发热，每咳必致数十余声有痰。先请在地医士调治未愈，复请余治。余见咳嗽果有数十余声之多，并细将痰及诸症再审，知非气盛于痰之比。应先除痰为急，始用二陈汤，不效，再用导痰汤不效，又用二陈汤除乌梅加炮姜亦不效。余笑是病何以竟致如此之甚。当速进用附子以救其逆。奈渠先有一医与渠甚厚。医值有事未来，其妇复寻一医求诊。其医见儿身有火热，遂用羌、防、连翘、前胡、楂、曲等药，外以红蓝二丸令其煎汤化下。及医去后，复请余治。余见桌上立有前胡药单，即是儿服之药，余急止其休服。当速照余前单外加姜、附以投。舜老貌虽允诺，其妇早将红蓝二丸令儿服尽，服后将余姜附药进，不期泄泻大作，神色愈晦，仍请余治。

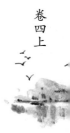

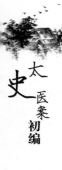

余见命止一线，又云服过姜附如是，反复思审，知是病重药轻，不克以胜。斯时余不坚治是儿，稍或告变，反以余进姜附有失，余罪百喙奚辞？乃向舜老诸昆弟言曰："此病果依余治，当大进姜及桂为急，并宜多服，方可以救。余愿在旁守候。"舜老见余言切，始听余言，照单连服二剂，越一时辰，乃吐胶痰数碗，其痰用手用箸筋坚戛不下，一时神气顿爽。余始向舜老问其昨病告变，果属余前错用姜附之失乎？抑亦因病深重药不胜病之故乎？其妇见儿神爽，始认误服丸药故尔致是。

盖此本属痰盛之症，若儿咳至数十余声之多而痰所出有限，则谓气盛于痰。今咳虽多，所出更多，明是命门火衰，脾湿至极，胶结于中，不能通活之故。况儿面黄而晦，六脉惟有右关独滑而大，脉更与症相合。何敢因其连声致咳，及身因寒因痰阻塞气血不通之潮，而竟可用红蓝二丸伤气败胃之味乎？

余因书成，每思治病之难，其变甚多，苟非确有所见，令其病家倾心投服，势必令儿置之死地，同为负罪引慝之人也。

凡病识之不真，自不敢坚，既坚而病家不信，亦无奈何。此非危迫之极，吾兄坚任守坐，决不依从。【晁雯】

哑科丸药，最是欺骗乡曲妇女恶派，稍有错误，即可因其妇女喜好而支饰之，此非真正实学，愿各通达世情之家而摒绝之。【男省吾识】

胶痰数碗，壅而上吐，坚戛不下，此是红蓝二丸寒其中州所致，若不坚服姜附及桂，则痰欲上不能，欲下不得，更不免有阻逆，变出许多假热之候。凡医不开药单而用丸药者，自当以是为儆。【侄绥之】

治直隶河间府北魏村姓吴字某某寒嗽案

直隶居于北坎，最属寒地，凡人生于是处，或有感冒，即当大为发表，不当早用凉药，引邪入内为殃。况肺最属娇脏，邪一内入，则咳嗽无已。非若南方体气稀疏，邪气易于出入，而不致经年屡月有莫解之患也。

岁乾隆甲子，余同余父上北，有一河间姓吴与余早晚同寓，日夜咳嗽不宁。余见其人连咳不止，且有痰饮，色白如雪。余问："嗽已多时？"渠曰："已经月余。"又问："是否服药"答曰："余药未服，只是雪梨每日服数枚而已。"余曰："此属寒嗽，切勿服之。"渠曰："雪梨清火润肺，如何不服？"余曰："雪梨味甘性寒，凡有火无水而作干咳者最宜服此。"余见嗽出痰下之水，牵有如胶如饴，系联不断，更即问其背心，定属恶寒。渠曰："实恶寒耳。"余曰："既已恶寒，如何日食雪梨不厌？岂不使寒益寒乎？"当即进用麻黄二钱、桂枝二钱、杏仁二十粒、生姜三钱，嘱其日服一剂。其人因余言服雪梨咳嗽无已，只得依服二剂，汗出而愈。若再泥作火嗽，日服雪梨，必致滋甚。

嗽属中寒，又食雪梨甘寒不厌，岂不雪上加雪乎？玩此可以例余。【晁雯】

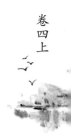

卷四上

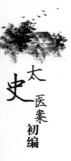

治建昌府广丰县邹人杰肺痈症案

肺痈之症，本与肺胀、肺痿不同，又与胃痈、肠痈各别。盖肺胀由于肺受风寒闭其气道，其气欲上不能，欲下不得，惟在肺门冲击往来，使肺虚浮而致坐不得眠。治当开发风寒，清肺瘀气，毋令咳嗽之极，致成肺痈【肺胀大概】。肺痿者，咳声不扬，痰虽上出，吐沫少，血便沫，步武喘鸣，其气痿而不振，是为肺痿。由胃中津液枯槁，不输于肺，肺失所养，转枯转燥，然后成之。治宜生津润肺，下气开痰止渴，补真气以通肺之小管，散火热以复肺之清高【肺痿大概】。皆与肺痈不同。胃痈者，因是热聚胃脘，又挟胃腑之湿相蒸而成，症多内肿不见，但于胸膈左畔隐隐作痛，手不可拊，呕有痈脓，自败而出也。其痈有上有下之分，上痈者脓自呕出，下痈者脓自便出之别【胃痈大概】。肠痈者，多有热气所积，其症小腹重按则痛，小便如淋，时时汗出恶寒，身皮甲错，小腹急肿，肿大转侧，则有水声，脓成绕脐生疮，或脓从脐出，或从大便而下者是也。此症有分气血初结、已结及毒已成将解之别，但不可作伤寒，绝其饮食，以致旬日而毙。若久而失治，多有毒攻内脏，腹痛声喑，肠胃受伤，或致阴器紫黑，腐烂色败无脓，每流污水，衾帏多臭，烦躁不止，身热嗌干，俱属逆候。但肠痈有分大小二肠，如小肠痈则在脐下三寸之关元穴隐痛微肿，大肠痈则在脐间旁开二寸之天枢穴隐痛微肿，其大肠痈多见大便坠肿，小肠痈多见小水涩滞。二痈初起，脉多迟紧【肠痈大概】。若是肺痈，亦是风寒蔽肺，壅而不通，并因五脏蕴蓄之火、胃中停积之热，肺叶以致血凝痰裹，而痈以成。治当审其脉症属表、属里以为开提、攻下，开提宜用《千金》桂枝去芍加皂刺汤【桂枝、生姜、甘草、大枣、皂刺】，攻下宜用《金匮》葶苈大枣泻肺汤【葶苈、大枣】，万不可概用凉药，以致痈伏不起。

究其与痿辨别，大约痈为阳实，而痿则为阴虚。痈则邪伤于营，故唾有血而无沫，而便多不脓垢；痿则邪伤于卫，故唾有沫而无血，而便多下浊沫。痈则口中辟辟作燥而渴，痿则心中不燥而步武喘鸣，冲击连声，而痰始应。痈则胸中隐隐作痛，痿则胸中不痛而气馁不振。痈则脉数而实，痿则脉数而虚。痈则宜表宜下【须记】，痿则宜滋宜润【须记】之各不同如此。但痈必得身温脉细，脓血胶黏，痰色鲜明，饮食甘美，脓血渐止便润者为喜。若手掌皮粗，清后六脉洪数，气急颧红，污脓白血，懒食，大便燥结，皆属不宜【肺痈大概】。至其用药，大约提邪外出则不离乎桔梗、小麦，散寒则不离乎麻黄、桂枝、细辛，通气则不离乎苇管，下气则不离乎桑皮、薏苡、杏仁、蒌仁、枳壳，攻坚则不离乎皂刺，破血则不离乎泽漆、紫菀、桃仁、瓜瓣，润肺则不离乎麦冬、百合、冬花，清热则不离乎知母、石膏、射干，降痰则不离乎半夏、贝母，泻肺则不离乎薏苡、葶苈，解毒和中则不离乎银花、甘草，收阴则不离乎芍药、五味，补气则不离乎黄芪、人参、大枣。无奈书虽历历俱载，而医一见咳血，其脉不必细审，其症不必细究，总以阴虚火动，肺燥横结于中而不可解。即有明如仲景在旁为之指示，此是外感肺痈而非阴虚火动，彼且目为齐东，而必大用芩连以清，生地、熟地、麦冬、阿胶以滋，自称理周法备，又孰知是肺痈必先用表以提其邪，及邪已陷，痈成之当速用薏苡、

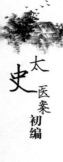

葶苈、瓜瓣以泻其肺哉？

岁乾隆丙午仲春，余因建昌广昌有一姓邹，字人杰者，身患咳血，历治数月不愈。余诊其脉而见洪数至极，口中不时咳红，间有污血内出。问其饮食稀少，胸喘气急，大便坚闭，并视胸中皆有甲错，手掌皆见皮粗，间有痰水交至，而痰落水则浮。索其先医之药，尽属生地、熟地、贝母、天冬、麦冬、阿胶、龟板、怀山、首乌一派清润之药，而发表提肺通气开结之药，一味莫投，以致症见如斯。余曰："此非阴虚火动，实是外感气闭痈成。今肺叶已烂，不复再救。"问其死期，总不越乎半月之内。果尔病越十日而卒。

肺痈本自外邪内郁，其脏多半属阴，肺痿本自水亏内燥，其脏无阴纯阳，故其见症不同，而其用药亦有一补一散、一通一塞各异。胃痈、肠痈，俱是内积热成，而胃痈则有是上是下之分，肠痈则有大小二肠之别，皆有已结、未结、已成、未成、已解、将解之候。案中一一疏出，能使昧者心明。【晁雯】

治临川太学饶秉翁内室游氏误服白矾拌半夏胸痹案

饶秉翁因渠内室病多不复怀孕，自嘉庆丙辰旧腊以迄丁巳孟秋，皆服余用姜半温胃之药，使其食进而病除，可谓信之诚而用之笃矣。奈有药肆不轨，其用姜煮半夏，至后煮熟每斛必加白矾数两拌干以涩其手，以便剉片。讵知半夏其性辛温，能除肠胃寒湿之痰，白矾其性酸寒，能除在中热积之痰，一冰一炭，气味绝不相同。秉翁乃室，其脏纯阴无阳，其胃素有冷饮内蓄，其或上溢于颈而见肿大如囊，或冲于顶而见头痛如破，或逆于肺而见喘哮时作，种种痰逆变现多端，不一而足。余于是病见其服药无数，诸脉悉平，知其药与病对。惟脾胃一脉按之时有一珠软滑异常，且听病者每谓服药之后觉喉微有酸冷而又劫口，余竟不知病自何起。所服之药，无一不是极辛极热除寒逐冷之品，何以脾胃软滑一脉之竟流连而不可解也？

辗转思维，或者渠于服药后偶有感冒未慎所致。但余秋七月初三，病者已对余言昨服之药甚是妥协，并云应服硫半，现已做成，候其明日即服。至初五日早，秉翁着人赶余甚急，及至是处，秉翁言："今伊病作寒实甚，目今已覆三被不温，心中温温欲吐，而下又欲大便不遂。并于被覆之后，旋即发烧，魄汗淋漓，心则烦闷不安，未久又言作寒，如是者已屡屡矣。"余问："昨日服过汤药否？"渠曰："已经服过一剂。"又问："服过硫半丸否？"渠曰："已煎水药吞服四钱。"余曰："可将硫半丸付余口尝。"余尝半夏而觉其味酸而且甜，竟不知硫半之味。余曰："多是药铺未用姜制而用甘草水制之故。其病本属寒脏，久忌甘味，壅滞作呕，今竟见之，其即妄用甘草之谓乎？"问其药铺，亦认此是甘草水制。及诊其脉，而见右关敦阜甚急，左脉三部浮软之极，知是甘浊壅脾无疑。随用生姜捣汁，及加香、砂、白蔻、附子倍进，服之虽或稍宽，未移一时，仍然如故。渠家忙迫至极，平昔虽甚信余，独此转辗索问："此非平昔过服附桂以致火起之谓乎？"余曰："既是火起，如何三覆其被而不克烧，火热二字可不必疑。"既而见病身热，渠又问余言："目今已烧矣，非热非火如何？"余又慰

卷四上

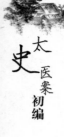

其心曰："其烧并不烙手，何谓是热？可勿疑之。"辞之未久，秉翁又向余言："适才所煎之药，今已服尽无余，如何病仍未除？"余曰："果属火热，其药服之病应加甚，如何病已减少？"渠曰："病虽略减，尚未见除，恐病难愈。"余曰："可再进一剂即愈。"渠又捣姜取汁，仍照原单复进一剂，而渠又云："其病心中甚紧。"辗转述与余知，欲余改用凉剂方快。余思此理难与渠明，当照景岳书载所用神香散内中，止是丁、蔻二味各用三钱为末，余止改用三服之二，每服必用生姜汁调，嘱其缓缓以投。至夜时有余孙声珮赶余归寓。余思余孙已开药铺，其制半夏之法，谅必深知，唤孙将药口尝。余孙尝之乃云："此非甘草水制，实是过用白矾拌其半夏，使得就手剉片之故。故尔味酸而甜，且觉喉又带冷，并非甘草之味。"余因大声疾呼："此非余用硫半过燥之误，实是误服半夏内拌白矾之误也。

　　盖白矾味酸性寒，是除脾胃湿热之痰，此非湿热，其误实甚。"余退嘱其速速将此尽服。服后病人口流冷涎无数【分明】，大便大泄，而心中始温，热亦顿除而愈。至早余在途中，问渠家属，云病已于夜半痊愈。余至渠家，诊其六脉俱平，余问病者："昨日身上发热，可自知之否？"渠曰："仅知有寒，而不知身有热耳"【明甚】。余谓："余于渠病发躁之时，余不坚守镇定，稍或更医，误作热治，祸在指掌，危甚殆甚。"

　　此病若非病家信任之笃，吾父几有不白之冤矣。因其信任不疑，故吾父竭力进用极辛极苦极热之药以救，幸其功效即见，众咻自不得施。【男省吾识】

病家惟不识症虚实，故尔请医投治，并不识医用药是否与病相符，惟求功效即见为是。据案所述病情用药始终未改，而卒效见，知是宾主相投，故尔如斯。并非等于半明半昧之家，人面兽心，妄自尊大者比。【血倅绍音】

治临川县下都黄家街黄锦祥噎膈案

岁嘉庆戊午季冬，临川县黄家街黄锦祥，素好烧酒，朝夕不绝，常有食入即吐不纳之症，但未若是之甚。及至噎益见剧，滴水不入，如是者已七日矣。父子因医所治不效，始召余诊。余谓噎膈之症，所因甚多，当随所见病症及脉，细审方知，当问身有别恙否。渠曰："无有。"但云："谷食到喉，半粒不入，并心之下觉有冷气筑筑欲吐。"又问："精神现在是否如故？"渠曰："略减。"并察其脉左手微弦而软，右手弦而有力。余曰："此属寒气上逆噎膈症也。当用旋复花一钱、代赭石一钱、木香五分、川朴二钱、半夏二钱、砂仁一钱、茯苓一钱、生姜二钱、川椒一钱。"嘱即服此二剂再诊。越一日，其子告："服一剂而食即纳。再服一剂而噎痊愈而安。"但此饮食不节，或值冬寒而好烧酒，或值暑热而好卧地，及食西瓜，则其症即复。果尔病愈半载，因服西瓜而病复作，仍服前药数剂而安，今竟无事。

噎膈之病，在初症已见有，何至竟无可医？惟嫌口腹不慎，性图急效，朝夕更医，不就脉症，究其的实因由，将方妄试者之为害耳。若竟谓此难医，余之妻舅姓罗字元勋已患是症

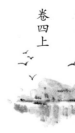

卷四上

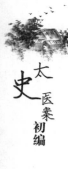

数年，时起时止，何至见有噎七不噎八之说？【自记】

治南丰县赵盛万膈食证案

凡医治病用药，先须逐一将症融会，迨至临症施技，又将脉症细审，相其病症以为活变，不可谨记一二成方苟且塞责以求一遇。

岁嘉庆丁巳仲春，有南丰县姓赵字盛万身患膈食，招余就诊。渠谓："食一下咽，稍停一会，即膈不纳而出，目今服药已多，毫不见效。现今膈食不入者，已七八日矣。"余见食已不入而气上冲，且诊其脉，惟肝独胜，按亦有力，肺亦相似，但较肝脉差平，且脉毫无润气，浑是肝肺气不下降之象。余问："病起何时？"渠曰："已有月余。"又问："胸果筑筑？"渠曰："正是。"因用仲景旋复花代赭石汤外加枳实，服止一剂而食即纳。后余有事旋归，偶冒风寒复发，又寻一医，谓其六脉无火，寒气上逆，重用丁、沉、砂、蔻、茯苓、姜、附、沉、故之药以进，而病滋甚。渠不得已，再捡余方复试，效即随见。余亦见渠云服有效，于今数月病竟未发，喜其病与药对，故尔笔记于此。

膈食亦难治之症耳，内因恐其水衰胃枯、火衰气痿，外因恐其邪陷结胃。此止气逆不顺，犹属可医，但不宜急图效见，以致众医藉此将方妄试。【门人张廷献】

治四川麻柳场姓曹字建中悬饥案

岁乾隆庚辰，余在湖北汉阳，遇一四川卖红花客姓曹字建中，闻余知医，召余诊视。自云伊病无他，只是心下作饥，得食则安则已。余曰："每日食饭多少？"渠曰："早要食大炉碗之面三碗，又要食大炉碗大米干饭三碗，至午要食大炉碗大米干饭六碗，夜亦如之，其食不饱不嗳如是者已一年矣。医者云是脾肾火起，每服地黄、钗斛之药，不计其数。服之亦不见甚，但总如是而已。"余见肝脉浮洪而脾脉尤觉洪大而空，非止地黄专入于肾之药可愈。因用淮山五钱、首乌三钱、熟地三钱、炙草一钱、扁豆二钱，浓煎温服，日服一剂。服至五剂，其饥渐减，而食不致过甚。渠向余问其故。余曰："此脾阴亏症也，故尔引食自救。但先服之药，虽有地黄，止可以滋先天之水而不能即润后天之脾，故药服则不应。滋取淮山一味重用，喜其直入于脾补阴，肝与脾邻，故取首乌以补肝血之阴，甘草实中补土，地黄滋水生木，扁豆香润滋胃。其心之下一寸即是胃腑贮谷之所，脾阴得养，则胃自不悬饥，而食不致失常而过度矣。所以药服五剂，而病自可愈也。"言毕，其人深服而退。当笔记之。

悬饥本是六阴皆亏而脾与胃尤甚。故淮山实为此病要药，所以一治可以效奏。【血侄绍音】

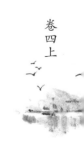

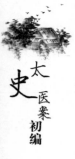

治余县城北堂妻舅罗方明长男字寅初除中案

除中一症，考书谓其中虚胃阳发露，故尔能食。治之者，须知中气将除，清之不得，药须温润甘缓以投，则中得补而受。若作火治，而竟恣用苦寒，则气愈清愈除，而病有不克治。

岁乾隆丙午，余治县城妻舅罗方明之子名寅初。召余诊视，谓伊今之小儿，年仅五岁，向食大米干饭不过二碗三碗，今竟食之四碗五碗，尚有不足之状。余谓彼于未食之先，必有症见。渠曰："无有。但彼大便一日解至五六回而已。"余曰："此即病起之由也。凡物食之有度，则病不作，若使病过于解，而食竟至如许之多，必是胃阳空虚，思食自救，而为除中之症耳。此症他医见其能食，必谓是火，或用大苦大寒以下入于三消火症治中。殊不知此因胃阴空虚，仲景谓其胃虚本不能食，凡能食者为除中。此即中气将除之谓。若复进用苦寒，则胃已虚而成莫治之症矣。故凡病痢之后多有是症。"今余拟用淮山三钱、扁豆二钱、炙草一钱、饴糖一盏，嘱其日服二剂而愈。并嘱一切辛热之物不得妄投，庶胃阴得保，胃阳亦收，而食自尔有度。此惟读仲景书者知之。

除中症与悬饥恍惚相似，但悬饥有火有热，除中多由痢疾大下所致，以致中气将除，故有除中之名。若不认作虚看，复用苦寒以下，则中气愈除。观此可知仲景实为医中至圣而不可议。【晁雯】

治族侄太学字光廷乃郎名士霖癖积案

治病不从外证细考，无以知其病见之标，不从内脉深究，无以识其病见之本。

岁乾隆丙申，余自省会抵舍，适遇族侄字光廷乃郎士霖，身患癖积。其候肚腹胀大，面色微青而浮，唇亦色赤，大便不快，其儿年已四岁，犹在母怀，足步莫行，脊骨七节之处有一骨见高突，背则屈而不伸。先请余族在地医士调治，皆言儿属积热。其药每逢腹胀不消，不离壳、朴、楂肉、云连；每遇身热不退，不离羌、防、柴、芩；每遇体倦神昏，不离防、党、桔梗、当归；每遇脚步莫移，不离加皮、牛膝、木瓜；每遇食积虫发，不离使君、槟榔，服之无一克效，且更滋甚。

余细从证考究，其儿左胁之下有一硬块不移，知其病之积结在此，而非区区食物留滞肠胃间也。且再从脉细究，其儿六脉，惟左关一脉洪大至极，知病即在左关之处，恰与横结在左之症相合，则其用药施治，自当从肝起见，而非寻常楂、曲、壳、朴之药所可愈矣。况儿肝气既胜，则儿真阴必亏。儿之真阴既亏，则儿命门之火自必随肝上越，而迫于胁。斯时即用地、茱以救真阴，以抑肝强，犹虞不暇，安敢用防、党、桔梗、柴胡、当归升拔之剂，而不顾其肝气上浮，其癖愈结而不可解乎？惟以余制抑肝截癖饮，内有山药、地黄以救真阴之槁，栀仁、赤芍、连翘、丹皮、鳖甲以抑肝气之强，青皮、没药以疏肝气肝血之滞，麦芽、神曲以消脾胃谷食之积，牛膝、车前、泽泻以引肾中之火使之下归于阴，而脚有力，狗脊以除

卷四上

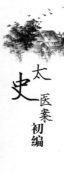

在腰风湿，而又兼补肝肾，使脊以平。盖癖寒热皆有，不独寒积寒食而始见也。是药渠服数剂稍效，再服以至数十余剂，其儿癖结之处渐软，足亦能行，脊虽血气已定，不能尽愈，然亦较其高突差可，始信癖有属寒属热之辨，在人随症观变，而不以古书尽拘如此。

识得脉症皆从左见，自当滋阴抑肝为是，何得妄用升拔之药以致肝益燥烈莫解。观兄所论治此，不独今已效见，更究其理，实是莫易，【晁雯】

此症止用通行治积之药，固属不能，即用恶毒破岁之药，更属不得。惟取轻平滋阴抑肝疏血活气之药，则癖始可渐除，况癖本内寒热乘其内虚渐积而成，故病亦非一日所致，即治亦非一朝可愈。倘或因服一二剂未效，而即转辗更医，则又前功尽弃，而医亦莫之何。但医每逢是症，当以辞治为高，切勿轻尝自试。【男省吾识】

治同族太学字廷桂之孙
乳名吉俚伤寒内积药坏①案

嘉庆戊午季秋，有族太学字廷桂者，因孙乳名吉俚在于仙七都棠阴食积便泄，兼有感冒。其泄并非脾虚不固之可进用补脾之药也，乃有无知医士，不思积未下尽，兼有感冒，混以白术、当归、白芍、黄连、木瓜、甘草以进，以致肚腹益胀，唇

---

①坏，原作怀，据文义改。

青面暗，气粗脉紧。廷老抱示余诊。余索原医药单接视，余笑此属何医？妄用一片甘温、甘润、酸收、苦寒，而致治有如此不通之极也。当诊是儿脉紧，知儿外有感冒，被医妄用酸寒之药以收，肚腹胀大，是医妄用濡滞之药以阻。因用防风一钱、薄荷五分、广皮六分、川朴一钱、六曲一钱、大腹皮四分、连翘一钱、生姜一钱，嘱其浓煎投服。时服一剂而大便复泻，觉腹略消，又服一剂而唇青竟除，面色略白，并审症兼偏坠，除其连翘，外加小茴、橘核，而其病悉除矣。若使表不疏发，则邪必内陷而成大热之症，势必更用凉解，内不疏泄，则腹更见胀满，而有绕脐硬痛症出，以致小病变大，寒症变热，其有不可救者如此。

风寒早用凉药以清，积滞早用甘温以补，倒置极矣。若不如此分疏，必致成其大热。【男省吾识】

拟上翰林院侍讲秦讳大士号鉴泉先生腰痛症书

《易》曰：水流湿，火就燥。不惟物理如是，即人病情亦无不如是，何则？人之根于有生也，惟此两肾真水与命门真火为之绵亘不息。盖水足则筋骨得养，腰膝坚强，外风不得乘虚内犯；火充则蒸腐有力，食即消化，服不填胀，外湿不得乘虚内淫。使其真水既亏，则精之丽骨、血之营筋，既已枯槁不润，而风已内生，又安有风从外来而不为之燔灼于中者乎？是以精虚血耗，加以引风内犯则或见为腰痛，或为足痿，或风挟

卷四上

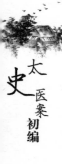
痰湿而为偏枯不语，或风木乘胃而致面急不舒，或风袭腰间而致变疹【百病皆由人身水火偏胜，故治病自当从此察其盛衰以乩外邪乘胜招引，并有并非外邪、有类外邪者而见】。夫风，阳也，何以精虚血耗者类多犯是？盖以精虚则阳盛，阳则以阳招阳，而致症见如斯，非即《易》之所云"火就燥"者同为一意乎？不知者仅以羌、防、芎、桂治标，而不进用归、地固本，其何以除病根而却病源？然有精虚血耗当用地黄，竟有服之而病滋甚，则又根于真阳之不充，而致火受水制。夫真火不充，则凡所饮水谷，皆得内入作祟，而致上停于肺为痰，中聚于脾为饮，下积于腹于腰为胀为痛，岂必外假于湿而始道其有湿哉？因其内湿不除，外湿内入，而腰必致作疼，是即《易》之所谓"水就湿"者同为一义也。是以湿濡之症，责之无火，用以疏利则宜，用以重浊则滞。地黄，纯阴之品，用以水亏火燥则宜，用以火衰而水微亏，又当先制其湿，后滋其水，俾补土制水，而于真水不碍，滋水养木，而于真火胃土更不受制。

今诊老大人六脉皆濡，其因湿而成腰痛之症者十居七八，因风而成腰痛、面急、疹子之症者，十仅二三。故于补肾之中不敢进用地黄助滞，仅进巴戟天救肾，兼用续断、独活除风，川芎、白芍调营，杜仲行血，又于补土补火之内，不敢独用附、桂劫阴，惟用白术、茯苓除湿，橘皮爽滞，其余看症损益，大率脉濡而见腰痛、痰盛、腹胀等症，当作湿理。脉浮与弦而见腰痛及发疹子、面急等症，当作风治。风盛服过地黄而不见有濡滞之症，则于真火无亏，而脾尚见坚盛能化；风微服过地黄而即形有窒碍之状，则于真火有损，脾受湿制而致遇滞益塞。

愚尝思之，人身一小天地耳，天地不外阴阳以为运用，人身不外水火以为健行。《经》曰：阴胜则阳微，阳盛则阴弱。又曰：无阳则阴无以生，无阴则阳无以化。人身水火曷异，是以病非真水有亏而致风燥易犯，即真火不足而致阴湿内停。故宜先补脾胃以除痰湿，次调真阴以治风邪。或标重于本，则当治标固本，凡治风治湿之味，不得不为急投；本重于标，则当救本除标，凡补脾补肾之药，不得不为内进，酌量于可否之间。因应于化裁之内，则在临时观变，姑陈其略。或不负老宪台过为奖誉，乖问刍荛①也，谨禀。

疏发先天水火根源，详究治肝治脾要略，而文气流转，尤属余事。【晁雯】

治族叔祖太学讳廷福右边腰脚酸案

余之族叔祖太学黄廷福，于乾隆壬午岁，病患右边腰脚酸痛，先请伊房字某某者调治。谓腰总属水衰，痛则是属火成。至于诊脉，本是依稀恍惚，不过虚应故事以掩病人耳目，有孰精明详慎为之体究于其中哉？及医治之既久，不惟病势不减，而且病益见增，始邀余治。余问：其痛在于何处，答以右边腰膝。已知病在右之下部而为火衰寒痛之症，况痛又挟有酸，其痛又喜揉按。并问饮食少思，大便溏泻，更无头痛、恶寒、发热等症，明是火衰胃弱无疑。索其前医药单总是地黄、当归、

---

① 刍荛：割草打柴的人。

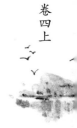

卷四上

· 203 ·

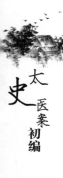
杜仲、续断等剂，而病日见增甚。诊其六脉又见浮洪而滑，毫无弦数短涩等象。余用附子三钱、故纸五分、仙茅二钱、仙灵脾一钱、半夏二钱、木香五分、砂仁一钱、炮姜一钱、茯苓二钱，嘱其日服二剂，并节水饮，间服此药，外加黄芪而腰尤觉坚强，精神日振。溯其病发，是在乾隆壬午，历今嘉庆戊午，业已三十七年。现在年已八六，而药仍照是服，觉寿弥长，岂非火衰之极，可服偏剂之一证也乎？

读书不明，而不知腰本有左右之分；审证不的，而不知痛又有喜按不喜按之别；察症不周，而不知有饮食不思、大便溏泄之杂；诊脉不清，而不知有浮滑而无弦数之候，徒知痛属水衰而不知是火微，无怪吾兄饬其不是。【晁雯】

治同族大九一子名细毛铳伤食补伤脾案

岁乾隆庚戌夏五，族有大九一之子名细毛者，偶被铳伤。医者谓彼铳伤是火，殊不知受伤原在躯壳空处，并非致命穴所，其铳子当即用药罨出，火已熄矣。而受伤之人藉此称病莫治，医又不察病属真否，教以日食猪肉润养。讵知火病已无，而病由于食肉而起，以致面浮气粗，手足微浮，寸步难移，六脉软滑，而脾尤甚。此非铳火为病，而医铳火者之教食肉而生病耳。盖猪属亥，亥属水，水胜则火衰，火衰则土湿。不亟补火生土，则食日减而火渐灭。旁有一位笑之曰："病因火起，反用火补，岂不如火益热乎？"余则按病为渠分剖："盖自受伤以来，以至于今，业已四月有余。在此无日不食猪肉。以一日之火而遭百有余日之水，水耶火耶？今观其人神衰气丧，坐卧不宁，岂火之谓乎？两目惨淡，岂火之谓乎？饮食不思，岂火之谓乎？嗳饱时闻，岂火之谓乎？手足厥逆，岂火之谓乎？六脉软滑而脾敦阜，岂火之谓乎？身浮气胀，岂火之谓乎？治此速用姜、附、苓、半以折胸中之水，以治阴翳之火，并宜照单日服二剂，以至四五十剂而安，否则不救。"时依其言，果服五六十剂，其效渐见而愈。

不审现在实见何症何脉，而徒远追身受铳火之伤，正是舍近求远，舍易求难。吾父不拘已往铳火，专求现在脉症审治，似觉亲切无比。【男省吾识】

治崇四都木马一妇某某痰火内炽案

岁乾隆庚子，余在崇四都罗三甲罗圣翁家治病。时有近地木马一妇姓某之妻某氏召诊，云妇一身发热，头痛之极，咳嗽痰涌，余诊六脉弦而且数，因作风痰火热，进用柴、芩、贝母、枳、桔、麦冬之药以治，其病略差。时有近地姓阳字某某者，饬余用药甚非，陡以姜附大剂猛进，谓此病属虚火上浮，不期药已下咽，顷刻火起，其症滋甚，并增见有喉痛咳血等症。渠家仍着原寻余治之人，转请余治。余见六脉洪数，且并有力，知是药误。乃于余原单内除去柴、桔，添用生地、贝母以进。时因病家之邻有事请余赴饮，原医亦同赴席，渠亦不知伊所治是妇之药有误，乃竟混将仲景寒中少阴经之书向余妄背，谓彼所治妇人之病用药甚工。余见其人性气燥暴，不将服

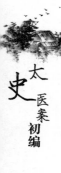

彼药单病增之情向渠告知，只是唯唯应诺以避。但有旁坐之人知彼所医有误，掩口而笑。是夜其妇又服一剂而咳即止。次日再服一剂而病坐除。岂知仲景之书以药教人，原求病与书合，则药自无不应。若遭时医目盲，妄将所治他症之书，到此混背，不惟错认今时之病，且更有负先圣制书之意，其所失为何如哉？

读书辨证，要在症与书对，若使治不对症，书不对病，则书自书而症自症，究属何益？观此知医妄向病家背书而不细察脉症之非。【晁雯】

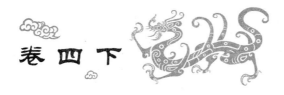

卷四下

治族弟太学字上谕胃痛案

凡病偏之至极而不可以小剂投者，则药不得不大。病已发之多时，根深蒂固而不可以一时医者，则药不得不久。自非医理素明，认症既真，则临症施治，未有不馁而中阻，而叹其病莫医，不如姑以轻平浅常之味小试【二弊诸医皆是】。病家道为平稳无碍，反叹任大投艰之多孟浪，视人性命为儿戏也。即以余族上谕胃痛一症论之。

上谕素禀火衰，其饮食本不欲思，故淡泊可以自甘，其劳役有所不计，故精日见伤损。在初病根已萌，病机未发，尚叹膏粱病多由于好服药品所致，以故已有微恙，毫不服药。及至病症已形，又窃听乎时师之语，每以香、砂为害人之具，于是所服皆属白术呆滞之品。讵知病因下不火衰，其症必不见乎冷气上冲，痛必不喜热手揉按，食必不见恶心呕闷，斯即进用白术呆滞以补后天，未尝不可。乃细审乎症候，其痛必欲得乎热手重按始快，其口或干必欲得乎热汤始安，未食痛楚不形，食后痛楚随起，每发多在早食后。岂比中虚喜按而不计乎热手，中虚得食之能止乎痛处，与中虚得食之能助乎气力之为异哉？且细审其脉候，或大而迟，或浮而滑，六部惟关独见【脉以独见为真】。审其所服之药，初则芪、术可投【因虚故】，继则呕吐随

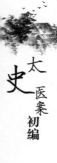

起【虚中见实故治宜先攻后补】，岂非中不宜补之验乎？后服姜、半、香、砂则痛稍减，少服则痛仍在，必多服久服而痛始除。岂非有如本草所载荆府都昌王日煎附子以服，不可概以常理论乎？是病治近一周，服药九百余剂方愈，计共用附子三十余斛，炮姜三十余斛，茯苓、半夏各二十余斛，木香半斛，砂仁三斛，吴萸半斛，小茴、补骨脂各四两，肉桂二两。附近医士，无不闻此窃笑，而族弟某某尤甚，且谓余医此病，当用参投。是时余恐学浅，姑从参进，以息众议。讵参用至钱许，其药姜、附减半，香、砂竟除不用，始服一剂，其病如故，再服一剂二剂，其身上半大热，下半微寒，大渴饮冷，扬手掷足【等于余族叔次周火衰用参变出之症】，脉则转迟为数。必仍进用附子、干姜、肉桂，参用五味、补骨脂引火归肾，而火始不上行而燔灼矣。但余此治不专，或致有失，其罪百喙莫辞。今余书将成之时，病愈一载，且无他变，似与药病相当。敢陈其概以见药有宜偏宜久，而不可以常理论也。

治病用偏用平，要在审症与脉明确。若脉症果应偏投，则药虽偏而不偏矣。脉症果应平治，则药虽平而不平矣。若脉症不审，而徒妄言偏平，则是望门猜估，岂真应偏应平之谓乎？此案因病亲属恶偏好平，唤用参进，此属平剂，乃服未久而即脱衣露卧，仍服偏剂而安。自非识症与脉明确，安敢如此偏治？【晁雯】

治族叔太学字翼清次媳吴氏胃痛案

药有当于偏投，亦有当于平施。当偏不偏，古人指为庸工，不无游移无执之失。当平不平，古人指为粗工，不无鲁莽灭裂之害。试以余族太学字翼清令次媳吴氏胃痛一症论之。

胃痛症类甚多，考书治法不一，如太学次媳，其体本属水亏，而兼火微，水亏已有六七，火亏只有二三。水亏而血恒见燥涸，火衰而脾多见湿滞。补水多宜地、茱以滋，然于脾湿不宜；血亏多宜芎、归以进，然于水衰而致血亏者，又多不合；脾湿虽应半夏、砂仁，然于血枯血燥而见有滞者又不相侔。用药本费踌躇，稍属燥率，即为偾事。况渠外挟风寒，内兼食郁、气郁，加之身怀有孕，正宜轻清小剂以为解散，则病自可即愈。

奈延附近一医，执古所论妇人不离四物之说，遂用四物内加香附、乌药、艾叶等药以为播导。讵知水亏于下，则火腾起而上，四物内有芎、归，性极辛窜，非其所宜；脾受湿滞不疏，食则时见痛楚，四物内有地黄，性极滞濡，更非所宜；身挟有喜，则孕藉血藉气受载，而乌药性极动气，香附、艾叶性极行血，皆非所宜。及至日服一日，痛既不除，而胎随药而下，变为四肢厥逆，又不揣其妇体水亏实甚，乃用大剂附、桂日煎数剂，劫其真阴，以致通身发热，并至大便热极不解，又用大剂庄黄、朴硝灭其真火，伤其胃气，数昼夜病即变转无定，而药亦即颠倒无定矣。后见形色憔悴，神气枯槁，人事昏仆，改用大剂附桂八味以投。卒之八味内有地黄，亦于脾湿有碍，更至神志颠乱，手足风起，又言肺气虚损，意欲进用人参以平八味。

嗟嗟，病人真气已微，经经受累，安敢辄用偏剂，鲁莽灭

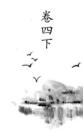

卷四下

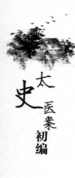

裂，东冲西突耶？是医来于十月十七，治至十月廿①五止一胃痛小病，医至胎损神丧，命存一线。及余诊视六脉皆浮，而两寸浮更独见，关浮则次，而尺浮则又次矣。知其阴火不收，更视其面黄而兼浮，胸中不时掣痛，知其中挟有滞，乃用自制和阴理脾液，内用麦冬一钱、炒芍钱半、腹毛五分、首乌一钱、牛膝四分、广皮五分、茯苓二钱，浓煎热服，药虽平淡，视若无奇，然辛不致燥，凉不致寒，滋不致滞，最为是病对症要药。而医见余置参不用，觉有所拂，亦不究余用药意义何居，且并不知彼之药与病左实在何处，默默与余相揖而退。是时晚服一剂，病愈一半，再服一剂，而病痊愈。次早向余报知，余始述其致病之由，详其用药之故，以见平脏当用平治，不可鲁莽灭裂以致害人性命于莫测也。

时医总因四物、香附等药，不能临症变化，以致一错百错。独不思病治用四物，要在脾无寒湿者则宜。治用香附、乌药，要在肝无燥热者则宜。此案脾有寒湿、肝有燥热，用皆有犯，故病自与药左，岂若吾师所述治此，其药辛不致燥、凉不致寒、滋不致滞，服二剂而病立见其悉愈者乎？【张廷献】

治余长媳字加年内室欧阳氏胃痛药坏案

胃痛一症，在初阴寒内结，自不得不用极辛极热之药以为调治，若使治之过当，则药自应停蓄缓治，及用平淡之药以

---

① 廿：原作"念"，据文义改。

投，不得一往直前，用药锐进，东冲西突，以致变生多端而莫测也。

岁乾隆壬子仲秋，余自抚城回归，闻余长媳胃寒作痛，所服俱是平昔信心效著丁、蔻、姜、附之药。余看其病一息奄奄，六脉沉迟而细，余知是服丁、蔻、姜、附之药过当，当用洋参一钱、附子一钱，日服一剂，以为调治。其胃不时作痛，精神益觉不振，只得小心用药缓投，及或将药暂停。并诊其脉而见元气未离，胃气尚存，所食参、附之药，或日服一剂，或间服一剂，至于生冷黏滑，概禁勿服，以阻生气。正如大兵之后，墙屋已毁，倘不善为抚恤，其曷安居？于是徐徐缓治，越一月而病渐愈。

服药过当，见有奄奄症具，自当小心缓理，不得图急偾事。【血侄绍音】

治余次媳会图周氏产后胃痛案

凡人治病用药，既须明其性之寒热，尤须辨其力之横直以为沾变。历观诸书无有论及，余亦不晓，惟因历久治多而始有悟。试以余之次媳会图周氏产后胃痛一症论之。

次媳素禀火衰，水亦兼涸，但火衰七八而水亏一二。乾隆庚寅冬腊，产下一女，至乾隆辛卯正月初三，产仅五日，忽云胸口胃脘作痛。初治犹用当归、川芎内加木香、延胡索等药以进，服则痛渐益勤，次即除去芎、归，竟用砂仁、苓、半而痛愈勤。越日又照原单内加姜、附，其痛仍在，但未较前更甚耳。

卷四下

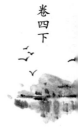

· 211 ·

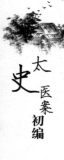

是时余恐药性过烈，更细将脉诊视，而脉浮而且迟，知前用药未迅，又照原单重加姜、附，而痛仍在。复恐内热微挟，致药不效，乃从口中照看，舌则莹然无疵，渴亦不见，且有冷气内出，唇亦微淡不红，遂用火酒酌投，其痛仍在，当即大用姜、附以进，而痛仍旧不止。并审其痛常欲喜手重按，越外更无兼症可考，随加川椒内服，而痛仍旧，亦无停歇止候。是时已下三鼓，会计一日之内，自寅至戌，药已服过八九余剂，姜、附各用过数两，其痛全然不减，细审明属是寒，何以药全不效？转辗思维，无有活计，因悟药中姜、附、砂仁，气味俱横，性不下往，木香力虽稍直而不甚迅，惟查景岳所用神香散内有丁香三钱、白蔻三钱，性力直下，毫无阻滞，用水冲煎调服。彼时药方下咽，气即直达广肠，而胸顿开而不痛矣。次日再服一剂，而痛悉除。倘再进用姜、附、砂仁，则病虽不见增，而痛终无已时。但人每遇是症，见用姜、附数两不效，势必兼用和药，及或温燥药中杂用黄连，又乌能于其燥热药中，选其气力直下之品，而令胃之左右全无牵滞之候乎？第服此药效见，日后当用小剂和药缓缓理中，不可用此多服，以致气益下坠而不可救，此又不可不知。

此案胃痛一症，凡属温中散寒辛热之味，无不极力备用，而痛坚不能除，几至无药可进。据案所述进用丁香、白蔻方愈，其效神速若是，岂非寒气在下，逆而上冲之急乎？审此知是内寒厥气逆胃作痛之意。【晁雯】

阴阳二脏既明，则阳脏之当用清用滋，阴脏之当用辛用热，其药一定不移，即服效未克见，亦不以阳中夹阴、阴中夹阳，别其现在脉症不究，而作门外痴想，攻围广设，以求猎者之一遇耳。此是胸无实学，不可云其平稳无事。玩案所云自寅至戌服过姜、附数两，而痛全然不减，其在他人势必云挟有热而兼黄连，又云阴或有损而夹归、芍。惟吾父看其脉症，更用大苦大热，岂非胜于时医见理之明，故能如斯其克效者乎！

【男省吾识】

治抚州府城北姓罗之妻吴氏阴维虚损心痛案

岁嘉庆戊午仲春，余在抚州城北治一姓罗之妻吴氏身患心痛，诸医皆作风寒外感，内挟寒湿，气闭而成。及请余治，诊其右尺之脉，外斜向其大指至寸而沉，而左尺不见，明是左阳右阴，病在心阴，阳浮阴沉，病在心阴之里，正是阴维阳损，不能自持诸阴。非若阳维脉见左尺内斜小指至寸而浮，不能自持诸阳，病苦寒热，治应遵用仲景桂枝汤加当归。此则病已在内，其痛症见阴损，且于痛处又喜手按，应作虚治，当用人参、当归、鹿茸、故纸、茯苓、紫石英。盖有人参以补阴中之气，当归以补阴中之血，鹿茸以补阴中之阳，茯苓以渗阴中之湿，紫石英醋煅以降胸腹久聚之气，下入至阴而从二便内出，故纸能补命门相火，及降心腹之气下行于右。但附子亦补命门相火，而此置而不用，以其性气刚烈，不必参、归、茸、故性尚温煦，而不致阴受燥劫之意也。此药补而不滞，温而不燥，降而有升，深得中正温和之道，故能统摄诸阴之脉，使之不致涣散无主。是药渠服一剂而病仍在，再服一剂而痛减，又服一剂以至六七八剂，则其痛悉除。但此病非常见，而医亦不甚

卷四下

· 213 ·

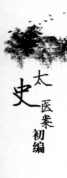

晓，当立其案以为余之后代箴。

阴维之症，病者固少，治者亦少，即知而治，治而克效者，其亦少矣。吾师逢此八奇病见，知无不治，治无不效，凡属同业，自当细心牢记。【廷献】

治族侄生员字寿先内室邹氏便秘似泄案

凡妇挟有胎孕，未有不忌朴、硝、庄黄，频泻不止，未有不用补涩收脱，矧此两症俱有，乌可进用朴、硝、庄黄之剂乎？

岁乾隆庚子，余自省会回归，在于族叔介尔家诊病，族有太学字璧廷，与族介叔祖邻居，知余往渠就诊，向余云伊媳妇已泄一十余日未止，且挟有孕，泄久恐其动胎，约以明早请诊。次早诊妇六脉皆实，却尔细小而坚，问其所述之症，答曰："已泄一十余日。"余思病果真泄，岂有一十余日身不困倦、胎不见堕之理？必其所泄不多，逼迫牵引日有数次，仍与便秘无异，因用大黄二钱、枳壳八分、川朴二钱、芒硝一钱，每月或服一二剂，则便与胎俱顺而安。嗣后有胎便秘，伊即照此投服，俱顺无恙，此与书载"有病病当之"意相同。但此脉不细审，症不细问，竟认以闭为泄而用白术，泄不见止，即用诃子、粟壳，则必母子俱困，保无妄治之失乎！此辨证不可不明，而用药不可不审也。

挟热已久，内不能发。纵属有胎，而热未有不挟胎气并于大肠而见，欲解不解。不知者谓其病久见泄，今挟有胎则忌，殊不知其热甚则胎不安，除则胎自保，故硝、朴、庄黄，人但知其伤胎，而不知其除热即所以保胎也。凡妇有胎热极而见大肠逼迫，非服是药数剂而胎不克以保。但非见症明确，不敢如此施治。【谢玉堂】

拟先父讳为鹗在盘谷斋病患泄泻案

治病用药，稍有不慎，过当之处立见；稍有知觉，凑合之处即明。惟在临症之时，须早为之细审。

岁乾隆辛未，余父在于余地盘谷斋课徒，余同肄业。时值暑月，火炎土燥，阳气外泄，阴气内凝，早食冷菜伤脾，至午泄泻不止，大汗如雨。余思余父年已七十，禀体素阴，因服冷菜，至午而见泄泻无度。时诊其脉，三部皆虚，而肝脉不急，药可偏进。即用参、芪、术、附等药收汗止泄固气，但泄虽止而口不能言，汗亦收而面若涂朱。复诊其脉，洪大不数不短，亦无身热口渴。是时举家大小慌忙，余率徒辈同弟搬移归宅，其病如故。余弟不知病由，见病不语，云病莫疗。余时在侧反复诊视，因思此病何以下泄服药即止，而病又见不语、面红，及脉反见洪大乎？此其故当自有在。当用附子三钱、故纸五分、木香五分、茯苓一钱、五味子十个，服一时辰，而声即开，父问余之三弟未见，余曰："适才外去。"父即至街通寻，时地多人惊异，适闻病甚危迫，口不能语，今一时辰而声即开，且竟出街外游，是何病见之速，而愈其亦速耶？

时有向余问其病由。余谓："人身自喉至脐，气分三焦，

卷四下

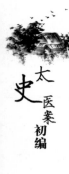

在初脾胃虚寒，肾气不固，奔迫下泄，泄之至极，下已虚矣。因药虽有附子，而附少芪多，故尔气从上筑，面若涂朱，痰随气壅，声不能语。今知其故，而即引气下行，登时气引归宅，自尔病愈。但不知有如是之速耳。"众皆知其病愈之由而笑。因知人病服药，稍有丝毫不合即见，亦稍有丝毫凑合其立见矣。然此止属暴病如斯，若久病痼疾，及久医坏之病，则效未有若是其神速者矣。识者知之。

下因泄极而虚，自当用芪用术，升提以防下脱，若至下泄已止，芪、术过用，则内必挟肾气及胃痰湿上升而为面红不语之症。治之者自当重用附子、五味、故纸引气下行，则声即开而行动自如。但人见其面若涂朱，多作火看，不语多作风看，则药势必颠覆，而病缠绵不已，乌有症见面红不语而病可以登时立愈者乎？是可见其用药之神。【晁雯】

今人见汗外出，便道气虚防脱，再加下泄，竟云上下俱脱。殊不知此汗出即是书言泻汗之意，非是自汗上脱之谓也。余因父年已高，见上汗出而下大泄，亦有与世随俗波靡，防上汗出或脱之虞，故尔参用黄芪，以致病虽泄止而症即见面赤声喑。此意余于症见即悟，但未搬移归宅即为调理，及归更审明确，自不因其面赤随俗妄认是火，而致一误再误之莫治也。当笔记之以为见汗休作脱看。【自记】

治族太学生字步周之子名从学霍乱泄泻症案

余族侄太学字步周，因子身患霍乱泄泻，召余诊视，云伊生有三子，长死于痨，次死于霍乱泄泻，今生此子，其病又见霍乱，可若之何？余诊六脉皆沉，而脾尤甚。余问："是儿一日吐泻几回？"答曰："无数。先泻白水而后吐，吐亦不多。"又问："是否作渴？"答曰："渴极。目今神气不振。"余曰："此脾虚霍乱吐泻症也。盖霍乱吐泻，症不一类。有因肾阴素虚，肝气燥裂而成者，如吾族国华之子，病此纯用收润之药是也；有因土湿木胜，挟热激其上吐下泻而成者，如吾服弟字景绍之子病此，杂用清凉疏平之味也；有因寒积于中，湿气奔迫，上下不和而成者，如吾房弟秀山之子病此，而用辛温之药也；有因肝脾虚损，阴阳不和而成者，如崇四都谢氏之子病此，而用甘温、甘润之剂也；有因脾胃湿滑，神气不敛而成者，如吾族科四九之侄病此，而用固涩敛神之药也；有因肝肾阴虚，心肺挟火而成者，如余表侄之子六俚病此，而用清润之药也。外有藿香正气散，可治霍乱，是由外有感冒阴暑臭毒所至；有用四神丸，重用五味子可治霍乱，是由肾气冲奔，上升作吐，下空作泄所至；有用参苓白术散可治霍乱，是由清气不升，浊气不降所至；有用五苓散可治霍乱，是由脾虚湿胜，水道不清所至；其有霍乱，病发势甚急迫，登时立毙，是脾久已败坏，肝木燥极，故尔朝发夕死。此实莫医至于此病，是由中州虚极，脾不统摄，故尔上行而吐作，下行而泻见，于此而不用术以补，用参以助，用甘以缓，用姜以温，则气不归中，其何以止其呕而固其泄乎？故书有载理中汤以治霍乱，即是此意。种种霍乱，症不一端，而究其要，总不越乎土湿木燥【此四字宜玩】者之所为耳。盖土不湿不亏，则儿自无吐泻之患，肝不燥不胜，则儿自无挥霍撩乱之症。第今医士甚众，一见是症

卷四下

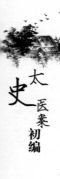

身热，即用柴胡，讵知柴胡原为伤寒传入少阳发表之药？盖热有内有外，出自外者可升可散，出自内者忌升忌拔。盖升则火愈浮而热愈盛，其不手足挥霍、角弓反张、精神撩乱、吐泻频仍而死者鲜矣。"步老见余论症甚明，信心投服，不越日而病即愈。

　　病在上下，治当在中，即是此意。篇中将各霍乱病情，及各治法逐一疏出，能使愚者梦醒。【晁雯】

　　霍乱一病，所因甚多，治亦不一，但土亏亦有宜温、宜润之殊，木燥亦有宜清宜润之别，并看木燥于土、土燥于木者为之区别于中，则病自无不愈。【男省吾识】

治族弟太学字国华长文郎文学敷尹霍乱案

　　岁乾隆丙申，余治族国华乃郎敷尹，禀体纯阴，营血不足【提出致病因由】。时值小暑土燥，脾阴失守，肝气强盛，一日身患呕吐，先请伊叔调治，进用防党【即伪党参是也】、藿香等药未效，并疑指纹透关不治，始请余治。余以小儿霍乱，治甚非易，苟非于病左右，时察病情，不无有误，当止在于伊叔单内除去防党，任其转请他医以了己责。渠见势急，又请余视。余止原单休服，随用余制六小收燥汤，内有人参、麦冬、知母、白芍、乌梅、木瓜令其煎服，越一时辰鼻色如煤，及鼻微煽，大便频泄，口中大叫。余诊诸脉惟左关高突搏指，身热如火，知是肝木乘脾，故尔泄无底止。余又嘱渠照单再服，是夜泄仍未住，惟见面青唇索，口叫不休，并诊其脉仍是左关独见，声不可遏，脐则有如火烁，知其病仍在肝，随用余制十大收燥汤，外加牡蛎、木瓜、乌梅，自是药病相当，嘱其一日连进三剂，又令乳母日服六味地黄，使儿服乳以助药力。奈儿诸阴皆亏，其药服过二日，声虽较前稍缓，而泄仍未见止，幸儿乳食如故【其病不死在此】，知是脾阴素亏，脾气未绝，故乳未减，仍照前单日服而泄乃止。但此非渠专信余悉力救，未有不毙。

一片燥裂，非不极力滋润，无以制其肝气之胜。世人每逢是症，止知进用苦寒，殊不知愈苦则阴愈竭，而燥旋起，玩其所立之方，绝与俗见不同，知非一时可造其技。【门人张廷献】

治崇四都罗三甲谢姓之子霍乱案

治病先要临症分别偏平脏体，若脏体不分，主脑已失，药性不明，仅记数方选取，则用药不对，未有不错。

岁乾隆庚子，余在伊地廪生邓起芹家治病，适值是地谢姓字某之子霍乱。余见是儿体脏是平，偶尔上吐下泻，一身灼热，烦躁不宁，口渴思饮。余诊肝脉躁而弦数，脾脉洪大，知是阴阳两虚，肝脾不和之象。余用白术一钱、山药一钱、扁豆钱半、阿胶一钱、龙骨一钱、莲肉十个、龟板一钱、生姜三片，日服二剂至三剂、四剂而愈。此非偏脏之症，凡霍乱吐泻，上呕药用下行，则泻愈甚，下泻药用上提，则吐愈甚，中州过疏则吐泻更剧，惟从中州缓理，则吐泻俱平。但脏阴吐泻，古人则用理中汤治法。脏阳吐泻，今人又有静摄柔肝治法。若肝气不起，则挥霍撩乱曷见？凡病是阴是阳，总宜理中以制肝气之动，其肝气之动亦有浅深轻重之不同耳。今人一见

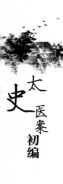

发热风生，不审此病内起，反用柴胡升发提拔之药妄投，以致内火益升，内风益起，死而无悔。惜哉！

挥霍撩乱已是肝气内动，克其脾胃，再加柴胡升拔，不死何待？但霍乱内热闭极，而见四肢厥甚，则柴胡又不必拘。试看热厥之用四逆散自明。【男省吾识】

治族弟字濬昭文郎慰姑霍乱案

霍乱之症，急如星火，若使平昔脏体不明，临症识认不真，妄以通同随合之药，成一乱弹腔子，遇症辄投，终不克济。

岁乾隆辛亥，余自省回归，时值暑月，濬老文郎适患霍乱，先请某处一医姓某，在渠施治，因药不投，复请余同渠治。余诊肝脉浮洪，脾脉亦是，看其神气脏体，阴止二三，阳有六七，身热烦躁，口渴欲饮，上吐下泻，但不频见。余问："先生现开何方？"渠以单示，内有柴、芩等药。余曰："此休服也。"余酌进用茯苓一钱、麦冬五分、连翘八分、淮山一钱、白术五分、扁豆一钱、龙骨一钱、白芍一钱，并即嘱其进服，云有效见。越日即将前医辞归，问渠所服伊药不效，酌服余药而安。

随其脏体阴阳胜负以定补土制肝妙要，今人混用柴胡升提以治挥霍撩乱，与于火上添油者何殊？目今比比皆是，斯理难与人道。【晃雯】

治房弟秀山子品及身患霍乱吐泻案

岁乾隆丙申，房弟秀山之子，身患霍乱吐泻。先医是余族某某诊治，投服防党、茯苓、藿香、连翘、木香等药未愈，并以指纹透关不治为辞，始请余诊。余亦知渠求医不切，姑于先医单内略为更换以了己责。后渠因儿吐有白虫，复商余治。余曰："此属脾胃寒滞霍乱症也。不用温药，决不能救。盖此体禀纯阴【提出病源】，外视面虽不白而赤，唇虽不淡而红，并儿两手及足皆现深红之色。时值暑月大吐大泻，孰不皆作热视？然余细审口气不温，舌虽有苔而白，口虽作渴，而禁则止，兼神昏倦不振，脉则浮而且迟，肝脉亦不独见。况虫非积不生，虫色非寒不白。今虫已见色白【一切假症俱在此中看出】，定是内属寒滞，外显假象无疑。据愚，先宜清其肠胃，节其水饮，次须依余用药，方可以救。"渠虽闻是言允诺，尤恐貌许心否，姑置附子不投，且先进用苓、半、川椒、乌梅、香、砂、姜汁以观其效。是夜余在病所监服一剂，见其神安气息。次早又进一剂，神气略清，粪已成条。其母因儿谷食未投，水浆未进，乃私与之。是夜吐泻复作，仍邀余视，余细审其病复之由，知母私进饭食之故，乃于原单又加熟附，连进十有余剂而安，并视手足与面之红皆收。始知医之视病，当细从其内症以考【内真外假】，不可徒以面目形色视也。

此系阴脏挥霍吐泻，若不相症明确，谁敢进用燥裂之剂？【晁雯】

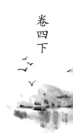

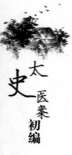
治族太学字弓电长孙乳名孝姑干霍乱症案

霍乱本是有吐有泻，何以又有干霍乱之名？以其吐不即吐，泻不即泻之为异耳。盖此总是阴阳不和，彼此搏击，故有此象。然亦有寒食内结，而见欲吐而不能，欲泄而不得；及热实内结，而见欲吐不吐，欲泻不泻；与寒热食物交错内结，而见症属如是。之当临症细察本症本脉，及察兼症兼脉以为变活。

岁乾隆庚戌仲春，余因同族太学字弓电长孙乳名孝姑，身犯干霍乱一症，请治于余。余察其儿左关平静无恙，惟右关一脉，浮急搏指，视其欲吐而却无有物出，欲泄而未见有泄下。此寒食结胃，不可竟作吐泻治，应用苦降参用辛温升提，俾升者自升，降者自降。若一概用苦用热以降，则食可以下者即下，而食不克下，必藉上出，又何以克下能令于中而无碍乎？当用桔梗一钱、白蔻八分、升麻三分、木香五分、生姜三钱、半夏二钱，嘱即投服，若呕止即除桔梗、升麻，泻止即除白蔻、木香。渠信余，服一剂而呕顺，再除桔梗、升麻，进服一剂而泄顺矣。于是中州疏活，而上吐下泻即平，霍乱不生。是亦体会至微，而药有不可易者如此。

干霍乱之症，本与空霍乱之症大不相同，一是寒食内结，治宜疏发，一是中虚不固，治当实填。案中一一疏明，能使醉人觉醒，自不坠涅盘之污。【门人张廷献】

治进贤县生员姓章名法痢疾案

乾隆丙申，余在省会检书，时有进贤县文学姓章名法，身患热痢，召余诊视。渠述其症血皆纯红，白亦间有，日夜奔走五六七次。余问是否身热，答曰无有。并诊其脉，左关弦而且急，右关缓迟，余俱平平，饮食如故。余知此痢寒热伤阴，因用黄连三分、阿胶二钱、姜炭一钱，服至一剂二剂，痢已减半，再于原单内除云连，外加赤芍、当归，服至三剂而愈。盖此脏气本平，药亦平施，又见病久伤阴，故用阿胶补阴补血以为治耳。病愈，渠问凡痢总是寒热不调，余曰："亦不尽是。究其痢疾之名，在《内经》则谓肠澼，在诸书则谓滞下，其症湿热居多，寒亦间有，总以能食为贵，不能食为重，故书谓之噤口，其噤口非是热冲胃口即是寒伤脾胃。其辨痢色，不拘见白为寒、见血为热，惟以稠黏光润者属热、清稀暗淡者属寒。且痢果属实见，必有实症实脉可查，果属虚见，必有虚症虚脉可考。其气厚者，得其阳气最多【阳脏】，其形必是坚强，脉亦滑实有力【因湿则滑，因热有力】，身则畏热喜冷，不欲衣被，渴则恣好冷水，愈凉愈快，随饮随消，小便赤涩，痛则不堪，下利纯红，痛则坚硬有块拒按，其痛亦必自下攻击而上，至圊则痛奔迫下坠，不及自顾，此其症之实者也【实症】。其气薄者，得其阴气最多【阴脏】，故病多见寒症，而痢亦自寒成，其形体必自薄弱，颜色青白，脉虽紧数而无力无神【因寒而紧而数，因虚则无神力】，脉即见弦而中虚似实，血则微红及或杂有紫红、紫白屋漏水形，所下之物，或浅黄色淡，不甚臭秽，痛则不实

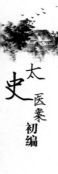

不坚，或喜探按，或喜暖熨，其痛必自上奔注而下，或胸腹如饥而不欲食，或胃脘作呕而多吞酸，或数至圊而欲出无所出、无所出而似有出，或口虽渴而不欲冷，或饮冷而不欲咽，此症之虚者也【虚证】。凡此人所易知，惟有寒热互杂，阴阳并见，治须细审【平脏见症】。并有热邪伤阴、精衰血败，而见烦则似热非热，燥则似狂非狂，懊侬不宁，莫可名状，此当滋阴补血【阴伤宜看】。又如水火相隔，阳为阴逐，而见在上则口渴嚼疮、面红身热，在下则孔热孔痛，或便黄便血，但外有热而内衣被不舍【内寒宜看】，上下皆热而中畏食呕恶【中寒宜看】，于此察之，自无遁情。究其所治：实则多属湿热，而药不外黄芩、黄连；实热挟气，后重绞痛，药不外乎枳壳、川朴、槟榔、大黄；实热溺闭，药不外乎车前、滑石；实热口噤，药不外乎黄连、石莲（但石莲多假无真）；实热肛痛见红，药不外乎槐花、生地【实热治法】。虚则多属寒湿，而药不外干姜、附子；虚寒挟气奔迫后重，药不外乎木香、吴萸；虚寒噤口，药不外乎砂仁、半夏；虚寒溺闭，药不外乎茯苓、桂枝；虚寒肛痛，药不外乎三物备急【虚寒治法】。若实热伤阴，药不外乎阿胶、首乌、当归、熟地、淮山【真阴受伤治法】。虚阳外浮而用附、桂，药不外乎故纸、五味【引阳归阴治法】。虚阳上下皆见，而中则寒，药不外乎姜、半、香、砂，及或三白散以吐【温中化气治湿】。但痢而见初起，其症形虽实而表微见有寒，急宜疏表，切勿使邪内陷，故古则有《局方》人参败毒散可用，及或程国彭止痢散可投【疏表宜先】。若红未见，则不可遽用血药使邪引入于络【下白不可遽①

---

① 遽：原作"据"，据上下文改。

用血分之药】。惟久痢而致痢下膏脂，属热者则有赤石脂可投，气虚属湿者则有苍术、白术、防风、茯苓可施，属热伤阴则有阿胶、黄连、当归、芍药可采，属热属毒伤于肠脂，则有人参、樗根白皮可用，属于气虚而见膏脂不固，则有补中益气汤可入，属于脾胃虚损不食，而见膏脂不绝，则有人参、白术、茯苓、炙草、木香、藿香、乌梅、干葛可进【久痢伤于膏脂治法】。至痢如见腹大如箕，是有蛊蓄而为烧蛊痢症，宜用乌梅丸及黄连犀角散以治【蛊痢治法】。如或先疫后痢，治不外乎达原、槟、芍、壳、朴、知母、黄芩以疏。先疟后痢，治不外乎补中益气汤以提。先泻后痢，亦不外乎升提等药以进，仍看寒热深重及邪深浅。痢疟同发，或用小柴胡及或黄芪建中汤以施【疟痢可用逆舟挽回】。若使疟症既除，痢已伤阴，脉虽见弦，其弦恐是阴火上冲，则又不可强用逆舟挽回以致阴益受伤【有不可用逆舟挽回】。其余似痢非痢，痢后伤风、痢后呃逆，与夫麻痘等痢，其治总不外乎寒热虚实，细为审究，举一反三，以例其余者也。"言毕，渠嘱执笔以书，以示不忘。

痢不外乎寒湿、热湿乘人脏虚阴阳而成。但初或有外感，不可早用凉药引邪内陷，及其既陷伤阴，又不可强用升拔以致其阴益伤，至其症或见红见白，更不可指白是寒见、红是热见。惟以红白色见光润者属热，暗黑者属寒。且以能食不能食为断，不得谓其不食概指热冲胃口，尤宜兼察他症、他脉以分症之寒热虚实。吾兄费尽心力，乃于是案将痢一一分剖，自当按其所载，审实以治。【晁雯】

此即平脏患痢，寒热伤阴证也。若不清润兼施，寒热互

· 225 ·

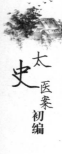
用，则痢自不克除，而阴受伤之极。吾师所论治法甚明。【门人张廷献】

痢疾之病既是因人脏体偏平而成，则治自不越乎阴阳两种。其病大约脏阳者，则多协乎湿热，脏阴者则多协乎寒湿。脏平者则多协乎寒湿热湿，热湿则痢或红或白，其色光亮而明，寒湿则痢或红或白，其色暗晦而黑。并据案中所述，寒则应用附、桂、干姜而甘温缓投，热则应用苦寒而滋润后施，并于初起之时，看其有无表症，不可早用甘温、甘润、甘寒，令邪内闭，此是第一手眼。【男省吾识】

一痢疾耳，能将痢之阴阳分为两端，痢之本症本脉分为两种，并将痢之治法用药一一分别无讹，可谓医理洞彻。【绥之】

治族弟字见夫长文郎觉凡痢疾案

当归虽属补血之剂，然有血亏进用当归而血益损。白术虽属补脾之味，然有脾亏进用白术而脾益害。此理甚明，而人多不晓。

余于乾隆癸巳秋，治族见老文郎觉凡痢后，日夜烦躁，口渴唇红，舌微有苔，脉细而数。先请余地一医调治，痢虽见止，但不食不寐，症甚剧迫。渠医知其阴已受伤，遂于己先所用芩、连治痢之药概置不用，乃进白芍、麦冬、粳米、伏龙肝渐次投服，可谓斟酌损益。第其药力轻平，难以胜病，服则其症滋甚。渠医更疑血衰，进用当归杂入同投。时余在旁同诊，窃谓当归虽能补血，然水衰火炽而血枯槁，服益助火，果尔服未片刻，而唇益见燥裂，脉则益见细数而不可解矣。渠医不晓当归辛窜，服则动火，又疑久病真元将脱、脾气将绝，复用白术四分参入同投，则燥愈觉益剧，且更见有眼翻手握之候。余笑脾虽当补而补不在白术，血虽当养而养不在当归。因用余制收阴养胃液，内有人参、乌梅、麦冬、白芍、首乌、伏龙肝、粳米、山药，外加地黄同投。盖此六阴皆虚，非不竟用纯阴，不能以救其逆。当服一剂而症稍平，再服而症全减。可知药与病对，所争仅在毫厘，而不可有一粗忽于其间也。

白术、当归，孰不谓此可以理脾、可以生血？讵知此属先天肾水枯竭之病，并非后天辛温之药所能理，稍不体究，再服必致偾事。【晟雯】

治同族太学字西翰内室吴氏痢案

痢疾既久，阴必受伤，故书载有下多亡阴之说。奈今医士只见有潮，即用柴胡，又剿喻嘉言治痢云有逆舟挽回之法，使邪仍归少阳而出，讵知下久伤阴，伤则阴中之火必致上升而潮愈起，非是外邪仍在，内陷于阴而令可从外出也。况外邪陷未过甚，则舟可挽，若已甚矣，亦不能以即出。犹之贼在门首可除，若至登室，必从内夺，岂能驱之外出？世有好奇眩异，谓彼已读喻嘉言书，论之可邀人听，究之内外不分，虚实罔别之为误耳。况柴胡最动肝火，凡阴虚火动于上者则忌，肝主疏泄，凡阴虚泄泻不止者亦忌。

岁嘉庆丙辰，余之族弟字西翰内室吴氏患痢，先请县城一医妄作疟痢，重用柴胡，致一昼夜至圊五六十次，已不奏效而

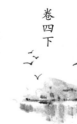

卷四下

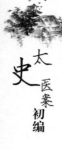
归。复请近地一医，犹执逆舟挽回之法，内中纯用柴胡、黄芩，服之而热益甚，而痢益迫。余见是病痢久阴伤，因劝减其柴胡，添用龟板、阿胶等剂以救真阴。此虽未即见效，却未见甚。越日伊因外家送有牛肚百叶可以治痢，服之可以即止，初服三片似合，而医喜之不胜，云有山中久积牛粪，名为百草霜尤妙，嘱渠服以钱许，乃服未①久而病竟尔昏仆，人事不醒，肺脉将绝。医方知觉，而用人参挽救。余曰："牛粪如何妄用？此医自少主见于其中也，速以参进方是。"既而医自告退，余以茯苓、半夏、人参、龟板、首乌、阿胶、牛膝、车前轻松等药，调治数月而愈。一切柴胡升拔之品，概不敢入。于此可见书中所载，须于所见之症，针芥不差，则可收为己用，如于脉症不符，强为扭合则误。

痢久错用柴胡以挽已陷之邪，阴已受伤，又复错用久积牛粪，以致虚阳上浮似实之热，无怪昏仆不醒，肺脉止有一线之微，非不进参以救肺气之绝，牛膝、龟板、阿胶、首乌以救将绝之阴，则病难保。但此非是余父小心翼翼，断难挽救。【男省吾识】

阳既浮矣，自不应假逆舟挽回之名，今其再升，阴既因痢而竭矣。自不应再妄用伤阴伤阳之药以进。惟有平静安抚善治为是。【血侄绍音】

柴胡是升拔外邪之药耳，凡外邪陷之至极而不能出者，用之徒伤肝气。阴虚火动者不可用，用之徒伤真阴而拔内火。惟有邪在半表半里，始入于内者为可用耳，然亦须审其病寒多热

---

① 未：原作"朱"，据文义改。

少则用无碍，寒少热多则用又宜斟酌，不得柴重于芩。况痢最忌肝气疏动，动则痢下最勤，所以吾师见其过动，改用潜阴之味以制，是深得治痢久伤阴之大法矣。【门人张廷献】

治同县周文英姻母熊氏痢疾案

豆腐、梨子皆是凉心泻胃之药，而梨甘凉尤甚，其在体气素强，服则有益无损，喜其能以清热泻火，若稍火衰中寒，最为阻食生疟生痢之端。

如余县城周文英姻母，因暑口腹未谨，致生噤口下痢之症，初请在城医士进用治药有效。及因食梨病复，邀余诊视，余见食已半粒不入，肚腹叫痛，一昼夜每欲至圊十有余回，脉则浮迟而结，两关独见，肚腹痛时喜用热手重按，日夜擦摩不停。余见脉症皆寒，遂用余制六大暖胃液，内有芩、半、姜、附、香、砂，每日早晚频服，约共一十余日，连进二十余剂，业已脉复床起欲食，早晚亦可各服一碗。至于豆腐、梨子，自当以此切戒。讵期饮食方思，自道饭时必得滑物以下，乃竟一饭食腐半碗、生梨一个，此是午后误服，至晚二鼓，胸口苦痛，手足厥逆，脉则沉迟不起，次早余知问其病复之由，始认昨午错服水腐，其梨子闭而不言，然犹谓其厥或可回、药犹可施。及至姜、附峻用，香、砂重进，而厥始终不返，命旋即毙。

嗟嗟，脾胃为人生命之要，无病尚恐阴寒阻遏败坏，有病曷敢受其冷物一犯再犯？其食梨子一事，余因姻母死后方知，始忆病因梨起，旋因梨终，不可不慎。

卷四下

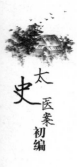

痢因误食甘寒之物而起，其脏自属阴寒。乃于病痢方愈之际，又不节其口腹，更服生冷黏滑之物，无怪厥极而阳不回以终。【晁雯】

治族弟字功成寓苏伏阴渴燥似痢案

余族弟字功成，在于江苏经商，寓于北寺前装驾桥吴家缎行内。时值暑月，夏阴内伏，阳气外发，腠理稀疏，贪凉暴卧，暑阴偶冒，复在苏馆饮宴，口腹未慎，回寓畏寒发热，作渴烦躁，腹痛便血，诸假热候，无不备至。时因江苏医士，凡属有名，须于先日具钱七百八十文，作银一两之数，连轿钱在内，送至医宅请医。是日医士，已诊先日请看之病，今日请看，例在次日登门。今日不及赴诊，只得于众客帮中请一粗知医者，姑为酌治。是时余未到苏，止据客医用药服尚未愈。越日余到，召诊。余见其症甚剧，主家唤功成请一姓张号为苏中名士，务于明日早赴诊。次早未见，捱至午后方到，所开之药，俱是淮山、扁豆、炒芍、川朴、茯苓、泽泻、大腹皮、防风、杜仲阴平之剂。服止一剂，至夜烦躁愈甚。次早复召余诊，余见众客毕集，皆称是热是火，令余不敢启口。余无如何，只得于今所见之症，逐一反诘，云："今热见口渴，而渴竟喜热饮，此是一奇；心虽燥而燥得动则安、得静则起，此又一奇；便虽见血，而血不鲜而黯，此又一奇；此今天热，内既有火，而嗳饱时闻，饮食不思，此又一奇；身虽发热，而身却又恶寒，此尤一奇；脉虽浮洪，而脉重按无力，此又一奇。现在药且休服【故说是句，

· 230 ·

以合众情】，余思总属暑热【又凑一句，贴寔服众】，惟有在地烧酒可服一瓯以清暑热，然后再诊酌议。"众心皆称是暑，烧酒可以投服。余掩口而笑。服毕，将腹一切阴邪痰水，顷刻吐出。止恐酒性拔气上升，余用茯苓、牛膝、故纸、车前以收上逆肾气，是夜热退身凉而安。次早众口称得服烧酒，余因畅所欲言，盖谓："并非暑热，实是阴寒。果是暑热，口渴何以不喜冷饮而喜热饮乎？果属暑热，何以便红而反黑暗乎？果属暑热，何以不食而更饱嗳乎？果系暑热，何以静则燥而动则不燥乎？果系暑热，何以六脉俱洪而重按无力乎？余本欲进姜、附，因众交称是热而不敢拂，故以烧酒之热暂进一瓯以试热之有无。目今服已有效，为问是热否耶？"在众谓此烧酒止是食物，而非热药，习而不察。余今与众告明，其酒热之至极，一入其腹，如火内烧，热耶？水耶？于是众皆大笑。次日听余进用姜、附、广、半之药，服至三十余剂而愈。此医所以难明，而一口之孤，不能以敌众口之咻。惜哉！

治病最属难事，苟非吾师善为区处，安能以御众人之口而全危急之命？【门人张廷献】

治抚州府城东关外太学同宗字谦士兄痢案

治病若不与今医士同流合污，遇有风寒即用人参败毒、九味羌活，遇有咳嗽即用枳桔二陈及或甘露饮子，遇有痢疾即用香薷、云连，遇有寒热即用柴胡、黄芩，遇有口渴即用石膏、知母，遇有呕吐即用藿香正气，遇有便秘即用大小承气，遇有

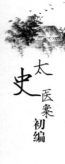
虚弱即用十全大补外加鹿茸、龙眼肉，遇有妇人等疾即用四物外加二味，呜呼，医之用药，如何轻易？稍不与医相符，未有不受若辈诋毁。

岁嘉庆丁巳仲秋，余因抚城东关外有同宗字谦翁者，翁于未病之时，唤余就诊。余见六脉虽洪，内多滑动，而脾脉更觉敦阜，已知渠有痰晕内滞之苦，并据渠述大便尝秘，余曰："此痰壅于上而晕，寒滞于下而结也。"渠曰："人唤我服福圆、鹿茸以补气血。"余曰："内有寒滞，似不必用。"力为御之，因用姜、半、附子、木香以投，是夜大便所下，皆是白痰，而粪仍闭不出。复召余诊，余见六脉胃长，病甚无碍，但脾脉敦阜，总是下有积结，故而不时拘急。知是所下皆是冷滞，而小便滴点不流，其急更甚，改用《金匮》附子大黄汤，以治寒结下部不解，外加木香、白蔻以通在中久积之滞，茯苓、泽泻、车前、肉桂以导小肠、膀胱之湿，川朴、槟榔以疏大小二腹浮胀之气。盖此病本火衰，兼因服过西瓜而起，故药标本并治。不期是单既出，竟有无知药铺群议蜂起，谓单既用附子何以又用大黄？既用大黄何以又用附子？一铺既传，诸铺交和，而同业医士相为诋毁。余因闻之而笑。窃谓附子、大黄，非余用之不通，实是汉时张仲景所著《金匮》之方用之不通，书传以至于今也。余姑不论今之药铺原在药铺为徒，所授之方尽在压纸戒尺之上，以便按方出药，其方不过一二十而已，乌有《金匮》附子大黄汤之方载入？即今医士见闻有限，安得不与药铺同声附和，相为诋毁哉？

余恶医道久晦，尝以"四物先生"呼今医士，"戒尺先生"呼今药铺之医。所幸此药在外，毁之甚众，病家服之甚安，目今病愈八九。始叹人不同流，实难以悦众人之目，而免非毁之谤也。呜呼！医道之坏，何日挽之？

　　痢症而用姜、附，凡属寡闻浅见，谁不共指其非？卒之非此不治。当知医理微茫，有非俗人可以轻道。【男省吾识】

　　此案既有街市纷嚼，又有得鱼忘筌之辈。听一有权医士，日夕窥伺，多方谮害。但药与病投，不能如彼所愿。是亦此翁德厚之报。【自记】

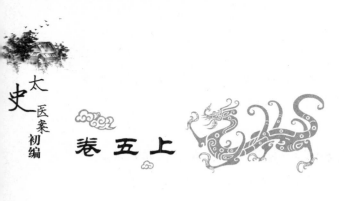

治县前姓涂字飞远肝气内胜小便涩案

岁嘉庆丙辰冬腊，余县有一姓涂自吴回归，知余在府治病有效，遂以己犯疝病告余，并闻余族维翁患疝得余治效，兹特来归求诊。余诊左关洪大而浮，似属有火，却见不数而滑，又似有水，再诊右关亦属如是。余问："小便必短？"渠曰："正是。"又问："症有何见？"答曰："左边不敢侧卧。"余曰："胸必气胀？"答曰："亦是。"遂索纸笔开方，治用附子三钱、龙骨一钱、茯苓三钱、川膝一钱、车前一钱、半夏二钱、生姜二钱、故纸四分。嘱渠照单即服，但水宜少不宜多。次早余诊左关脉平大半，右关亦是。遂问："是夜小便清利否？"答曰："数月小便艰涩，昨夜竟得两大便壶而安。"余始问渠："在吴曾服何药？"答曰："所服俱是芪、术、附、桂。"余曰："疝病在下，何以用药上下皆补？此奇事也。"渠即索余改单再服。余曰："单不必改，但照原单再服一剂。此病据余所见，病已痊愈，嗣后药不必服。并有一事切记，是病酒须戒饮，凡一切鸡肉、海虾、鲜鱼、大蒜、燥动肝火之物者最忌。"

是时傍有一位，密言："此翁最喜酒饮，恐酒难戒。论鸡，今冬已在吴城食过三十余只。"余曰："此症在药错服芪、术，在食错服鸡肉，以致病见日甚。切记自后病愈，药勿妄服。"及至次年正月，途遇是翁，云酒已戒，药不再服而愈。因笔记之。

鸡、酒皆动肝火，芪、术又碍真阴，知其病根在是，治亦在是。【晁雯】

治同族太学字方策在抚城栈内大小便秘案

凡人平脏有病，不独用药不宜偏寒偏热，即其药之达表达里，行上行下，亦必细为审较。而后知药宜表，又恐于里有碍；知药宜里，又恐于表有碍；知药宜上，又恐于下有亏；知药宜下，又恐于上有损；至于药宜寒用，则恐于阳有伤；药宜热用，则恐于阴有劫。审是，则药竟无可投之味，而病竟无见愈之日。惟于临症之时，先须究其病之发处，有何应平而不敢过寒，有何应平而不敢过热，有何应上而不敢过升，有何应下而不敢过降，有何于里而不致表有遗，有何于表而不致里有损。补之恐邪有助，消之恐正有亏。又须在于平昔究其微寒微热之药、平补平散之方，并又知其何味服有何碍，而后因病较量始得。此治平脏平病之有难治者如此。

岁嘉庆丁巳夏五，余治余族字方策始在府栈冒有寒暑。其体火本甚微，水亦甚亏，体瘦神怯，遇病药不敢霸。偶因客至，误食西耳炆肉，又兼食过糯米大糍，脾已滞矣，以致胸膈不快，大小腹胀，二便不通。每睡必要双脚竖上，头要垂下。使于此时微用疏表宽气、轻平不热不寒之剂，亦可渐愈。乃竟

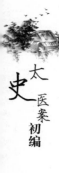

捡旧服过白术、首乌补药以投，以致胸膈有阻，气不宣通，二便见秘。继即用辛用温以疏，则于真阴有碍；用苦用寒以降，则于脾胃有损。复用下药以投，虽于大便稍通，而小便仍然逼迫。诚恐药缓不救，倾刻告变，一时路远难归，将何所恃？

余思小便不开，再下不宜，惟有弃其清利重剂，改用茯苓、泽泻，取其淡渗不寒不热，又用龙骨以镇肝，龟板以和阴，但膀胱、小肠，既先用药过甚，恐左右清气下行不升，应用柴胡、桔梗一二分以升左右清阳而行小便，再用伏毛、川朴二三分许从中活动，令其阴不致凝，滑石、阿胶、火麻以润大小二窍，使其水道开而不闭，更用生姜三片以去其寒，淮山、白芍、钗斛以养脾阴，乳香、没药、郁金以活气血。一片温和，服之阴不见违，阳不见旺，升之不致过提，下之不致过降，诚为此病对症药方。

是时服止一剂而气略平，尿通而短。再服二剂、三剂，而气更平，尿亦随气而更通矣。病愈。

余因溯其发病之由，详其用术之误、用下之法、活变之方。其中自首至尾，无一稍偏，病即见起，药归于平，效即见奏，其殆针芥不差，药之响应如此。并且问渠病时，因何脚欲上竖，头欲下垂。渠曰："头欲下垂，喜其口内之水得从下垂而出，若头不下垂，则下小便闭而莫措。"余闻其言，始知头欲下垂，实是水欲上出之义，然犹未知血痹亦属如斯。至嘉庆戊午新正，余徒姓张字廷宪，问余伊曾经治伊族牙衄一症，竟有脚欲上竖，头欲下倾之奇。其病彼未敢治，后服芩、连而致眼目昏朦，谵语见鬼，面青而终。余曰："此症必是好酒所致。"渠曰："果是。"余谓："病见牙衄，已是内血溢而上冲，故尔壅心而鬼见、壅眼而目盲、壅头而头昏，是以脚欲上竖，头欲下垂，而血其少活矣。医者不知上病下疗之法，乃竟恣用芩、连，而不引血下行，其曷以止上逆之势？犹之方老小便不通，水已上壅，若不急为开导，亦必症见凌心、涌头、涌目，以至于死而后已。"于此知头下垂，不独尿闭、血痹上壅如是，即凡水痹而见汗出如雨、妇人经逆而见口鼻血出等症，亦无不如是者矣，若从上治皆不得法。故并记之。

　　平脏病甚难识，药亦难识，不细审视明确，斟酌损益必致偾事。观此知医用药，所差仅在毫厘。【晁雯】

　　病实急迫，而用药觉甚平易。正是平易之中，具有许多周围四顾之意，故能如此最效。【任绥之】

　　此症本是水仅一勺，火止一线，若药稍涉一偏，便有彼此争衡胜负立见之势。所以平脏之人，无伤则病易治，有伤则治甚难。故用药之当潜心四顾，而不可归一偏以为治也。【门人张廷献】

　　脏体以平为贵，若平中寓偏，便有彼此争斗，不容独立之势，此平脏药治，较之偏脏用药之更难也。故凡劳伤蛊膈之症，多有见于此种脏体之辈。若治之不慎，必致偾事，可不慎欤？【谢玉堂】

治余元孙乳名建儿大小便秘案

　　治病用药，不可一往直前，最宜审症明确。若审其症已明，药已有效，其药即是病对。及至服之既久，病应见愈，而

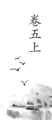

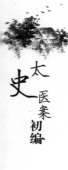

卒不见甚效，且更生有别症者，不可竟将前药顿改，应将就其所变之处再为审视。果尔，药性寒热，委于病无不合。惟于药之宜上宜下、宜表宜里，或有稍碍，并或药肆等药稍有变易混冒，及或病大药小、口腹不慎，亦当重为计较。

岁乾隆癸丑，余在余县仙七都棠阴诊病，忽接家信云："今元孙建儿，现服姜、半、丁、蔻之药，二便俱闭，势甚危急，务即回归。"其在常情，孰不云是药燥故尔二便俱闭？余思建儿脏素偏阴，自初生以迄今日已两载矣，无日不服附子，无日不服丁、蔻，病时服无不安，不服则不安也，是药本非今始。且昨出门之时，余见是儿仍是原病，岂一昼夜而即病变药变有如是乎？揆之情理，应不有是。但会二便已秘，是非虚语。再四思维，情实不解，若陡将原服药变易，不无妄凿。或是丁、蔻过服，气有所陷而然欤？此症余于是儿素未有见。余即信回："可照原单，止加桔梗一分，服则二便顿开。若竟不开，今夜可即着人赶余即归。有效可不必来。"是夜信未见至，次早亦无信回。诸友在席为余庆曰："孙未有恙，故尔无信。"自此余在病家又已十日，归即叩问孙病如何。其父答以："服过桔梗，不惟大小便顿开，并旧一切诸病俱除。"余曰："一分桔梗，灵效如斯，何其捷也？"嗣是凡服过降气之药通畅致有阳气下陷而不上升者，服无不应，但不敢加枳壳同投。余思此病属于他人，属于他医，决不再用原单即加桔梗，桔梗亦不止用一分而止。旁有一人叩问其故。余即反覆申明：

盖人上中与下，分为三焦。三焦无一可闭，若一焦气有不均，则诸焦与之俱闭。譬之水注于壶，旁有窍穴，可无闭矣。若上紧闭其盖，自有气不宣通之弊。应于上盖之口，微挈其弦，使其气通，而下开之口，其气与之俱通，而水可以出矣。至用桔梗一分，不过因服降气之药过峻，并非本气下陷之谓。若本气下陷，即用参、芪，未必遽升。此理甚明，人何不晓？但人惟见二便秘塞，开口便说是火宜凉，又见药用姜、附，开口便说药燥。信口猜疑，随声附和，粗心浮气，以致病多夭折，生民涂炭，岂理也哉？

一分桔梗，而即使效立见，实是医中神手。【门人张廷献】

案中所论三焦之气，必得上下均匀为是。若一焦不均，则病不协。岂尽可以火热为疑，而必进用大小承气之克治乎？说理虽属无奇，但非医理融会既久，不能有是。【侄绥之】

治族叔太学字肇修淋症案

治淋进用黄柏、知母，及或七正、八正、四苓等药，人谁不知？然亦须相人身脏气及今所见病症以为追求。

如余族叔太学肇修肺气本弱，凡见太阳，溺必淋滴作痛。避于风日，不见处所，身上又觉作冷。脾胃亦不甚健，每逢肥腻，觉有所畏，即饭多食，又觉胀闷不快。进用辛燥疏导之药，淋更滋甚。进用轻平清凉之味，虽淋暂觉稍宽，转则照前更剧。且彼素看坊板医书，内有黄柏滋肾之句，竟信是药确于肾经有补。每逢淋发，即为投服。讵知淋固不除，而发痛则难忍，且更见有精遗昏坠之象矣。余向因便过渠诊视，遂用补脾、清热、滋阴之药错杂投服，功亦颇见，病亦半除。且越半载，病渐告愈，但未净尽。中有一医教用归、芍收效。其在初

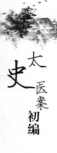

服，效亦颇有。及至再服屡服，不惟淋既不除，而食竟不克入矣【可危可惧】。是时彼知药误，始着伊亲来城赶余商治。余诊右寸独微，右尺独旺，因以二脉独见为主，恰合症见恶寒、遗精相应，遂用黄芪八钱大补肺气为君，肺气既虚，脾自不健，故有食则不消之虞，更用白术四钱微补脾气为臣，脾气既薄，肾水肾火亦微，故精自不克固，又用附子补火、菟丝补水为佐，内加龙骨以镇肝魂，白芍以敛肝逆，则肺肾交固，而无遗脱之象矣。时有议此："治虽当补，但芪、术与附不无过重。况气、血、膏、劳与石五淋，在书已言皆属肾虚而膀胱生热，水火不交，心肾气郁，遂使阴阳乖舛，清浊相干，病在下焦。故膀胱里急，膏血砂石，从水道出焉。于是有淋漓不断之象，甚者闭塞其间，令人闷绝。凡小肠有气则小肠胀，小肠有血则小便涩，小肠有热则小便痛。故仲景制剂，则有赤苓、赤芍、栀子、当归、甘草、灯草，名为五淋之饮。并未见有芪、附如许之重。"余谓："五淋之名，止言大概。其论热则忌燥，湿则忌补，其不可易如此，然亦须审病症病脉明确方是。若淋茎痛果不可忍，手按热如火烙，血出鲜红不黯，淋出如砂如石，脐下妨闷，烦躁热蒸，六脉沉数有力，洵属实热。故书有用犀角、琥珀、赤芍、生地、丹皮、紫菀、郁金、紫草、蒲黄、白茅根、藕节、牛膝、桃仁以治血热，滑石、冬葵、阿胶以除热涩，甘草、石膏以除热痛，竹叶、栀子、连翘、麦冬以涤心烦，黄柏、黄芩、黄连以除实火，大黄、朴硝、知母以除实热，灯草、木通、车前、川楝子、瞿麦、石苇、猪苓、泽泻、萹蓄、萆薢、牡蛎、鲍鱼以导其湿，槟榔、枳壳以顺其气。如其茎中不痛，痛喜手按，或于溺后腰痛，稍久则止，或登厕小便涩痛，大便牵痛，面色痿黄，饮食少思，语言懒怯，六脉虚浮无力，是属虚寒【凡此皆属偏脏】。岂可堪用清凉之剂，而不进用杜仲、肉桂、川芎、香附、续断之味乎？又岂可用冬葵、滑石之剂，而不可用菟丝、萸肉、沙苑、五味、芡实、莲蓬、覆盆、螵蛸、鳔胶、山药、莲子、鹿茸、炙草之味乎？又岂堪用泻热之品，而不进用附子、干姜、细辛、葱白、薤白、木香、麝香、乌药、茴香、石菖蒲、沉香、砂仁之味乎？又岂可用攻剂，而不可用人参、白术、黄芪、鹿茸、熟地、补骨脂、巴戟、五味子、淮山、当归、枸杞、枣仁、远志、首乌以补之乎？如其茎中痛极，六脉洪数而若不甚有力，饮食少思，而神不见昏倦，溺即滴点不断，而出则无砂石膏血，脉即虚软无力，而血反见鲜润，腹即胀硬不消，而气短续不接，是为虚实兼到【凡此皆属平脏】。且实而见身热不渴，及或血在溺先，苦痛难忍，是热在于下焦血分近道之处；身热而渴，血或在后而滴，其痛不甚，是热在于上焦气分远道之处【实中夹杂】。虚见小便不痛而涩，及或闭胀牵引谷道，溺血硬痛，是虚在于肾阴；虚见语言懒怯，饮食少思，溺道涩痛，是虚在于心肺与脾【虚中夹杂】。以此分辨，自无所误。今肇翁之淋，本是虚在于上，而下命门之火亦虚，故不得不随所见进用芪、术、附子以补其虚。虚补而气血均匀，自不致有痛涩之弊，而何必拘用四苓、八正，及地、茱补水配火之味乎？"

淋症重用芪、术、附子，实是治所罕闻，究之仍不失乎正理。【男省吾识】

脉症既认明确，则芪、术、附子又何所忌，正书所谓有病

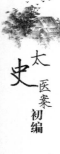
病当之意。【侄绥之】

治山西沁州花毯客姓何某某溺血案

病有见于气分者，应从气分追求；见于血分者，应从血分医理。若病在气而用血分之药，则药自不克应；病在于血而用气分之药，则药自不克灵。

岁乾隆壬辰，有一花毯之客与余同船上汉，自道伊有一病甚苦，每月小便，溺血作痛，屡服清凉行气泻火利水之药不应，招余为彼诊视。余见右寸肺脉浮洪，左尺弦涩，知是肺热移于小肠血分。问渠向服何药，渠曰："总是五苓、四苓、八正。"问其饮食是否减少，答曰如故。遂用黄芩三钱、生地三钱，阿胶一钱、甘草梢一钱，嘱其日服一剂。此药服至二剂而痛减，又服二剂而血止，再服数剂而小便如常。余唤渠禁服煎熬炙煿，而药可不必服而愈。向使药不直入血分，何以使治奏效有如是之神速者矣？因为记之。

肺热移于小肠，症见溺血，病不甚奇。所妙治此不杂气分之药同入，便得立法之善。【晃雯】

治湖南沣州石门县水南渡姓杜字某某便秘案

余于乾隆壬辰仲冬，同族侄太学字步周者游汉，在于九江雇船。因过石门县，姓杜字某某在船便秘，云伊一十二天未解，先已服过庄黄、朴硝不解，又云服过桃仁、红花亦不解，并服火麻、杏仁、苁蓉、锁阳、当归之药更不解，惟见一身作痹，肚腹膨胀，大便苦急，欲解不能，不解不得。唤余诊视。余见两尺绷急坚劲，显系风寒交蔽。知其药与病左，遂取备急丸数枚，唤渠即用秦艽、皂角、防风、独活并服，则便登时立解。

闭结有寒有热，兹不定指是热，而作风寒内闭，便得治法手眼。【男省吾】

治族兄字式和酒积腹痛断案【病人弃药不治】

式翁在族开张药铺，人极和气，等于儿童无异。昔日余父患病，药往渠铺购买，生意颇顺。伊尝自道："病症鲜有，但今患有酒积腹痛。每至一年一发，发即见愈。近时发勤，痛又加增，或一年两发，皆未服药，今竟一年二三四发，病将若何？"余曰："病应宜节口腹为先，药稍次之。"渠曰："不然。"及至痛极，唤余用药。余问其痛是否喜按，答曰："按之则愈。"余用温补疏滞之药服之即效。余曰："药不可恃，所恃当以遵节酒肉为要。"渠则半笑半谓曰："人生总有一死，若戒酒肉，等死何异？"余曰："既不戒口，药应服之。"渠曰："我一见药则畏。"余曰："既不吃药，饮食宜少。"渠曰："唯唯。"及至痛益见勤，余又为之规曰："药既不服，酒肉腻滞，总宜减少。"渠俛不答。于是或遇痛发，不令余知。岁乾隆丁亥，渠家请余做会。饮毕，余同族弟蔚兰在于闲处，蔚问："此人神气颇可，病或无妨？"余曰："未也，恐再饮食不节，病发不治。"渠曰："尔何所见？"余曰："病已勤矣，有进无退，不死何待？"言未毕，而渠私为畅饮，适余撞遇，面

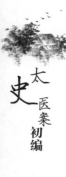

若赧愧。余记伊背余饮之期，是乾隆戊子正月十八。至廿二日夜果尔腹痛复发，招余往诊。余曰："于今脉已败坏，服药罔济。"渠最好笑，遂执余手而言曰："余病被尔断死。"余谓好笑之人，至死犹作笑语，可谓奇矣。言未毕而卒。

既不节其口腹，而病遁年增甚，有进无退，不死何待？
【晁雯】

治临川三都港西桥廖谟照长男某某腹中虫痛案

治虫当审虫由寒生，则当于热药中选其毒虫之药以进；虫因热至，则当于寒药中选其毒虫之药以行；若使寒热交错，则当于半寒半热药中及寒热药中各选一二毒虫之药以投。但不可有虫症，即云是虫，而不分其寒热。见有毒虫之药，即云虫可以毒，而不究其药之寒热，孰为治虫之寒、孰为治虫之热有如是者。

岁嘉庆戊午初春，余因三都港西桥廖谟照之孙腹痛，招余诊视。余见肝脉弦数，脾脉软滑，本是木盛乘虚侮脾之象。而症每于昼时小腹苦口叫痛，又见一团燥气逼逼，并问饮食不思。余已知其是痛属虫，但有阴阳夹杂之敝。且更问，其数日知其便闭不解。余索前医单示，见有进用桂枝辛热以疏风，吴萸辛热以燥肝。其药虽是毒虫，但恐药与病左，无怪服后潮热蒸蒸，苦叫异常。余即改用广、半以除脾湿，枳壳、川朴以除脾滞，庄黄以除久闭之热，云连、赤芍、丹皮以清心、肝二经之火。是药一投而大便立见即解，腹亦平静不痛。次早再服一剂，而诸症尽消，热气亦平。若使认症不明，用药不审，徒以毒虫之药攒集混投，保无脾胃受伤，痛无了期之为害也乎？

一热症耳，而医妄用燥药治虫，宜其潮热蒸蒸，得兄指到病除，可谓于医无憾。【晁雯】

治族叔太学字维杰寒疝案

岁乾隆癸巳孟春，有族叔太学维翁病疝。每痛作时，面青而晦，反覆不卧，招余就诊。余思维翁平昔无火，脾胃甚湿，食多不消，每痛发时，睾丸收引而上，气胀不散而痛即作，若消则睾丸下坠，而痛止矣。是明肝有寒积。肝主筋，故尔收引而上，是名寒疝。即《内经》所谓厥疝是也。其疝每遇风寒不谨则发，饮食不节亦发，使内过度亦发。维翁问余："何日得愈？"余曰："此本命门火衰，三因有一不慎，愈而复发。若论治疗，总以补火消阴为上。但此三因最宜随时警惕，否则其疝即起。"所服俱是余单附、桂、茴香、乌药、橘核除疝之剂。或因胃有食滞，则加香、砂、姜、半，甚加白蔻。服则即止，其药稍停即发。如是者，已三年矣。维翁常与余坐，谓："疝如何可以使不再发？"余已对翁有言，三因不除，总不克免。维翁又云："疝非别故？"余曰："属寒无疑。且诊其脉，或浮而大，或沉而滑，毫无数候，明是寒致。

况余于疝考究有年，其在《内经》有曰冲疝、溃疝、㿗癃疝、狐疝、癞疝、瘕疝、厥疝；在张子和则讳《内经》瘕

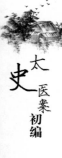
疝之名为筋疝，讳冲疝之名为气疝，讳㿗疝之名为血疝，讳厥疝之名为寒疝，而又别有水疝之名；在巢氏则将《内经》疝名尽变，而言疝有癥、寒、气、盘、附、狼、厥，共计有七，止有厥疝之名合于《内经》；至于他氏，则又祖子和而曰水疝、木疝，又有祖《内经》脉滑之说而曰风疝，是名色之杂，已属不同。且有言其七疝皆属于任，谓总于诸阴之会，故诸疝症多从任治；又云厥阴主筋，筋聚阴器，疝病在于阴器，当从肝治；又云诸疝主筋，则疝更合诸筋而皆有；又云诸寒收引，皆属于肾，则疝之挛急而上冲心，正属肾病。然总不越阴气久积，复遇寒气而发；及或阴气久积成热，更冒寒湿与热内发；暨或因于酒色劳损郁劳，牵动所感寒痰阴血，流结冲任，下归于阴而成。

至就七疝分形以论，如《内经》所云，冲疝其病主督，其症属气，其因则由寒湿之邪固结于内，积久为热，更合外邪复触而不得伸；《内经》所谓溃疝溃癃，其病主肝，其症属血，其因责之更感春夏火燠，努力使内，气血流溢，渗入胕囊，结成痈肿；《内经》所谓狐疝，病亦在肝，其症属血属气，其因则由寒湿与热俱积，复遇客邪感触而成；《内经》所谓㿗疝，其病主于阳明，其症属湿，其因得于地气卑湿所生；《内经》所谓瘕疝，其病在脾与骨，其因属热，得于房劳邪术所致，并内郁湿热而成；《内经》所谓厥疝，其病在肝与脾，其因属寒，得于坐卧湿地涉水冒雨，或于冷风之处使内，或患饮食生冷所致。至于七疝之外，又有风疝，亦是七疝内见兼风之症；又有肾疝，而见脐下撮急，周身皆痛，小便数而清，亦是七症中病主于肾之症；又有木肾硬痹硬结，即是㿗疝中结硬不痛之甚；水疝囊如水晶，即是㿉疝肿胀至硬之状；小肠气疝痛引睾丸腰脊；膀胱气疝囊大如斗偏坠、偏肿一边。三症虽根七疝所出，而症独不兼有，不得不另立其名。

而究辨证大要，受热则纵缓不收，受寒则牵引作痛，受湿则肿胀累重。在血分者不移，在气分者多动。屡发而屡更其处者，多是风木为患。肿极而不甚痛者，当是太阴湿土为患。痛处而不欲人按者，湿热也；痛处寒而喜人按者，寒积也。睾丸患在左者，痛多肿少；患在右者，痛少肿多。究其用药，大约属热者，则宜栀子、川楝子、木通、泽泻、黄连、黄柏、大黄之类；属寒者，则宜川乌、川椒、干姜、附子、肉桂、生姜、麻黄、细辛、桂枝、橘核、茴香之类；属湿者，则宜茯苓、泽泻、木通、米仁、萆薢、苍术之类；属血者，则宜香附、杜仲、桂心、元胡、桃仁、川芎、当归之类；属风者，则宜羌活、独活、防风、萆薢、角针、薄荷、栀子、木通、白蒺藜之类；痛属水衰血虚者，则宜当归、川芎、生姜、羊肉、地黄、山药、萸肉、枸杞之类；痛属脾湿食滞者，则宜木香、砂仁、神曲、山楂、麦芽、姜、半之类；痛属督任虚损，则宜鹿茸、鹿胶、龟板、紫河车之类。

今翁病疝属寒，已认明确，但云三因宜慎，不独余言如是，即《内经》所论疝由，亦不出此三因，苟能如是遵守，则疝渐稀，而寿可保无虞。愚见如斯，未知有当高明否。"

疝病病名、病由、治法，无不本于《内经》所发殆尽，知兄实于斯道有得。至论族叔维翁病疝，治不专在于药，而在慎其三因以绝其源，尤得治症要旨。【晁雯】

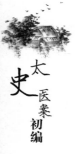

治河南怀庆府怀地容姓孙字九皋疝痛案

疝症，人皆知用小茴、橘核、蒺藜、附、桂等药，此惟命门火衰，寒气内入者，用之得宜。若使肾水枯槁，肝火内炽，加之外挟风邪入于厥阴，郁而不去，则必见有疝为苦痛之候。非不从症细考，从脉细辨，但云疝多属寒，宜用辛温辛热，则疝自必辗转增剧。

岁乾隆壬辰，余同怀庆孙客止汉。渠述彼患疝苦，或一月一发，或一月数发，发时口苦、舌干、鼻燥。问及医士，皆云寒入厥阴，应用小茴、橘核等味，无奈服之不应，且更滋甚，并有云应进服焦栀、乌药、茴香等药，服之亦不见灵。唤余为彼诊视，第见左脉洪大，坚劲有力，左关弦数，知病是属水衰火蔽。问其饮食是否减少，渠曰能食。问其背心是否作寒，答曰不寒。因用怀地三钱、丹皮一钱、枣皮八分、茯苓一钱、淮山一钱、泽泻八分、黄柏一钱、知母一钱、胆草八分。嘱其日服二剂。及至汉口登岸，渠云已服五剂，自道："其疝始平。前因用药夹杂，寒热并进，以致如斯。今幸药投，始知余疝尽属火动，正如俗医所谓诸痛属火者是也【痛症属火合于此症方是，不得概以火断】，设不专一用凉，何以克解？"余笑："尔病脾气尚强，谷食未减。若果谷食有亏，则药不敢过凉。此又当为慎重，分别区处于其间也。"

病疝阴阳皆有，寒热俱见。何独有阴无阳，有寒无热？深于医者，自能遇病知变，用药迥殊，不致为俗汤方所拘。【晁雯】

治余身患痃癖病案

岁乾隆庚辰，余同族侄步周同往湖北。在船已有痃癖之恙，及履其地稍安。至辛巳新正旋归，忽见原症复发。余恨外科之书尚未遇目，每谓余脏素阴，忽沾是病。质之外科诸医，皆谓是热是毒。及考《外科正宗》，亦言是热居多。并有族叔某某，指称伊有草药，只用猪肉半斤、番木鳖一个煮服，可以痊愈。又有云此药宜重用黄芪升发，不宜攻下。虽有《薛氏医案》指称痃癖端不尽热，亦有属寒。余思余于饭食日见减少，逢肉欲吐，岂有脾胃虚寒、内有热毒而成痃癖之理？惟以治疗杂病之法以推，因用附、桂、姜、半、香、砂、丁、沉之药重投。服至四十余剂而食渐加，其痃癖之病渐平。又服二十余剂而食倍进，并食猪肉有味。更服二十余剂而痃癖之病尽除。适逢广饶九南道泰老大人命召治病，余思余病痊除，力尚堪赴。始叹外科之治，本与内科之理互相通贯，甚无泥于时见，及阅坊板小书，而致固执而不通也。

外科本与内科相通，时人理道不明，故治自多舛错。此案症之真处，仍在饮食减少、逢肉欲吐讨出消息，故尔治无不合。【血侄绍音】

治同县城北周人和阳缩案

余县周人和，身犯阳缩一症。彼云伊病平昔是属火体，所

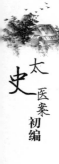
服皆是地黄滋阴泻火之品，服之毫无滞气，而且饮食如常。足如火烧，头昏气怯。及审其脉，而见浮大而实，坚劲搏指。并闻余欲用温，多有惧怯。余知其意欲投凉剂，姑以生地、熟地、知、连、芩、柏泻火之药以进。服之彼云无恙。再服一剂如故。又进一剂，忽云昨夜大不如意，头则沉而下坠，食则欲吐不吐，阳物缩而上升。彼云："此病实何以治?"余曰："治亦不难。但尔前云地黄可投，故辛温未敢遽用，且脉又见坚劲，是以姑如其意以与。今因服之过寒，而脉沉而不浮，迟而不数，合之于症相符。当知前日所指坚劲之脉，非是内火发动，实是紧如绳索内寒凝结之脉也，此非用辛用温用补不能。当用参一钱、黄芪二钱以补肺气之下陷，炭木一钱以补脾阳之不振，苍术一钱、桂枝一钱以除风湿之外袭，生姜一钱、半夏一钱以除寒湿之在胃，桔梗二分以引清气之上升，砂仁一钱以治寒积之在脾，胡巴一钱、小茴一钱以除寒积之在肾。"是药止服一剂而诸症悉平。再服一剂，精神倍振而病即全愈矣。

气陷寒蔽，胃阳不舒，故尔收引上缩，得此肺气清肃，脾阳敷布，肾气温暖，故能舒畅自如。【男省吾识】

治族弟字舜亭强中案

治病，最宜从病一身见症周围打算，不可止从一症酌治。余于乾隆甲午，有族弟舜亭，因患强中一症，告余索治。余思病至强中，有何非火之谓，且再审乎别症。及诊脉候，则治自尔有济。因以饮食细问，而知食则时有噫气上闻。脉则右关独浮而滑，左关独弦而数，是其左右不同如是。余始沉思半响，斟酌损益。进用龙骨钱半、牡蛎一钱、炒芍一钱、麦冬一钱、附子五分、木香五分、砂仁八分，药止七味，功效不爽。渠见单有附子，心甚惊恐，遂执单质他医。有一粗医，性素好凉，止以余单休服，遂开知、柏等药，以除命门相火，则筋始不坚强。又有一医素性好滋，云此知、柏休服，应用熟地、山药、龙骨等药以补真水。病者执持不一，更执两单向余决疑。余谓："病止强中而不恶食，则用地黄亦可，即用知、柏亦可。今则食既不思，且更见有嗳气上行。脾胃本不甚强，命门相火安有内实？只因饮食过度，色欲不节，真水与真火俱亏，故火衰而食不消化，致有饱嗳时闻，水衰而火挟其肝气上腾，肝主筋，故一见有女色，即尔中强而火起矣。治此不用附子以收真火内返，则火奔腾无息，而中益强而不柔；不用龙骨、牡蛎监其附子同投，则附性强悍，火性亦不按纳丹田而上冲；不用香、砂而用地黄，则谷食何能消化？真阴亦藉谷食灌荫，谷食既阻，真阴安能填补乎？余前立方用附与牡蛎兼投，俾令脾不致湿，肾不致燥，诚为通盘打算，斟酌损益。俗医止从一症施治，而不四面旁求，有损无益。"渠见余言颇是，乃置两单不服，而用余单服至十有余剂而愈。可知治病用药，须从病人通身有病打算，揭其主脑，不可止从病之一处酌治也。

胸无万卷，何能知其病分左右，斟酌损益？今药止用七味，而周围打算，处处不失，效即见奏，洵非妙手不能。【门人张廷献】

强中一症，虽曰属火，又乌知有脾湿不食症兼，则治又当

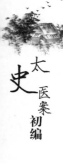

变易。若止治火滋阴，则脾愈湿而食不纳，若止温脾燥湿，则肝益见燥烈而筋益强。但今医士全不体会，惟知肝有火燥，而不知脾之有湿淫，岂火可以尽去，而脾之湿更可任其清润而不顾耶？质之《内经》所言"脾恶湿"之句，及"失谷则亡"之句，其何以解？【男省吾识】

火衰水衰，各有证见，治须四围审究，方不倚于一偏。此案症见强中，明是水亏之极；症见不食饱嗳，明是火衰之极。水衰而用地萸，必致脾愈见湿，而饱胀滋甚；火衰而用辛燥，必致阴器益强。此案用滋，不必竟用六味，并不参用知柏，微于阴药之中略加附子、香、砂，实得持平不偏之义。【男会图识】

拟上原任广饶九南道随升陕西巡抚秦遗精不耐烦劳书

劳倦虽属气虚，然必脉不浮弦，及症不兼痰塞、目红乃是。若使症见痰多、目红、精脱，与脉浮取若弦，是为精虚火浮，痰则随火上壅而劳不耐，精则随火内动不固而泄矣。况《经》有云：心藏神，肝藏魂，肾藏志。凡人神志不遂，多是精虚之谓。又曰：肝主疏泄，肾主闭藏。凡精不由肾闭，而竟任肝疏泄，亦是阴虚火动之谓。所以遇事多有烦劳不耐，貌视似属气虚，而究实在阴虚火动者故耳。使其果属气虚，则在脉应于右寸独见，何以六脉浮取皆有微弦之象乎？治当进用地黄以补真阴以镇阳光，俾水足火宁，精固神敛。凡劳倦不堪，两目发红，精脱等症，自尔因是克除。今诊六脉轻取皆见微弦，重按却非有力，则知其精虽虚，而脾亦不甚实。盖人脾气坚强，则食即见消化。凡水谷入胃，自不上逆于肺为痰，中聚于脾为饮。今病已见痰多，又是精虚复兼脾湿之症，若以地黄重浊之味重投，而不审其是否挟痰以为区别，则于肾而有补者，自于脾而有乖，于火而有制者，自于痰而有碍，似非合脉与症皆治融为一理之意矣。惟以滋补之中，择以微爽，如菟丝、首乌、覆盆之类，则滋不虑其过滞；理痰进用辛平辛淡，如茯神、半夏、橘皮之属，则气不虑其或泄；或以芡实、石斛以除其湿、以解其热；莲须、龙骨以涩其精、以固其脱；菊花、赤芍以清其肺、以凉其肝、以明其目，则补肾而不致与痰有碍，醒脾而不致与肾有损。但此非属外感一药可以即效，此则根于内虚，一药未必即愈，更宜慎其起居，加以保护，斯得之矣。生本浅陋，于医仅得其概，因承赐顾，敢不悉竭愚衷，尽馨所藏以为宪台告焉。谨禀。

滋肾而不致脾有损，疏脾而不致肾有碍。立方药虽无多，而周围四顾，却无遗漏。至其说理疏畅，一气能贯数行，浩浩不竭，尤属师之余事。【门人张廷献】

凡治平脏之病，药最恶其舂撞。如偏于阳，则于肝燥不宜；偏于阴，则于脾湿有累。过于在下收摄，则于上气有损；过于升提振拔，则恐肾气有亏。此须四围打算，用滋则宜甘平以投，而苦咸最忌；用涩则宜轻剂以进，而重剂则除；疏脾则宜辛平以施，而燥烈勿用；清火则宜清凉以入，而苦寒莫杂。此与所治舜臣强中之病犹觉更平，而不致有造次罔用之失也。【血侄绍音】

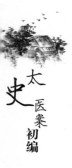

治同县岱乡五都东源张求上遗精案

余于有室后，家事孔迫，置医不事。至乾隆乙酉【即三十年】，岱乡五都张求上，病患遗精之症。与余胞弟东注本有瓜葛之亲，兼素交友相识，知余于医颇晓，告余彼常遗精。余问："遗精之外，尚有何症相兼？"【兼症须问】答曰："亦无别症。但胸腹不时悬饥，得食则安。夜间不敢合目，合则即有梦至，而精多滑泄。早晚畏闻人声，闻则烦躁即至，却又喜人相侍，而惧人言。精神似觉昏倦，喜至枕上安静，稍停片刻，又欲走出外荡，小便溺时作痛。"余诊其脉，六部皆见浮洪，惟左关独胜。视其神色，面上有似火烁，两睛瞧人，光彩异常，眼珠皆有红膜遮盖，身上亦无热候。且彼告以年已衰迈，生子命短不逢，恐命难保，惟有立继图醮，以保两老骸骨而已。是时一面请余调治，一面请族为彼立继，诸邻与族皆谓彼无再生之日矣。余思其症与脉，虽甚危急，但肯专一服药，有何不可？因用余制润燥涩精液，内开地黄五钱、炒白芍一钱、菟丝饼二钱、龙骨一钱、山药四钱、麦冬三钱、玉竹二钱、龟胶一钱。每日早晚及午，各进一剂。服至四五十剂而畏人声始除，但日夜悬饥、遗精等症仍在。又于原单重加山药以救脾阴，亦服至四五十剂而饥始减。再于原单重加龟胶以遏阴火，亦服至四五十剂而遗精又始减矣。自后每日照旧服药三剂，则病不生。若稍停药不服，则病即于停药而起。会计自初迄终，其服药之时，约共八九载，服药之数，约共数千余剂，内中所用地黄大约服过数百余斤，龟胶服过百有余斤【是胶非板】。间有发时，亦必峻服此药始安。盖此诸药纯阴而滞，服多饱胀不食，此则饮食如故，而胀不生。后于七十一岁病愈，生有一子，名曰廷献。又于七十二岁，生有一子，名曰廷瑞。两子皆已森立。今则年已七五，继子请族辞归而不愿立。其在他人，纵信余治如神，未有若是之专，使稍一服不效，即便更医，再服数剂而效不全见，即置原药不服，又安能使病全愈，而克生其二子以继其后者乎？目今精神倍振，饭食愈加。居常与人私语，谓彼有后皆沐余恩。余于乾隆乙未书成，乐叙其概，以冀后之有病，服药当如求翁信任之笃，心无他歧之有得耳。

此是脏腑俱燥，五阴皆亏，故药俱用甘润，而卒不见饱胀，且竟生育续嗣。寿延八五，又生一女。至八十九岁，又见孙生而终。虽是此翁福厚所致，抑亦吾兄医道之明。【晁雯】

此是六经皆燥之症，并无一经可用辛投，并不虑其地黄有碍脾胃，俱见真阴枯槁之极。【侄绥之】

治都昌县三十七都余殷玉滑精案

滑精一症，按之诸书未有不用抑肝收涩之品。从未有闻渗利导气之剂，而可以治滑精之症，此亦千古未见之奇事。然究其致病之由，详其治疗之法，则又不得竟谓千古之奇，而亦理之所必有者耳。

昔乾隆丁亥，余治南康府都昌县三十七都余殷玉滑精一症。余初闻伊精滑，非是火衰不固，即是水衰火盛，而致肝气内动不为收摄。余意亦有须为清肝收涩之意。无奈问其症，而

卷五上

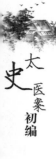

饮食胀满不消，饱嗳时见，并或痰涌头昏，身则畏冷怯寒，脉则两关独见，各有一珠涩指，气则上升不能，下降不得，脚则萎弱无力。余思症既如是，显属中寒。若用清热镇肝，则脾愈清愈寒，而食不消；若用收涩固精，则气愈滞愈呆，实有难以兼理之势。转思人身一如小天地耳，盖天地清宁，则三光明而五岳顺，天地闭塞，则上下不交，而万物昏坠，人物寂灭。今渠谷食不思，食则嗳饱时闻，胀满频见，已是天地闭塞之象矣。其清浊混处，升降失序，以致心肺不得上收，肾气不得下固。譬之谷食入胃，积而不下，则必返而上逆，脾气既虚，则肾被食壅，自不上交于心，焉有中气不和，精无气统，而不奔迫下注为之滑脱于其中者乎？治之者，须知精脱有由火盛热甚而见者，有由肾虚而不得固者，有由寒秘塞其精道，而致外溢而泄者，有由中道否塞、清不得升、浊不得降而泄者。今渠精不下固，而症兼有嗳气饱胀，明是中道否塞，心肾不交，精不收藏之谓。余即进用茯苓、川朴、青皮、陈皮、木香等药以疏其中，中通则气升降自如，而精不致失所而安，并加芍药以固其阴，及收诸药之散，则精愈得安藏。故药止服数剂，而效见耳。但此气闭而脱，书即未载，而人与天地，理实相贯。顺则周流而安祥，逆则阻滞而妄溢。此虽千古未见之病、未见之方，而通因通用，亦是至平至易之理之可触类而引申也。

经曰：一息不运则机缄穷。脾在三焦之中，凡上下气息往来，皆赖脾为运转。若此处闭塞，则诸脏皆塞，而精自不能固，今人但知精遗须用固涩收脱，而抑知其遗精，尚有通因通用之法乎？此虽遗精门中硬板注脚，无有如是治法，然医一通

百通，故一临症问其苦欲，审其脉道，而即融通活变，知其非此不治。【男省吾识】

立方虽属无奇，而论理定治实属不易。玩此所论人身脏腑经窍穴道，源源委委，无不疏发殆尽。知其久已融会贯通，故治即见有效。【晁雯】

治福建邵武府建宁县三十六都溪峰鄙以震长媳谢氏经闭滴点似漏案

妇人而服滋阴凉血止血之药者，必须火盛水衰，症见能食，逼血下行不止，则药方合。若一临于火衰不食，寒闭经水不下，而特滴点以来，妄作经漏不止，则治大谬。

岁嘉庆丁巳，余治建宁三十六都鄙姓一妇，其经滴点而来。病者本于医道不晓，但云身上经水不净，医者并不细为审问，亦不察妇右关有一小珠，是属脾滞，并不问其是否能食，率用槐花、地榆、生地以凉血，淮山、熟地以滋阴，麦冬、天冬以清肺，以致其妇胃益胀满，嗳气时有，而食不思。复请一医，千手雷同，亦不细心体会，所服俱是滋阴清肺、止血凉血之品，以致血终不止，而食益减。质之于余，问其饭食现服多少。渠答："食则即胀。"又问身上是否作寒，答曰寒甚【作寒并非血虚，正是《内经》阳微之谓】。并问经血是否黯黑，渠曰："黯黑不鲜。"更诊其脉，但见右关有如豆大领手满溢，脉数而紧。余曰："此实寒闭经水不通症也。惟其寒闭，是以欲下不能，不下不得，故尔滴点而下。诸医认其滴点是漏，故以凉血止血之药，妄用其药皆是槐花、地榆、防风、生地、丹皮、淮

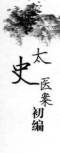

山、炒柏、炒黑蒲黄之药，攒集而来。余用川朴、广皮、半夏、香附以疏久已药坏之脾胃，杜仲、续断、牛膝、车前、元胡、艾叶以疏久已药坏之血脉。若血温食进，不必进用当归而血自生，不必进用槐地而血自止而通。盖医用药以凉血，而余用药以温血。但凉血则血愈见滴点不止，而温血则血竟行有度而不滴点妄行矣。"是药始服一剂而未见愈，再服三剂而食思，五剂、六剂而滴点之血收，七服至十剂血温而即下矣。可知血得食投则血生，血得温暖则血下，总不可任意妄投，而致病日滋甚而不可解也。

　　不能审脉问症，而但据妇口报，则医固属不明，而妇又属无知，正似聋与聋对，哑与哑对，安得不以滴点血来之血，而作经漏不止之血乎？吾父手一诊此，即将妇人形症逐一指明，使妇唯唯点头，无怪药到而病即见立除之妙。【男省吾识】

　　血见黯黑不红，便知血属寒滞，故尔滴点而来，食则入胃即胀，便知脾有湿淫，故尔食即无味，两症本属一气，有何内热混杂，有何实火可疑，故师一诊即知其药不用多剂，而痛立即见愈。【门人张廷献】

　　一身气血，本赖脾胃谷食为之运化，故书有言：七日不食则死，岂身有病而可累日而不食耶？此是医学大源，为人生死要路，奈何医于此处全不体会。吾师每言一室必设灶臼，远行必带伙食，此意比之甚明，人何胡不自揣？观兄所治此案，尤觉言更不虚。【晁雯】

治进贤县三都胥汝川内室傅氏倒经案

凡病见于上者，须从下处跟求；病见于左者，须从右处搜剔。余治进贤三都汝川内室傅氏呕血一症，始，请伊祖讳千秋先生调治，其血仍呕未止，先生知余于医颇晓，乃邀余同诊视。余见其妇面色青，而且黯。两手赴余就诊，其手钩曲不伸。身上纯寒不热，饮食半粒不入。血则黑黯不鲜，经则久闭不通，脉则迟大而紧。知是经因寒闭下逆上出之候。遂索前单以示，其药皆是通气化痰，但未直入血分巢穴以通。因用大剂附、桂，重加姜、半以投。或曰："吐血，进用附桂，已属变治。少用则可，多则仍属不宜。"余曰："此经寒也。现今寒气内结，手屈不伸，饮食不入，六脉皆紧，小剂奚济？否则百症遍出，而命不可保矣。"先生亦道余是。乃依余单夜服一剂，而血顿止。再服四剂、五剂而手亦伸，食亦进，经亦通。若使泥其胃火，而不从下审其经闭而知上行属逆，又不审其脾右不食，而知血从于口而出是寒，徒以古方栀、连、芩、柏以为遏阻，则命其即见毙，又安能一服即效而克见其悉愈者乎？

上病下疗，寒病热理，洵属莫易，故治自尔见合。【侄绥之】

治进贤县二都李学周内室章氏倒经案

岁乾隆甲午冬，余在进贤三都治胥汝川内室倒经之病，所用皆属附、桂燥热之品以除经寒而病即愈。越日，又有在地李

·259·

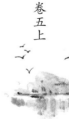

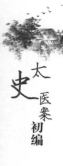

学周内室章氏，亦犯倒经之症。召余诊视，意谓用药不甚相远。余细察其病症，貌同而实有异。盖汝川内室傅氏，其谷绝粒不入，此则饮食尚进，而微有滞；汝川内室身大作寒，此则纯热无寒；汝川内室脉迟大而紧，此则脉弦而数；汝川内室呕血先吐痰涎，而后有血，此则竟无痰涎而有血出；汝川内室血出微带黯黑，此则血出如朱；汝川内室面色青黯，此则面色时黄时红。若竟进用辛热，而不兼用清润以为和柔，不更使火益烁乎？盖此真水既微，真火亦衰，水亏则血不内营而身多燥烈，火衰则脾不健运而血与食皆滞，但较汝川内室谷绝不入稍有不同。计惟进用轻平疏爽之味，内用焦栀、麦冬以清上火，广皮、木香以疏脾滞，香附、艾叶以温经寒，牛膝、蒲黄、车前以引经血下行而不上逆。药止九味，不燥不寒，工稳妥当，恰与病对，当服一剂而血即止不呕，再服一剂、二剂而血下达而经行矣。其一倒经，而症有不同，施治各别，其不可忽如此。

能将傅氏倒经，节节于此比较，而不令有丝毫之差，其中寒热不同，治疗各异，效无不应，洵不愧为医中活手。【俚绍音】

治抚城北姓刘字某某内室吴氏娠妊遗尿案

娠妊遗尿，其症虚实不一。虚则其症必见气怯神昏，两寸脉见软细无力，此肺气不固，而尿不能以统摄，当升提之。若寸盛尺虚，足冷面赤，气逆上冲，此肾气不固，而尿亦遗，当固涩之。若胎肥月足，胎已压胞，两关独弱，心下悬饥，得食

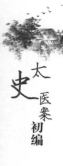

则安，此是中虚不固，宜甘补之。至于遗尿而见口干鼻燥，则肺已无液矣，故在肺脉亦见细而且涩，肺既无液，则尿高源已绝，而燥气下逼，自尔致尿而遗，宜清利之。

岁乾隆丁巳，余治一妇遗尿。医者无不谓是虚损，药宜用固。讵知病有独见，亦有兼见。独见者，可以脉上追求，其追求务必得真；兼见者，则又当集诸症而统会之，而统会务必得实。今渠症兼口干鼻燥，已非虚证可比。而尿之遗，觉有热气下注苦涩作痛，并非虚寒不禁之谓。其右寸之脉，又觉细涩不堪，问其饮食如故。此非肺燥尿遗，何以致是？在昔《千金》常用白薇散以治肺燥遗尿，恰与此症遗尿相同。方用白薇三钱、白芍三钱，同捣为末，用酒调服，病即见愈。盖白薇味苦咸寒，性专清肺之热，下行膀胱，肺热清，则膀胱亦清。凡娠妊果有是候，服无不效。若使体究不实，一见尿遗，即用是方以救，必致转甚。

握定口燥鼻干，肺脉细而且涩，症见遗漏，便是肺热下逼，方可施用，用即有效。若使脉症不符，而妄将此混投，自不免有虚虚之祸。【晁雯】

治同族奇四三次男玉卿之妻吴氏胎动断案

杜仲、续断，杨起立此二味以为安胎。盖谓续断味苦而涩，苦则专入血分活血消肿，故乳痈、瘾结、肠风、痔、痿、金创、跌仆一切血瘀之症，其必用此【有血瘀之症方可用之】，虽其涩性稍有【其涩无多】，行不至泄，然一行于气陷、气弱之妇，

・261・

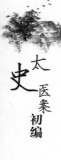

则性顺流而下，奔迫莫御，而有排山倒海之势，岂此区区味涩之品所能止其万一者乎？又谓杜仲色紫而润，辛甘微温，性专入肝补气强筋，筋强而骨亦健，凡肾虚、肾寒脚软之病，得此则除，若逢气陷、气弱之辈，服此亦忌，以其性专引气下行，而不入上坚固之意耳。或曰："胎坠本忌血行，何以胎坠得此则安而血则止？"不知人身之血，本贵上下皆温而不令其有一之或寒，本贵上下皆活而不令其有一之或滞。胎坠所因虽多，而亦有由肾气之不温，以致子宫之或寒，经血之内寒，以致胞胎之不荫，故必得一苦涩之品以为通瘀坚胞填损之用，补肝之味以为温肾暖胎之资，故血皆于胎受胎助，而不致有漏出之虞。此杜仲续断①所以不绝于方书，以为安胎之剂也。然此止为下虚上实者而设分明，若使胎堕而尺强寸弱，岂宜用乎？胎堕而见动作少气，岂宜用乎？胎堕而见表虚恶风汗时自出，岂宜用乎？胎堕而见心下悬饥，得食则止，岂宜用乎？胎堕而见一身之气尽欲下坠，岂宜用乎？流传既久，牢不可破，竟谓此属安胎圣剂，揆厥其由，总缘医理不明，药性不晓，症候不知。而作俑之徒既不分辨明晰，尤而效之。或合安胎之方，纂而为一，如陈复正三合保胎丸之类，自称至神至灵，以致无知之辈，见方号为甚验【凡著书先须教人识症，切莫如此矜谤以致无知之徒妄为祖述】，不顾滑脱之妇，竟尔纂集通用。岂知杜仲、续断原或因于跌仆，及或下寒挟有血瘀胎动起见，而用当为审顾区别。岁乾隆甲申，余因族兄奇四三次男玉卿之妻吴氏，身患胎动，请余就诊。余见血如泉涌，脉如丝发，四肢厥逆，知其治有所

---

① 断：原作"汗"，据文义改。

误，遂索前单示余。余已默知此单出于族人某某之手。渠谓此单已服二剂，胎尚未安。余曰："此单与症不符，并非安胎，乃催胎药也。"促余立单未允。余直告余不治。其妇旋即告殂。述此叹其漫不经心妄用杜仲、续断安胎者戒。

血已排山倒海，顺流而下，而医又将此行血之药妄施，岂非名为安胎，实为催胎之药乎？宜其四肢厥逆，脉细如发，而命即见告殂。【男省吾识】

胞胎已破，血已大行，复以行血之药加催，不通极矣，无怪吾兄直饬其非。【晃雯】

治病要识病之所因甚多，其因自何而来，又要识其一药之性，其性实在可治何病，然后用药无错。若不于病之因，于药之真计较，而徒将古自称至神至灵之方妄用，未有不误，观此便知其失。【绍音】

治余血侄艺能之妇邹氏胎动案

凡妇人下血动胎，症虽不一，而总不越脾肺虚损，肝气妄动所致。盖脾胃气虚，则胎重而难载，肝气内胜，则血动而不收。遍阅妇科诸书，无有出其范围。

岁乾隆乙卯，余侄身故无嗣，其妇已怀有孕，心切慰之，但时见有胎动不安之症耳。余思凡人胎动，而见脾肺气虚，固当迅用甘温之药以补。若肝气燥而不收，则又当用静摄至阴之品以进，俾胎自不见损。但至阴之药，服多则又恐脾过湿。盖湿盛，则胎必滑而堕。此人身之理，等于天地生物之理无异。

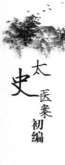

如天燥盛，则必藉雨以润，湿盛则必藉日已暄。一不调和，则生气自绝。几见草木亢旱而不焦枯、淫雨四布而不萎黄乎？此造物之理，与人生生之理相通而无有或间者也。余于医之一道，业已有年，所治动胎之症，不下数计。故于侄妇胎动，见其气薄动胎，倍用参、芪以补，肝气胎动，倍用阿胶、龙骨、龟板以收，间或脾有痰湿，则除阿胶而参香砂。凡动气燥血之药，俱除不用。故尔保至十月而生男，斯为幸矣。但侄素性多乖，身受恶毒，每生之子受父毒气，生多不育。此子生于丙辰九月初二，至十月毒发而终。今捡经治效略，故并叙其本末如此。

气补肝抑，胎自克安，及生一子，禀受父毒而夭，可知其嗣不续，亦是其夫自作不靖之由。【侄绥之】

治族叔允才内室吴氏不产见鬼案

岁乾隆庚子，族允才内室吴氏腹痛胎产不下，已有日余。日晡邀余诊视。时值季春天暖，入室就诊，卧房门首，尽属壮丁，产榻皆有男丁拥护，榻下设一火盆，厅上请有师巫驱邪。余在卧榻就诊，房有花爆不时燃放。诊其脉甚坚强。余见一家志在逐邪，药属余事，且姑静待。及至四鼓，各师驱邪，业已数易。其妇急欲下床坐草，不时努力，因知水血不通，旁有坐守，交为作力。是时胎血上壅，妄言伊母有一邻妇，唤他前去，因见伊家三侍公至，即走，他心总要三侍公在旁坐守。三侍公知妇所言，愈信属实。俄有在旁法司，云："今我辈法已尽用，现有医士在旁，胡不请其开单服药?"至是，始促余诊。余见其妇两眼突出，两手坚劲异常，知是肝火挟血上冲，故尔云鬼。遂用桃仁、红花、枳实、庄黄、胆草、胆星、牛膝、童便大剂投服。是时药一下咽，妇称身倦要睡，不惟鬼事自此全无，且更不须努力。少顷复煎一剂再投，但见大便大下，水血齐至，产一死儿而安第。此药不敢停，停则腹痛即发，发则一服立止。会计共服二十余剂而愈。今人惟知产前进用芎、归、佛手，产后进用钱氏化生，又乌知其胎产病变多端，其药未可尽拘如此!

鬼是瘀血壅心，故尔无中生有，及服童便与药，而鬼即灭，人何信鬼而不信药耶?玩此其鬼有无可知。【侄绥之】

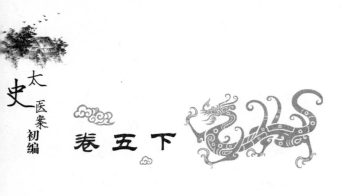

治族侄作霖孙媳罗氏产后脱血案

作霖孙媳，气本虚损，却又脾湿。岁乾隆庚子，产下一子，其儿初生，医多进用惊风丸散，内有冰、麝等类。忽一日，其母产血顿下，召余往诊。余见六脉张皇，疾细而数，已有散而不收之象，又见汗如雨下，其血奔迫而至，上下俱脱，势难抵止。傍有一位捧茶送余。余方入口，麝气奔窜。余亦不敢近染。始知此妇血脱汗出，由于冰、麝丸散搐其妇人之鼻所致也。此症非参不救。遍想在地无有参换，实无所措，一面将炉煽红，先用龙眼煎汁尽饮。转思伊地邻居，换有人参，转求一钱。适出门首，途遇邻居字钟尹有参。渠曰："参有一枝在身，其参照价，不敢多取。"伊家即将参煎，同龙眼汁再饮。饮尽，复煎复饮。其汗渐少，血亦渐稀，脉亦渐平。至此参尽，再煎龙眼汁投。渠家因龙眼价值有限，煎服不休，至晚汗止血住。忽又呕吐症发，痰涌而上，又召余诊。余曰："此症无妨，因过服龙眼汁故也。此后切勿再进龙眼汁。盖龙眼气味甘润，补心补气最宜，中虚得此则补，故能止汗如神。今因服此过多，脾湿得甘则壅，自尔作呕。书云：甘勿施于中满，正此之谓。今呕可进附子、半夏各一钱即愈。"嗣后但紧寒暑，节饮食，调治半月而痊。

症虽上下皆脱，治虽当用人参、龙眼以救，但服多症又见呕，仍用附、半收功，于此可见脾之恶湿，其殆如斯。【侄绥之】

余治长孙次瑶大母舅姓阳字秀弼眼痛小便淋沥案

眼病多属水亏，治此最忌辛燥。淋沥多属湿热，治此亦忌辛燥。阅尽古今医书，本无两症齐发，可竟敢用辛热辛燥，以致极而不可解者。独不思书本有热不远热之语，岂若区区盲瞽涉猎浅识，望门枉断，而竟指热即热而不深求，指寒即寒而不细究，以视人命等若草芥哉？

岁乾隆丙戌，余孙母舅秉体素阴，病偏见阳，上则虚火挟痰上溢而眼掀赤浮肿而痛，下则阴凝冷结膀胱而致尿滴如血，中则饮食不思，时见呕恶，一片虚寒，上实下虚，但上本非真实，下虚又有寒痼。医者见此，并不按此审真，统曰属火。又何究竟实火如何、虚火如何、真热如何、假热又如何乎？讵知真热真火皆见口渴，此则口不作渴，反恶茶水；真热真火，症见能食，此则饮食不思，而反味淡而吐；真热真火，五心皆热，此则手足皆逆厥过肘膝；真火真热，脉必有力，此则润滑无力。浑是中寒之极。上下二便，尽皆假热之象耳。当即进用姜、附、苓、半与服，则上虚火俱已反本归宅，而目愈，下之阴寒凝结，得附与桂冻解而尿长。一举两得，实为千古奇事，而却被医无知所笑。世有探本寻源，谅不以余言为河汉云。

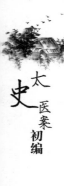

治病最宜小心谨慎，不可望门遥断。此病眼已赤痛，小便又见淋滴，若不细心比较，寒热何分？读此实是治所未有。【晁雯】

治同族县尉字觉夫第二令嫒麻案

痘宜用暖，麻宜用凉，人谁不知？而亦有不然者。余于乾隆乙卯仲春，余地田心麻症盛行。其中阴虚素挟有火者，每于麻发之时，轻剂发表，兼用清凉，及麻已发收靥，专用苦寒以解其毒，其药无有不效。至有麻发最迟，多由在经在府以为遏阻，切不可用苦寒以为闭塞。即如余治余族县尉字觉夫第二令嫒，年仅十三，麻当收靥，过于发泄，阴凝胸膈，而阳难返。俗医不审是寒是热，概用凉药以施。病且增剧，招余治疗。余见周身头面手足，麻皆鲜红稠密不空。余①曰："此毒甚也，当用凉解。"又看上下两唇俱有裂缝，血出厚重。余曰："毒甚无疑。"又看两目皆赤，舌胎色如鹅黄，明亮可爱。余曰："此非毒甚，何以至斯？"及细问其心中苦欲，告以胸中畏闻油腻，且喜向其胸膈摩擦。于是余心颇疑。并于两关细诊，见其脉突有珠，浮而不细，知其胸有阴凝食滞，凡一切苦寒伤中之药，概不敢投，若不改用温剂不愈。但此病已告急，若以温中暖胃之药直告遽进，则不免有见疑嫁谤之虑。姑以仲景三白散，内有桔梗、贝母，人知用药无害，中有巴豆大辛大热，人多不晓。随索病家纸笔开单，先以犀角、羚羊、红花、紫草、

---

① 余：原作"予"，据文义改。

知、柏、芩、连、蒌仁等药，以从其俗。但告此勿急用，当先进用三白散以开其胸，胸开然后用此酌投。病家不知巴豆大热，遂服三白散无疑。越一时辰，余在席中，始将病应从温投治直告，内中所用巴霜，较之附、桂、姜、半，其热更甚。渠闻余言色变，诧其用药有误。余曰："勿疑，此药下咽即吐，吐即靥收。现在服药未久，会计收靥功已将半。"其父果往病所照看，麻已靥其四五，喜而出告。余曰："稍待片刻必靥八九。"余对其父笑之："余先所开犀角苦寒之药，非是余之本愿，特因麻勿用暖，其说相沿已久，故假立此以熄物议。若明指其病根是寒非热，虽卢医扁鹊复生，不能以破其疑。今既效见，言多不虚。但云靥后麻仍有毒须解，余不得不大畅其所说以破众惑。盖人一点真阳，陷于二阴之中，阴盛则阳衰，阳衰则阴盛。阴极于内，则阳外浮而不能反；阳极于内，则阴外溢而不能回。阴阳胜负，理固如斯。矧麻有毒须从外发，然毒发之至极，面见稠密不空，红活异常，且有两唇裂缝血出，及舌之胎有如鹅黄明亮，与两目通红，自是毒与火浮，火浮被阴盛极内阻，其火何以招引入宅，而令毒收而靥？使不究其不靥之弊，实在阴凝内结，而犹称其毒炽，妄用苦寒，以致层水不解，则阴益盛而阳益微，其不伤人性命者鲜矣！"言讫，其父俯而不答，遂信余言，复加姜附而愈。但人审症不明，诊候不细，而以麻应用温，遇症辄投，则又不可以余为口实，而致杀人惨于刀刃者矣。

满盘皆是毒热症见，孰敢认作虚寒而用辛热？吾父独于胸喜摩擦、畏闻油腻讨出真正消息，更复体贴旁情，洵是高人一

卷五下

· 269 ·

等。【男省吾】

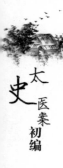

治同族县尉字觉夫长文即麻案

麻症迟而不发，发而不透，多是在经在腑阻其窍隧。余历麻症甚多，知其麻毒以发为解，不发则不解矣【在初忌用凉折留住麻毒】。今之治麻症者，每以人参败毒、参苏内参银花、牛蒡、连翘、丹皮、赤芍等药以为解毒。其在阴虚火盛【治麻要着在此】，麻发不透，用此则宜。若使真火既衰，脾湿肺寒，经络与腑，类多湿滞，纵使附近麻毒遍布，此独感而不发，发而不透，止有一二点见头面，及或数十点见于周身手足【此多火衰有寒而滞】。人每谓麻止是轻沾略过，而医见儿身热不退【凡身有热即是点不透发】，又用凉投，以致麻毒不发，千形万状，在于脏腑蹂躏，症见多端之为害耳。殊不知此非用大辛大热，有如麻、桂、干葛，何以开其腠理而发毒邪？但人每谓麻用干葛，书言见点则忌。讵知用在见点未透，则毒方出而有益，点既见透，则毒已出而有损。无论书固未载，即有亦是胶固不通之论，而非真正确实之论耳。若果忌见，则麻竟以发而不透者为是，发而至透者之为非？

余于乾隆乙卯，因治族觉夫令媛麻症有效，日于余处云："今止此一子，倘染麻疾若何？"余曰："有病则治，何忌之有？"越日告："儿身已有热，点已见出，但不甚多，盍往观之？"余见麻止二三十点，头面见点亦稀。余曰："此非麻出症候也，盍疏散之？"渠见余开麻、桂、干葛。渠曰："葛根见点则忌。"余曰："此非点透，何须惊疑？"又越一日，其点如故。渠曰："此麻止属如斯?"余曰："尚未透也，须再用之。"其药即于早饭后煎服。至午烦躁不宁。妻怨夫不应服药，午即唤余改单。余曰："服药未久，而即改单，从错乱耳。"因商次早诊视。届早竟未见至。到午促诊，谓儿服药自昼至夜，烦躁不宁，妻已怨极。至早热退身凉，照看向之麻出在皮，今已尽收。兹又麻毒隐隐新发，磊落明亮，头面及身无空，他身平静可喜，幸昨未改原单。余见旧点已退，新点复出，光润无疵，口微有沫，腹有响声，知是麻已同内浮火尽发【火出于外，内无火附，自应有水】，速以温中收纳肾气归宅为尚。方中仍不离乎附、半及参，故纸、牛膝为助，但不敢用升发【到此方不升发】。越一日，毒亦随火靥收而愈。

渠因是病既愈，乃必究其用药根底意，谓："是麻皆可用热?"余曰："非也。原人坎宅，不外一水一火。水衰者，其火必盛，麻则易发，而表切忌大辛大热，以致劫阴散气。若初表之得宜【初表不离清利之药便是得宜】，毒不内陷，不药可愈，故表止宜辛凉【亦忌加清利于辛凉中致后便要凉解】，不宜辛热。及至内陷毒炽【要悔表时杂入清凉之药】，非用大苦大寒之药不能以救【正是将错就错】，此麻有宜于凉而不宜热如此。至于火衰，则脾与肺皆寒，而气多闭，非用大辛大热，不能以开其窍。在初稍用辛凉【银花初用亦忌】，必致毒陷不透，体气既虚，毒陷温之不能，下之不得，故多不治。令郎命火既衰，幸前麻发之时，药未更改，倘因毒出烦躁而用凉折，命即立毙，但此宜凉宜热，须视人之脏气偏平以为分别，不可局于一偏说尽一药通治为误。"

麻症用温用热，一夜烦躁不安，实难以御旁人之口。及至

卷五下

271

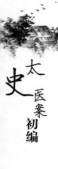

天明，将先所出似麻非麻之症尽除，而真麻磊落见于肉里，脉静身凉，合室交庆。但腹微有响声，随用温中制水补火收其元阳归阴而愈，自此而旁人之论始息。【自记】

吾师治此一症，若非杂症之理既明，乌能引申触类，而敢轻用麻桂干葛之药以至于极？余阅麻症诸书，总是羌活、独活、防风，或加牛子、连翘、神曲、银花不痛不痒之药，以为混施，以致麻毒半出半陷，故于靥后必见口干舌燥、胎黄气喘、胸结便闭、潮热狂躁、烦闷等症。其在体气坚厚，重用硝、朴、大黄、石膏、栝蒌、贝母以下，尚堪领受，一逢体气孱弱，其药不用，固属不能，过用更属不得，实有畏首①畏足之苦而药不敢以用者耳。所以治麻入首，便要得毒透出为佳，若麻发不透，害不胜言，非若痘症毒气深重，过表恐其一拥而出，后难起贯，不如乘势急迫，双解之为愈也。吾师治麻甚多，百不失一，总是于诸病症体会既久，阅历已深，故能触类旁通，识见周到，自不被其局于一见之书所误。【血侄绍音】

治同族科廿四三男京东之子细俚患麻案

麻有命门火衰，五脏皆阴，风寒食滞【此四字要审】，而致毒不透发者，其药不惟辛温、甘温不能透发，即或进用大辛大热而不极力开发攻逐，亦不能透其肌而发其表。余治麻症甚多，药用辛温破格出奇，不下数计，然总未有如同族科廿四之长孙字某某病患麻症见效，药之辛热至极而不可解者。

---

① 首：原作"手"，据文义改。

岁乾隆丙午秋，科廿四先产一孙，甫及三岁，因麻风寒未谨，点出复闭。余以麻桂重剂迅投，异其就近点复透发外解，服后效微有见。中被一医改用清凉内消，随即病发，复邀余医。余断是病即为告毙。及后生此一孙，年亦三岁，其麻附近皆无，惟有有是儿之母，乃忽先见，审症用药，非用辛温辛热不能，但终不若是儿药用辛温辛热以致于极。是儿麻初见点，经久不透，且见喉有喘哮，是明肺窍未开，药有宜于麻、杏；嗳气时闻，饮食不思，是明胃气不温，药有宜于香、砂；呃时一发，发则连声不绝，是明寒气上逆，药有宜于丁、蔻；小便微滴，大便不通，是明下窍阻逆，药有宜于大黄、附子；口有痰沫，胸有呕恶，是明胃有水溢，药有宜于生姜、半夏；面色痿黄，点出不红，是明真气不统，药有宜于芎、桂；心思错乱，反覆颠倒，是明心气壅塞，药有宜于茯神、远志。惟是诸药迅利，苟非伊先之孙，伊先之子犯麻误治，医经余手论断不差，决不于此病麻信余用药之笃。在余初用是药一剂，止云日服二剂则已。及至二剂而点不透，渠则日进四剂。日进四剂而麻如故，渠则复加一剂。其成五剂，而功始见，精神始安，麻亦渐次而透发矣。会计自麻见点以迄收靥，其药用至五六十剂而止，方中所用生姜取汁，约计一十余斤之多，附子、半夏，亦用数斤有余，惟桂、丁蔻、庄黄，用不敢多。是时诸医闻知，无不诧异。及后病症全愈，乃有叩问其故，谓："此麻本是毒，何以偏用毒攻？"讵知人身上下营卫经络，全赖命门真火以为敷布。火气既衰，内如脏腑，外如经络，皆属痰凝。非不用此迅利以为宣发，阴何克除，阳何克舒，毒何克发？庸医值此，但知麻毒不出，是火是毒，既不敢用表散从其外解，复

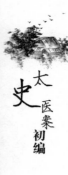

尔妄用寒药使其内凝，倒行逆施，不死何待？盖毒以发为主，发则毒不内留，而苦寒下药可免。但命门火衰，而无寒滞，血脉空虚，及水衰火盛血枯，毒与火并，则又不可妄用辛燥，以致伤人性命者矣。

麻用热药疏发，世人道为至奇。看来总是兼有内寒症杂，故治不得不从热药以投，且并见有大效。此非故为好异，实因治应如是，而又不得不如是者耳。【男省吾识】

治临川县东八都白水港支绳及之子梨仔麻症案

麻症先须分明阴阳脏体。若脏体纯阳，其阴必亏，而无痰湿内滞，其发最易，故药只宜荆、防、薄荷以发表，广皮以疏理，然亦不可竟用凉药早投。若火盛毒盛，来势甚急，则凉药不妨参用，然亦不可脱却表药。如其脏体纯阴，火气已微，痰湿最盛，毒多内滞，其发最难，故有似发不发之象，非不大用干葛以松肌，麻杏以开肺，丁蔻以下气，庄黄、附子以温脏，川芎、杜仲、桂枝通营和卫，何以使其毒气先发，而远于表乎？医者每遇阴虚血燥脏阳之体，多用轻清发表之药以投，类多中肯。若凉药过用，亦必生变。如遇脏阴之辈，表药轻微，见其似出不出，或称毒轻，或用凉解，其变异常。但世竟传麻不敢暖，即使因其凉药而败，皆诿于数，与医无怪。独不思其麻毒在腑，其自少至老，终不能免，原是毒气总欲外发，内不存留，自应顺其性而疏泄之。如麻十分，外发一二分则少一二分之毒，发三四分则少三四分之毒，若全发，则竟无毒内留。若于将发之时，医者不能拨运外出，早用凉药，内滞一二分不发则有一二分毒内留，内滞三四分不发则有三四分毒留，若全陷不发，则命倾刻告殂。为问医之治麻，其果应早用凉否耶？但其脏虽纯阴，而医邪陷在初，其药仍宜大表，不可稍存清凉之见；若陷在中发之会，看其邪陷一分，即用清解一分之药，而九分表药不除；邪陷二三四分，即用二三四分清解之药，而六七八分表药仍用；邪陷六七分，即用六七分清解之药，而三四分表药仍不可除。至于发表之终，毒已势颓难出，而表药仍须酌用，但竟不用重剂内托，解毒看势轻重酌夺。若毒轻者，则从轻治，如牛子、银花、焦栀、丹皮、赤芍、生地、归尾、连翘、花粉，亦可解之。若毒势盛者，在腑而见便秘，当用枳实、大黄、芒硝以解，口渴当用石膏、知母、犀角以解，气粗当用牛子、栝蒌、羚羊角以解，血热面赤当用红花、紫草、犀角以解，心热亦当用犀角、黄连以解，身热当用黄芩以解，肝热亦当用犀角、胆草以解，肾热当用知母、黄柏、生地以解。若毒势重极，虽石膏、庄黄用至半斤，亦不为怪。若下多伤阴，则地黄、麦冬必用；下多伤气，则参、芪、五味必施；下多亡阳，则附、桂必投。书正所谓有病病当。

岁嘉庆丁巳，余治临川白水港支姓之子，脏体半阴，届在初出之会，因医妄用苦寒，以致头面隐隐不清，胸腹略有，惟手足全无。并见气喘痰促口渴，正是毒陷二三分之象。余即进用广、半、附子、姜汁、葛根、杜仲、独活，内参黄连、栝蒌、花粉同投，以除毒陷二三分之意。余视是儿病急逆，料不救，幸药与病投。屡收，应用黄连、知母、石膏、栝蒌、生

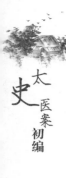

地、紫草、车前、大黄、川朴。至于平脏，亦当从症互参，总不可使毒内留为祸。

毒虽渐次内陷，而表药仍不可离，必待内毒势急方止极是。【晁雯】

治同族太学字维杰长文郎步英麻症医坏案

麻毒应从外发，不应表时杂用清药，以致浸淫不透，而成内陷之症。

岁乾隆乙卯，视余族维翁长文郎麻病。见麻隐隐不发，面则青晦不亮，余即索原药单以视。只见表药甚少，既不能以疏发，而里又插苦寒之药。余即告其病迫，若此不即疏发，仍用苦寒，恐有毒陷之症矣，日后要用凉解，不计其数，当用干葛、升麻等药以呈。渠见其单不悦，嗣是毒点不透不屬，隐隐如在。余说此今毒透一分，以免日后少解一分之毒，毒全透，则毒竟不用解。渠意若以余言为非，俄而又召余诊。余曰："麻已多时，不能再发。自今浸淫已久，毒气已盛，潮热便秘，口渴气粗，诸症悉备，毒已告陷，若不峻用苦寒，使毒下夺，不能以解。"因用大黄三钱、牛子二钱、红花一钱、紫草八分、犀角八分、黄芩二钱、生地二钱、石膏一钱、知母一钱、贝母一钱、麦冬一钱、川朴一钱、枳壳八分、生姜一钱。每日照单进服一剂。服至六日后而始安。使于麻发之时疏发不杂清凉，毒亦不致如是之陷。此非毒本自陷，实因不通医士之早开其毒陷之门，酿祸至今，而必用凉以解之也。

毒已被医所陷，是无有毒可发，至此曷敢再表？惟内毒势成，在在症见，到此有何顾忌，自应大苦大寒以清，正书所谓麻不敢暖之意。但非麻毒初起治，即应用凉之谓，观此一案自明。【闪人张廷献】

治同乡阴虚火盛患麻症案

凡麻症素患阴虚者，火必盛。火盛者，毒必炽。故治阴虚麻毒之症，在初亦必用表，而表不取辛温辛热以助火势，惟取辛凉以为疏畅，如荆、防、苏、薄，有嗽则用枳、桔，有气则用栀、陈，有食则用楂、曲，甚则身热火盛咽干则用连翘、焦栀、木通、车前，若见面色如朱，则用归尾、赤芍杂投，甚至或用银花、牛子略施，亦无不可。所以书中则有"因热远热"，及"麻不敢暖"之说。卒之其说既行，而麻、杏、姜、半之药，每遇火衰寒痰、食闭不发之症，畏如鸩毒，误矣。

岁乾隆庚子，余乡麻症盛行。其中体有厚薄，脏有阴阳。每遇脏阴，即用大辛大热，凡一切平淡甘寒苦寒之味，竟不杂入以阻毒势，使毒早为透发，以免留中毒炽，致后反用苦寒下药之弊。或遇脏阳，即用辛凉辛平，辛则能以发表，凉则能以疏毒，凡一切过辛过热之药，竟不敢投。至于毒或稍陷，亦必改用清凉使其缓解。缓解不应，看有气粗、便结、失血、衄血、吐血之症，必用庄黄、枳实、芩连、栝蒌、石膏、知母、生地、犀角之药，庶毒得以下夺。下后身热不退，或应补血，或应滋阴，当相其症可耳。故费建中则有麻应用凉之剂，冯氏

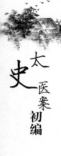

《锦囊》则有全真一炁滋阴退潮之方。至于半阴半阳，则药寒热杂投，温凉平施，但其初起用药，总以表发为先，不令毒稍留内以生百变。既陷，实不能表，毒气充斥[①]，则惟苦寒内夺为急，仍看体气酌用疏利。余治乡中麻疹，百不失一，惟于麻症见发之时，相其脏体，酌其辛凉、辛温、辛热、辛平以为施治，发后酌其苦寒、苦温、苦热、苦平以为选用，外有气虚不振，血弱不营，则又因症酌施，总不可拘一方一症以为治也。

此是阴虚火盛麻发之症，故治不敢大辛大热以劫真阴，以助毒气，止宜平平施治，及以不药为高耳。吾父治此甚多，而要总是相其脏体阴阳，及今所见兼症以为审治。【男省吾识】

阴虚麻发，其类甚多，凡山野藜藿之户，比比皆是，故药不在多用，即用亦不敢过为燥热。所谓麻不敢凉者，大概多属此辈。若执此语于绳膏粱子弟，非属内虚，即属痰痹，毒欲透发而不能。医者既不能于脏之阴阳追求，又不能以本症本脉、兼证兼脉分别圆通活泼，以为施治，惟执古传一二套方以为混投。其在藜藿之子，可保无虞，一逢膏粱，毒不透发，变症日生，可奈之何？【侄绥之】

治县城北隅堂内侄罗桂丁痘案

痘初发动，即当升发，若不升发，则痘毒藏蓄，变现莫测。但痘毒势深重，恐痘一齐外拥，稠密无空，其症必见便

---

① 斥：疑为"斥"之误。

秘，速即大下以夺其势，否则灌浆不周，恐成空壳搔痒而死。非若麻出不须浆灌，总以透出之为愈也。

岁乾隆己酉仲夏，因公在城，忽见余内堂侄桂丁之兄寅初，因患痘出稠密，尽成空壳而死。而桂丁亦已症见发烧，独留余治。余见堂舅心意信笃，按症升发，所用皆是升提活血行气之药，幸而见点不密，内无便秘，不必分途用药，痘亦结实高耸，血附气尊，灌浆饱满。余深幸之。忽一日夜被寒外浸，浆灌已满，痘即变黑。余思是儿痘色忽变，四肢厥逆，随以附、桂、芎、归大剂加酒同投，倾刻痘转红润。向使不急用温及加酒达营卫，不几等于桂丁之兄之痘同为告毙者乎？时有内侄健行，与余力辨，干葛在初不宜进用，用则毒气尽发，有如花爆声响纸碎之谓。审是，则干葛竟不宜投，投则肌开肉裂，独不思痘欲达肌，达则使毒无停。今竟升葛不用，将欲使痘留于经络骨髓而为痘后痈毒之患乎？但或谓痘已透，不宜再发近是，若竟以此为忌，不惟于理所无，且更于书未载。想是妄有所听，以致妄有所论如此。

葛根一味，痘不透发则用，透则不用，此是一定治法，何卑必为疑议？【男省吾识】

即应用凉之谓。观此一案自明。【门人张廷献】

治余小儿省吾痘疮灰陷泄泻不靥案

痘疮灰陷，虽是血虚而见色灰不赤，然亦有气衰脾湿而血不与气辅，致血与气交脱，则又当以补气为急，而当归补血之

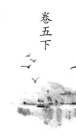

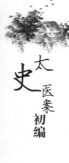

药，不敢杂入同投，以致脾有湿助，而成滑泄之势也。即以余五小儿痘疮灰陷一症论之。小儿素禀火衰，其气本阴而不阳，故血不虑其无有，而气恒恐其不振。敝处小儿患痘，多属请师布种。

乾隆庚辰，小儿年甫四岁，亦同在地请师种痘，以免行痘杂有异气。种痘先师，止知痘疮灰陷，必兼补血，故当归、首乌补血之药，无论是否下泄，必杂一二钱入于黄芪同投，其黄芪不敢多用，一心总以补血为主，而补气要药，止属点名具数，与痘气纯见脱之症究属何益？余见小儿顶陷色灰，倾刻变为水泡而溃，便则时泄不止，一身肌肉因是顿消。且尤见有门外私语之事，彼在床内闭目仰卧，无不神荡皆知，即隔数十步之事，亦晓。余谓此不大药补气，则气必脱而毙；不绝一味阴药润药以进，则脾更见滑泄。因以大剂保元外加肉蔻，连服十余剂而安。时有痘师与余强辨，谓芪总宜减少，当归、首乌应加些微。彼仅知授先人死法，又乌知当归、首乌性润而滞，得此则脾愈湿，其不滑脱而毙者几希！

气陷脾湿，症见泄泻，自不应用当归、首乌，以致泄泻更增。此理本甚显浅，而痘师竟尔深辨，可谓懵然无知。【男省吾识】

治余小孙次璠痘疮不起案

起胀固赖黄芪、人参升补肺气以为起发，而亦赖气在于痘疮以为通达，使徒拘守种痘起胀，必赖参、芪以为升补，而不看症施治变化，未有不失。试以余小孙次璠痘胀不起一症论之。

余小孙素禀火衰，凡遇水谷入胃，全不消化，故食非见饱闷，即见嗳气，每服香、砂温胃之品，自觉稍快，一逢芪、术，则下睾丸而见痛疼，小便短数，上则眼胞合缝欲睡，精神疲倦不振，手足重着不起，此未种痘常见之症也。及至请师种痘，时值起胀，他症无有，痘师教以微用参、芪以为温补，外加芎归、鹿茸以通营血，未尝不是，惜乎脾气素阴，稍得呆药内入，即与脏气为邻。余方投以半剂，而气若倦。再投半剂，而食即便不思，痘即僭收而黯，且更见有呕恶之弊矣。余以是症告诸痘师，而彼尤不觉悟，反谓原药止宜外加附子以投，而香砂最为起胀切忌。余竟不信，乃以自制六大暖胃液投之，而痘顶起，饮食思，精神振，自不见有昏倦淹没之象矣。痘师见余药效，自道："医理渊微，余辈止守死法，而不知其达变。倘非先生之裔，得以自救，不无稍误。"自觉满面羞惭，且云谨记于怀，而不敢忽。

气以通活为贵，不通则痘即不起实，此理本无甚奇，何诸痘师全然不晓，此又大可异者矣？【晁雯】

治族弟继万下身疮发案

疮属湿热，举世皆知。问及医士，治总不越银花、牛子、羌、防、独活、苍术、川朴、米仁、归尾、赤芍、生地、丹皮、泽泻以为通用，甚则进用黄柏、地榆、槐花，并或更用疮

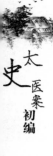
药以为敷贴。治止如斯，有何考核维真，而令病无遁情、治无不效者乎？

岁乾隆甲寅，族弟继万来余，详述伊病自腰而下，患有疮毒焮红肿痛，而肛门尤甚，起坐甚艰，问及他医，有云清热利湿，及或搜风解毒，有云稻米薏苡炊粥，纷纷持论，愿求一诊以破其惑。余细诊其肺口右寸，脉独沉微。因向渠问："现在精神若何？"答曰："气倦无力。"显属下坠无疑，速以玉屏风参用升提之药，日服二剂，而气自尔上升，气升则血周流无滞，而疮自不下见。书云下病上疗，于此可证。是病日服二剂，至服五六十剂，而疮始除。因叹世俗庸医，见病治病，活泼甚少。举此以叹治病之变，有不可拘如此。

气尽下坠，凝结不升，蕴而为疮为毒，理所应有。且下既实，则上必虚，故尔气倦无力。明其理以治，而疮与倦俱除。【男省吾识】

治房叔字谦若脚患天花疱案

天花疱一症，初生即见形如汤烫作疱，破即浆水成疮。此多由于毒气客于皮肤，搏于气血而生。故其治总不越乎生地、升麻、山栀、蓝叶、大黄，外用猪油入药煎熬去渣，将油涂于患处。但疱发在下部，而疱不赤，并诊其脉，而脉或见不数，则药又当改易。

岁乾隆辛未，余有房叔字谦若者，因两脚偶犯天花疱一症。余止据渠之脉而见浮濡无力，其疮之晕亦不甚红，兼察所见兼症，则有身重懒怯之弊【据脉据症是治病活法】，因用独活一钱、防风一钱、连翘一钱、赤芍八分、茯苓二钱、泽泻八分、苍术一钱、米仁二钱、川朴一钱、虫蜕五个。当服一剂而疱其即除矣。此是疱发在下，治应如斯。若果通身皆见，疮赤作烧，并脉浮洪而数，则治自当遵古所用生地等药，煎油外揸，并可煎水内服。故病在人随症变化，分其轻重以为调治可耳。

疮晕既白，脉更见濡，其湿明矣。但此止是微湿微热，而不可作大湿大热以疗，故其用药，亦属斟酌不苟。【侄绥之】

治血侄绍音妻舅吴鸣凤梅毒案

梅毒得于外感者易治，得于自作不靖者难治，得于禀受父母胎毒者尤难治。

岁乾隆壬子，余因吴舅在舍，询及身患梅毒之病，其毒俱在紧要穴所。问其身中恶寒，答曰略有。问其饮食是否如故，答曰无恙。问其大小便是否通活，答曰旬日未解。问其疮处是否痛楚，答曰如故。诊其脉洪大而紧，知其表里邪胜，内兼外感风寒。余用麻黄、细辛以除外感之邪，乳、没以疏血分之滞，雄黄以扶正气而疏邪毒，栀子、云连、黄芩、牛子以解上焦之恶毒，胆草、赤芍、生地、甘草以解中焦恶毒，知母、黄柏、大黄、皂角、胡连以解下焦恶毒而开大小二便，桃仁、红花以疏血结恶毒使从大便而出，山甲、角针以除毒积不解之结，防风、荆芥、薄荷、虫蜕、蛇蜕以除风蓄在肤，杏仁、枳壳、川朴以行毒气在于肠胃，并嘱外加麝香以祛骨髓久伏风邪。凡此五脏六腑躯壳表里，皆是毒炽。嘱其日服一剂。至六

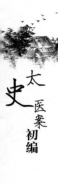

七剂，而大便始通，痛亦渐减。再服十有余日，大便下血，疮始平服。此病是己不慎性，受恶毒所致，故治非易，而非由于胎毒禀受及冒不正之气而得也。

梅毒表里内外交炽，自当表里内外上下交治，故能如此功奏。【晁雯】

诫子八则①

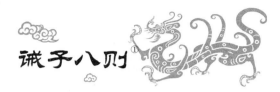

勤俭孝悌一

勤俭为人养生之本，孝悌为人保命复性之原。盖人有田不耕，有技不习，有书不读，则食从何来，钱自何至？几见先贫后富，钱谷丰盈，未有不由苦力劳瘁、俭啬自甘者之所得乎？又几见游惰之子，花费钱谷，之能终身温饱而不饿死道路者乎？此勤与俭为人所必需者如此。然徒知勤与俭，而不知己身体发肤，受之父母，吾爱吾身而不爱及父母，是为不孝，吾爱吾身而不推及兄弟，是为不悌。几见自古神圣，身为天子，而不迫崇父母，兼及兄弟，身为盗跖，而不连及父母，贻累同气者乎？但不孝不悌，人多自忽。其在父母，不独侍膳寝问，朝夕所需，毫不可缺，即其语言搪突、形色不和，是即不孝所由起也。纵使嘉肴备具，而志不与亲迎，实与养犬马何异，是尚得谓之孝乎？其于兄弟，而见无端衅起，萧墙变生，自当听族讲和，纵或不合，亦不可轻动纸笔妄告。迨至横逆频加，族有挑唆诡僻牟利，扶同扛帮，有非理道可以抵御者，则不得不借官法以止其变。然亦稍可即止，不得极力追求，此是万不得已之事。若止钱物细故，而即争竞不已，并挟妇女子侄扛帮，是

---

①诫子八则：下原有"嘉庆四年四月初一作"。

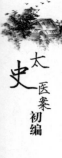

尚得谓之悌乎？

余愧年已八十，光阴有限，第恐尔之孙子，先不振作自兴，或入游惰，以饿其体，以乏其身，以致身绝嗣灭；并或内有知世艰苦，稍有余积，或见世尚繁华，衣服器皿食物，皆以时计，老拙古朴，笑为无用，以致色色趋时，银钱渐耗，加之生齿日繁，坐食日消，纵使不赌不嫖，不奸不伪，而日积月累，囊箧空虚，自有转而必败之势，又乌能光前裕后而为一世完人哉？昔子朱子之释《论语》"色难"句，有曰：孝子之有深爱者，必有和气。有和气者，必有怡色。有怡色者，必有婉容。又后人之作"色难"文字，有曰：父母之前，既不可以理义之说绳，又不可以宾客之礼待。此是论孝之至。至论人之穷通，孟子则云：生全出于忧患，死亡由于安乐。旨哉斯言！愿尔日诵其说，以训尔之子侄而力行之。

读书守法二

　　书之为用甚溥。上则为圣、为贤、为卿、为相，无不出乎书中所载，以为布施，使之民无犯法；下则为士、为农、为工、为商、为贾，亦无不出乎书中所载，使之各尽其长，而不致身有所犯。此书之不可不读，而不仅藉作为文字，弋取功名而遂已也。但人每谓读书一途，多有费尽钱文教子，而子一无所成，且更惰其四肢，功荒业废，至老饥饿而死，则反不如置书不读之得留其家产，并或以利营谋，日积月累，而致千仓万箱，举目丰隆，以为子孙之计，岂不甚善？夫独不思书如不读，则大义不知，视父母等若路陌，等于禽兽无异；书如不读，则气质不化，而所言所动，类多村鲁，坐作进退，大不如法，等于牛马何殊；书如不读，则举目皆封，文墨不晓，而离经畔道之语，得以流入，以为诗书大家所弃；书如不读，则凡律例所载，奸拐赌博、私宰、私铸、私贩，无不可以任意妄为，又乌知其于例有犯、于律有乖，而致辱身败行、家产尽绝之为害哉！且独不思孔子之论齐景，有马千驷，死日民无得称。伯夷、叔齐饿于首阳而死，至今称不绝口。颜子箪瓢陋巷，自人视之，其忧不堪，而孔子则云其乐不改，反赞其贤。至于命短不寿，在孔子则曰：朝闻夕死，于生无憾。在孟子则云：尽道而死，是为正命。并云：鸡鸣而起，孳孳为善，是为舜徒，孳孳为利，是为盗跖。可见读书即是守法，而守法由于读书。吾今细为尔嘱，凡词讼任由不平，不宜轻起，起则败名丧节；衙门不宜结交，交则忘亲就疏。斗殴故杀伤命，例禁綦

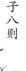

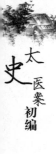

严，非绞即斩；赌博捉获，律例有载，轻则枷责，重则遣戍；私铸、私货、私贩，固属违例，不宜妄行，即私盐一节，贪贱私食，亦看官府宽严以为遵守，否则有犯；坟墓被人侵占，若不经官审断，擅自开挖则绞；生人之妻擅娶，是名买休，隔手误娶，亦属犯法，例应断离，财礼入官充公，不得称有妇人浼字抵饰；奸拐致妇含羞自尽，律应绞抵；族有灭伦不法，正宜送官重究，若竟削其谱订，于律大有所碍；国课宜早输纳，不得贪贱，私付书差，包完致陪；契约价银年月，不得空白后填，致乎察究；投税宜将银约全交，不得贪贱，轻信衙门延捱，及贪一半挂号受累。凡此皆属守法大概，余则详于《思患预防》中。以见书不可不读，而法不可不守者如此。

敬祖收族三

　　族者，何是？即我祖支裔所共聚。祖者，何是？即我祖我宗支裔所共尊。故敬祖即所以收族，而收族即所以敬祖也。奈何人各有祖，而祖宗之灵，原赖乎祠宇以栖；祖宗骨殖，原赖乎坟墓以固；祖宗祭祀，原赖乎祭田以供。知其祖之当敬，而即建祠以栖其神，买地以安其魄，买田以供其祀。以至晨昏朔望，香灯不绝，则敬祖之能事已尽。而又将祖祭田轮流管理，年清年款，簿账井明，有债则查本年之余而悉偿之，户欠则查本年之账而悉取之，总不假借存积以为卷吞，留债不还以为磊算，此是真正敬祖，无有可议。如其祖祠不修，祖坟不顾，祭祀不理，朋党勾结，彼此欺瞒，经年不算，有债不还，有欠不追，以致祭祀有亏，香灯有缺。在庙绅士，各自为党，此谓彼诈，彼谓我虞。并或藉有祭祖，争田夺耕，恃众持械，斗殴伤命，以大欺小，以强凌弱，成其重案。如广东等处族大，恃其祭田广置，丁繁人众，杀死多命，节奉官府查拿，谓其祭产不宜多蓄，多则滋事，各官洞见是情，即为出示节制。余已将此告示刊刻谱首，令各共晓。凡此皆是有祖不知，且并不知有族者之所为耳。夫既不知敬祖，则又乌知有族？其收族之法，大约族大则人众，人众则当将其宗谱以修，但不可召无本子姓，使其混入，以乱我宗。其次，则以每年祖祭之余，设其乡会科试之资，以惠士子，或设族学之俸以重师传，或设小考卷资以奖后进。更或祭有余剩，随其桥梁道路应助多寡而酌与之。此是至公至正之行，不可从中阻遏。至或族有结构，则当审其是

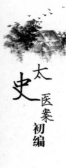
否确据为劝解，但不可信一偏之词，以为固执，且并不可因其不听而更为之唆害。乃有一种生业不事，以衙门为生涯，或因至亲平昔悭吝，不为周给，则捏漏契不税，停棺不葬，同赌同嫖，造批讹诈，尤属昧其天良，忘其一本。迨至经官审断，轻则笞杖，重则枷责，是徒使人耻笑，目为匪类。凡我孙子当以余言为是。

远邪崇正四

邪者，邪于一偏之谓；正者，正而至正之谓也。邪则所为在利，正则所为在义。邪则当言不言，而意别有所注；正则当言即言，而志一定不移。邪则坐作偏倚，而眼多四顾；正则举动无亏，而言笑不苟。邪则背地殷勤，而行多诡僻；正则当场直截，而词语坚劲。邪则丝毫必争，饮食必计；正则克己待人，视有若无。邪则与邪为朋，而见正则避；正则与正为友，而见邪则憎。但邪心意莫测，多善谄媚，每欲附正为害，而正精力不衰，尚能拒绝，若使年已老耄，精力不胜，其邪最易眩惑。所争只在毫厘，而事判若天渊，将正从前所为硬直心肠，正直无私，品行名节，未必不因此而失。正如人逢毒中，药不可解。今欲得其治疗之法，须于夜静平旦，始能一旦觉悟，而不为其所惑矣。余今年老，亦被奸媚。但此止属小害，究无足计。惟有邪教惑众，名为消灾，实为聚众，谋为不法，尤所当绝。至于衙役亡命，皆非善类，不可听其坐谈，致坏名节。均宜笔记，以见奸邪万不可伍。以为余之孙子嘱。

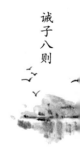

诫子八则

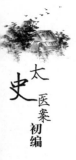

茹苦甘贫五

贫有出于游惰而不事乎生业者，其贫本是自召，而非安分之贫，其贫之苦，虽茹而不甘。贫有出于老耄，而子又多而幼，不能继其口者，其贫本自天致，而非人力可挽，其贫之苦，不得不茹而甘。夫贫，衣不能御寒，食不能充口，可谓苦矣，其苦安甘？若欲无作妄为，反苦为甘，上有天理，下有王法，其苦更甚。且人生有是心，心既与人皆同，则甘与人皆好，苦即与人皆恶。奈何我欲其甘，而使彼反受苦，我恶其苦，而反使彼欲甘？正如割人之肉，以补己疮，其心大与人殊。且天生我面目，既不与人相同，正是天欲分其品汇，别其良枯，孰是为善，孰是为恶，孰是为善而应甘，孰是为恶而应苦，孰是行善而甘至，孰是行恶而苦来。若使反其天良，作其不靖，则心可变，而面与目难变。为问上有天理，本心既生，面目尚在，其尚可以对天否？下有王法，面目未改，其尚可以脱逃否？且人生有是心，心能安分茹苦，是已全其心也。本是心以全其面，心正，则面目自可见人，是又全其面也。故苦不可不茹，苦茹，则贫甘矣。贫甘习之如常，则茹自不苦矣。吾今细为尔嘱。尔或贫不能甘，则当苦以守之，而不失其本然之心、本然之面。尔不茹苦而妄作妄为，稍羁囹狱，其苦如何？不如出作入息，尽其事之当为，而或苦或甘，以听天为位置，则或夭或寿，或穷或通，不假强为，存本然之心以对天，守面目以见人，安在苦尽而甘有不见来，穷极通有不见至？吾决未之信也。故特笔此以为尔勖。

审时度势六

　　天下事总不外乎一理以为推究。然理有一无二，而理之在于人身，又当统其时势而兼察之，则理始行于世而无碍。盖时有古有今，凡物有在于古而云朴者，今则竟转而为华矣。古有价云贱者，今则竟尚而云贵矣。并有古所共尚之事，今则议为过侈。古所共尊之礼，今则议为琐碎。而且岁序有迁，寒暑有易，岂非时有不同，好尚各异而不可以一律定乎？若在乎势，既有强弱之分，又有贵贱之等，亲疏之别，并或地道有阻，关隘有滞，命运有牵，祸福有变，岂非势有难为而不能以即为者乎？但年少无知，类多性急，行无不败，若是老成，自多审顾。然余窃谓古今世远，地图辽阔，审度甚难。惟有读书出仕，久登帝阙，历览既多，上可通古，下可通今，中可察人，而知孰盛孰衰，孰强孰弱，孰众孰寡，孰优孰拙，孰同孰异，孰邪孰正，固能烛照数计。若止住居乡曲，渺见寡闻，则惟取乎一生自幼历今之事，以为计较，一乡一邑之事以为窥测。知其事与时宜而无陷害则行，知其事与势阻而有伤损则止。如其阅都过境，则又当就是都之时与势而细较之，勿以一都一邑，自谓所见无不相同，而即置而不审也。

诫子八则

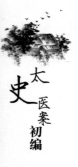

思患预防七

此今生齿日繁，日用食物，数倍于前。名利场中，实无余地。凡属当官书役，遇其本官清廉，不敢舞法作弊，否则书役多有私串辣徒。及或亲属千般捏告，苟非洞悉世情，通晓利弊，不无有累。自当思患预防。如报命报窃，原属重情。报命则当实指伤痕，见殴实证，以便审究，并不可将尸移动，致干重谴。若已掩埋，及无真正凶首，任意妄告，官则先将苦主么勘，以防诬赖。报失止属衣服物件，自不关紧，听官自为饬捕踩缉，与失主毋甚盘诘。如其被失在银，平色俱足，赃已满贯，自应先将报失之人，或是已在外面赌嫖，将尔与人合伙之银捏报图侵，或是已有在局帮雇，及或子弟瞒其父兄行窃，应即饬差拘其家属，反覆考究，此属定例莫移。凡值此者，须于未报之时，先将己心自问，并唤一家大小工雇，及同在局来往之人，多方细鞫，有疑则当自止。如无他故，被窃是实，方敢呈报。报词宜简净，不得东扯西拽。银数平色锭件，及银来路，务须一一声明。若是黉夜被劫，贼已伤人，其命已殒，其责在官，官即通报。如其劫未伤命，官因情节重大，多唤事主细究，恐其以伪作真。若果情实无隐，即当向各文武上下衙门具报。若止些微小窃，既未获有确据，自不得任意妄指。其或在于失所拿获，止应喊同地保，将贼护送到官，不得私自刑拷，及或绳捆，并或勒写供字。盖供字原是官府据犯所供直写，民间不得私行饬贼。或肯改悔，写立议字，其字语句，亦宜公平，不得恶字恶句挟令彼写。捆贼到官，既与官府面情不合，又恐贼藉有绳，私自轻生，致受重累，不可固执谓伊是贼，尽可处死。衣服来历不明，不得贪贱私买，尤不得贪利私当。首子不法，本属分所应为，但既将子出首，自不得于首后更求子生，且不得更于首时牵控他人。社仓官、押领官虽属公事，但恐或有地棍借此生端，反受波累，禀辞自宜委婉。乡中或有小事聚众扰嚷，揣分不能节制，应先自避，不可同入观看，致惹重祸。买卖田产，最宜分明立契，契中要字，不得故遗外添，及另批载，使官多有断伪。中证人名，买卖亲友，均宜并写，不得此少彼多，以生偏袒。价值应候业空方清，收数虽于契尾之后载有"收足"二字，但何日付银，何日找足，应另索一来去收批补贴方是，不得使彼移时听唆，捏故控讨。过粮应于未卖之先，查其方亩字号，米银多寡来户，载入契内过割，不得留于买后致彼翻赖。田宅出赁于人耕种居住，仍须查伊现耕之田，现住之屋，有无与我田屋连界，连则不应出赁与彼，致令混指，后难退脱。其田屋之侧，更须查明，不令私垦私造，并时防渠贪钱，转赁于人，及被原卖田屋之人钻领、霸佃拖租，例应冬时起耕，若于春时夺作有犯。买卖合伙，既宜出本均匀，犹宜才力克称。凡一切货物路道不晓，人面不识，利弊不知，字迹不深，并或贪大好胜，听伙指挥，全不经营，未有不败。买货银钱，在店自应小心紧固，在外不得私放衣箱，须用缠袋盛贮，绑入身腰，或用布袋过肩以背，俱用衣护。若果银多，应将其银明打丁包方是。路途有失，自有过脚夫行夫票，船行船票可质。不得谓银不可指明，正是指明以防暗窃。放债止是长行加二，若利至三分，及以利作头再算，有禁。所控户婚田土虽属小事，然必年月日期证据分明，不宜摭

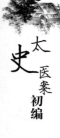

拾闲词，及有恶凿字样。令官见饬，斗殴身受重伤，自应即时禀验，以便立案。若不经验，临审供称验，无钱文曷济？住居在于故里，左右皆属亲支，稍有来往恣害，弹压甚众，不致受欺；若在异地居住，异处讨亲，外戚甚近，弄窃甚易，并或瞰其本身已故，父母俱丧，惟有单妻及子年幼，多方作弄，家财尽归外戚。及至内族知风，远不能救。买地葬亲，在于近地则可，若至隔府隔县，欺侮甚多，控告则难，举动需费，路远山迢，守候非易，更宜思忖。凡此皆是防患大要，自当遵之以为尔之孙子勖。

持盈保泰八

凡物不可过盈，过盈则上无君王，下无父母，自有满而必倾之势。余思未盈之先，在上或因君有所宠，在下或因父有所爱，习于君父之侧，自谓我已能矣，他无可及。使稍于此自持，而叹今之临我宠我者，非君也耶，胡为而不畏？生我爱我者，非父也耶，胡为而不敬？盖仍本乎畏天之心以为则，敬亲之念以为准。则事事小心，而不敢涉苟且以欺君；事事诚敬，而不敢怀傲忽以自厉。岂君父无此察识之明，而竟任尔作弄，阴为玩亵者乎？然君与父见其所行不合，或微微色征，则当承其意而改悔之。俾君与父谓其偶尔不捡，情有可原，奈何因其才能见宠，宠则因是而狎，狎则因是而骄，骄则因是而玩，玩则分不可为而竟渐次而为，义不可失而竟渐次而失，礼不可踰而竟渐次而踰，事不可僭而竟渐次而僭，是尚得谓有君父哉？由是语言搪突，事事罔顾，在君与父怒气方形，而彼犹若罔知。正如水满则盈，盈则必倾。天下乌有既盈之水，而不见其即倾者乎？及至君父面饬，怒气已见，加之刑楚，自悔莫及，以视昔之盈，盈而自得者，今则英气尽消，其相去为何如哉？但此持盈保泰，不独子臣在于君父之前，分应如斯，即使处乡处族，待子待侄，亦不应以盈满之心，以为放肆之行。盖人各有其心，各有其志，如顺其情以施，则人无怨，逆其志以行，则人有拂。若使事事由己，悻悻见面，而不谦以待众，和以待下，乌在不失？独不观《易》之《谦》有云：天道亏盈而益谦，地道变盈而流谦，鬼神害盈而福谦，人道恶盈而好谦。谦

・ 297 ・

诚子八则

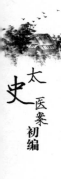
尊而光，卑不可踰，则谦实为持盈保泰之道，而盈实为灭身招祸之由。吾今细为尔嘱：凡事须先明分，分明即以保身，若分亡，则身与之俱亡。次即在于明理，理不越分，理明而分与之俱明。又次在于输情，情输则暴气不生，戾气不作，而尤怨悉泯。圣人云："恭则不侮，宽则得众。"又曰："君子泰而不骄，小人骄而不泰。"夫骄，盈也，泰即不骄之谓。可见持盈保泰，在上待下且然，况子臣弟友乎哉？以上诸条皆是人生大要，不可不细体会，其余琐碎家常，余已立有关书，另载示知凛遵，此不必赘。

后　跋

　　余于医之一道，考究有年。自乾隆壬戌，因父病多，始窃医书而审视之。第见症类繁杂，药性纷如，脉理渊汲，汤方甚众。而《伤寒》一书，字甚舛错，在初入门，尤难下手，注解既多，聚讼不少，愈解愈晦，真有百难归一之致。更值外务纷变，身无宁晷，欲求书之真处难获。每于夜静，取其《伤寒》书计，计共三十余家，姑先逐句深求，参互考订。经历五载，而始得其真处，会通而纂集焉。其书一名《伤寒分疏》，一名《伤寒合溯》，计共一十余卷。再细推求其脉，非徒得其形象，要在通其旨归。所见《濒湖脉学》，止言脉之形影，而脉之见症，又止凿指其一。《脉诀》规正，专重时令，而略病症，似属荒唐，真处不铨，仍非全璧之书。及观景岳脉法、《医通》、《诊宗三昧》，悉与仲景脉法相符，始慰余心。而又叹其论脉深微，圆通活泼，有非心粗气浮所能希其万一者矣。爰取是书再四深求，如剥蕉心，始会其蕴而贯通之，名曰《脉理求真》。而脉之一途，始自信其已明而无有遗憾矣。既而搜查药性，其数甚多，辨性非易，即摘其要亦属不少，况书所论气味，类多牵强。考之《本经》，有言此属汉儒所造，而语又涉肤廓。更有药名古今更换不同，市肆别号各异。于是不惮寒暑，复将药性考核，既求其同，复辩其异。此书又历数载始成，亦颜其名曰《求真》，计共一十二卷。然犹谓病症伤寒而外，杂病甚多，此症不审，何以理繁？就其杂症之大而计之，虽数不满一百，就其杂症之细而分之，则已四百有余，而

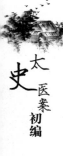

况一症之内，考其致病之由，又更不下四五十种之多，其病可谓繁矣。转思何以深求、何以会通，不得已又购杂科之书而统会焉。然功又非一日，于是考究益勤，寒暑不辍。自乾隆甲午，以迄乾隆甲辰，蹉跎一十余载而理始悟，既可散为万殊，复可归于一本。稿经四易，其书亦分四十二卷，厥后是书告竣。又见密斋妇科，通用四物止加二味以治妇人百病，大有不合。复正《幼幼集成》指定四脉以凿八病，亦少变活。眼科止是《审视瑶函》，书甚庸腐，并无半语痛发，亦非快观，故又取诸大家论断，遂细详审。自岁首以迄腊终，不暇一时之空，而各书逐年渐次论定，皆以"求真"二字为额。其儿科分为八卷，妇科亦分八卷，眼科分为四卷。但麻、痘二书，间尝考究，治验亦多，前人亦有隐而未发，集尚未定。而尤有最难者，所见切庵方解，似多缺陷不全，余悉统而集之，除前人已有注释外，其有未及注释者，余悉补而备之，计共方解一千三百有余，上截注其病症病方，下截详其立方意义，分门别类，本末悉该，体用具备，合共一千四百余篇，分为二十八卷，每篇上下字数约有千余，名曰《方证求真》。惜无资斧鲜刻。今老矣，无能为也矣。爰取经验之略，与世诸医绝不相符，逐一摘而集之，勉强付梓，以示儿辈及孙。历今五十余载，自悔于医枉用，且更求其知音绝少，劳碌一生，鸣乎苦矣，无复加矣！早以是心而悉求诸经史制艺，或足见知当事，而达帝阙，当不仅以小道建白，犹得报我国家数十年养育之恩，又何至终于岩穴不出？第念诸书既成，呕尽心血，自髫冠以迄老耄，刻无宁晷，顾瞻几案，秃笔盈庭，牙签满架，沧水磨竭，起视沉疴，多有获痊，觉于我生不负，举目皆春，不无稍快，或亦不幸中之幸也矣。是为跋。

　　吾师历尽攻苦，著作盈庭，治多效见，于医固属精深。更玩其文，凡论一病，而病自源及流，自流溯源，一气呵成，毫无停机，知又有得考亭长句独擅之遗。【门人张廷献】

　　余苦自幼至今，每谓医为司命之门关系非小，其辨症与脉，不得不为详慎，所争只在毫厘，而差则及千里。并习见夫世之为医，类多粗率，思欲补偏以救，而满腹牢骚，实不能忍。故于所辨之处，任其笔之所至，而字少捡点，从其气之所奔，而文少雅驯。每一展卷，多不自惬。本欲将余一生所作，尽力剪裁，以图快观，而篇幅既紧，精力有限，欲行不果，拙莫能掩。惟冀大方家，谅余止求医理无蔽，阐发欲尽，并非同于八股取士，风雅见长，敲金戛玉之作文墨观也。至有妄称余论得于考亭长句之遗，不无过誉，识者知之。【自记】

后
跋